NEW WCDP 新文京開發出版股份有限公司
新世紀・新視野・新文京－精選教科書・考試用書・專業參考書

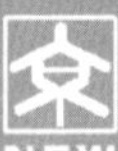

New Wun Ching Developmental Publishing Co., Ltd.
New Age · New Choice · The Best Selected Educational Publications—NEW WCDP

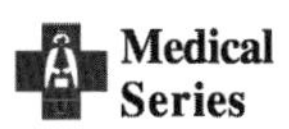

全方位護理
應考e寶典

書中QR碼
下載試題

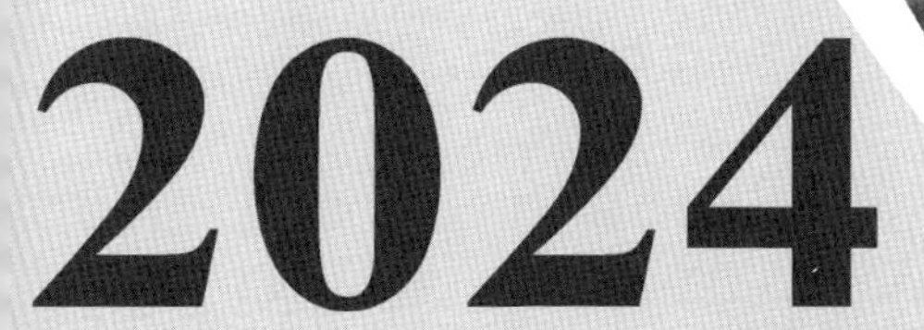

2024

必勝秘笈 考前衝刺

藥理學

黃安正 王國正 張婉暄 陳姮蓉◎編著

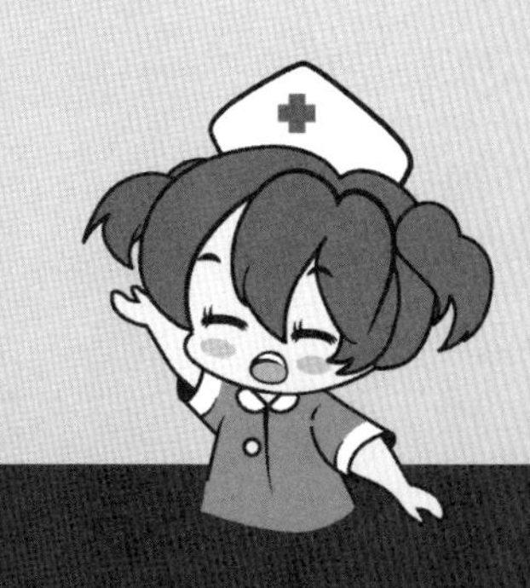

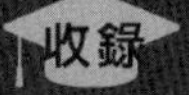

護理師國考試題 | 助產師國考試題

★ 護理、助產相關科系升學及執照考試專用

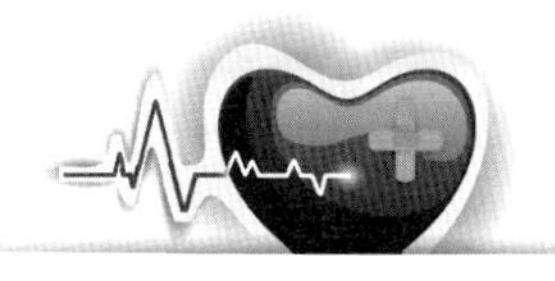

完勝國考三步驟

按照下面三個步驟練習，《全方位護理應考e寶典》就能幫你在考前完整複習，戰勝國考！挑戰國考最高分！

✔ Step 1　**了解重點**

詳讀「重點彙整」**黑體字國考重點**，學會重要概念。♥標示點出命題比例，考前先知得分區。

✔ Step 2　**訓練答題技巧**

讓專家為你解析考題，藉由「題庫練習」歷屆考題，複習考試重點，找到自己的弱點。

✔ Step 3　**模擬試題**

考前的實戰練習，讓你應考更得心應手。

覺得練習不足嗎？《全方位護理應考e寶典》還**收錄歷屆考題QR code**，不管是「升學、考照、期中期末考」，《全方位護理應考e寶典》永遠能幫你在最短時間內，做好最佳的準備！

考選部於2022年啓動國家考試數位轉型發展及推動計畫，將國家考試擴大為電腦化測驗，以順應數位化趨勢。有關國家考試測驗式試題採行電腦化測驗及各項應考注意事項請至考選部應考人專區查詢。

應考人專區　QR code 

❤ **新文京編輯部祝你金榜題名** ❤

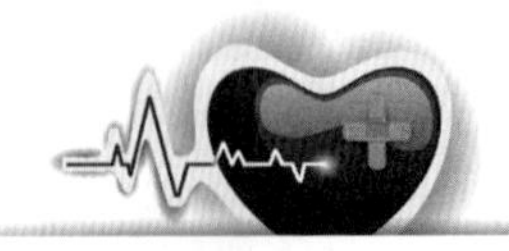

編·者·簡·介

| 黃安正 |

學歷　中國醫藥大學藥物化學研究所博士
現職　聖母醫護管理專科學校護理科教授
經歷　聖母醫護管理專科學校副教授
　　　彰化漢銘醫院藥劑科主任
　　　仁德醫護管理專科學校講師
　　　中國醫藥學院附設醫院藥師

| 王國正 |

學歷　高雄醫學院藥學系學士
　　　國立中山大學生科所碩士
　　　大仁科大製藥所碩士
　　　美國愛蘭特大學教育行政博士
經歷　華盛頓製藥廠製程藥師
　　　泛生製藥廠製造部廠長
　　　雲鵬藥局顧問
　　　慈惠醫護管理專科學校護理科藥理藥物學講師

| 張婉暄 |

學歷　高雄醫學大學藥學系學士

　　　臺灣大學流行病學與預防醫學研究所碩士

現職　慈惠醫護管理專科學校護理科藥理藥物學講師

經歷　三軍總醫院藥師

　　　衛生福利部屏東醫院藥師

| 陳姮蓉 |

學歷　高雄醫學大學醫學研究所碩士

　　　嘉義大學食品科學研究所博士

現職　崇仁醫護管理專科學校護理科助理教授

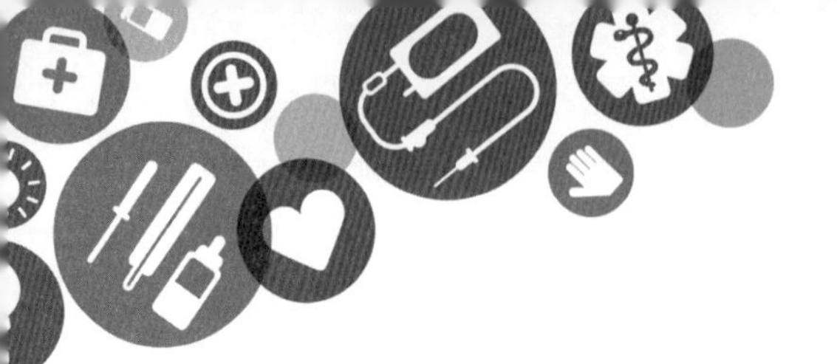

CONTENTS 目錄

CHAPTER 09

CHAPTER 10

CHAPTER 11

掃描QR code

或至reurl.cc/OMYqq7下載題庫

緒　論

CHAPTER 01

出題率：♥♡♡

- 藥物學的定義與範圍
- 藥物的來源
- 藥物的命名
- 藥用度量衡
- 藥物的劑型
- 給藥途徑
  - 經由胃腸道吸收
  - 非經由胃腸道吸收
- 溶液濃度的計算
  - 藥品濃度的表示法
  - 藥品濃度計算公式
- 新藥的發展

Pharmacology

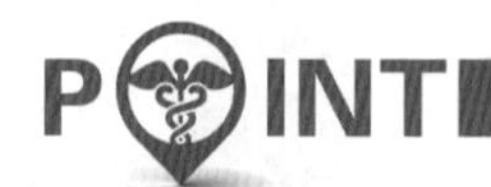

重點彙整

1-1 藥物學的定義與範圍

表 1-1 藥物學的定義與範圍

名詞	定義
藥理學 (Pharmacology)	研究藥物在生物體內產生作用的科學。探討藥物的作用機轉、副作用、毒性及代謝機轉等。其研究領域有很多種，其中應用較廣泛與重要者包括藥物藥效學及藥物動力學
藥物藥效學 (Pharmacodynamics)	**探討藥物作用機轉之科學**。例如 Penicillin 類抗生素是抑制細菌細胞壁的合成而殺菌；Cimetidine 是 H_2 受體拮抗劑而抑制胃酸分泌
藥物動力學 (Pharmacokinetics)	研究藥物之**吸收**(Absorption)、**分布**(Distribution)、**代謝**(Metabolism)、**排泄**(Excretion)過程對藥效強弱之影響。上述 4 個過程，**總歸會影響藥物在血中之濃度高低**。簡單來說，藥物動力學主要**探討影響血中藥物濃度高低之因素**，例如同樣劑量給予胖者與瘦者，胖者的分布體積較大，其血中藥物的濃度會較瘦的人低，造成藥效降低，因此，為讓胖者達到與瘦的人有相同血中濃度，胖者的劑量需要給予較多一點。例如同樣劑量給予有肝病病人與一般疾病的人，肝病病人，其代謝較慢，其血中藥物的濃度會較一般病人高，造成藥效增強或副作用產生，因此，為讓肝病病人降低毒性或副作用反應，肝病病人的劑量需要減少一點
藥物治療學 (Pharmacotherapeutics)	研究藥物在預防、診斷及治療疾病的使用情形

1-2 藥物的來源

1. 植物：利用植物的根、莖、葉、樹皮及植物滲出物等萃取出來，有效成分有：(1)生物鹼(alkaloids)，例如嗎啡(morphine)、毛果芸香鹼(pilocarpine)；(2)配醣體(glycosides)，例如毛地黃(digoxin)。
2. 動物：例如魚肝油、蛇毒血清。
3. 微生物：例如抗生素。
4. 礦物：例如氯化鉀(KCl)、氧化鎂(Magnesium Oxide)。
5. 化學合成：目前藥物最主要的來源。利用有機化學的合成方式來製造。
6. 基因工程製劑：未來新藥發展之主要來源。例如 Gefitinib (Iressa®)即是利用生物科技所發展出的抗癌藥。

1-3 藥物的命名

藥典是由國家機構所編輯，具有法律的效力。內容記載藥品作用、製劑方法、檢驗標準，目前世界上比較有影響力的是：**美國藥典**(United States Pharmacopoeia, USP)、英國藥典(British Pharmacopoeia, BP)、日本藥典（日本薬局方，JP）。而藥物的命名則有以下幾種方式：

1. 化學名(chemical name)：依藥物結構組成及排列情形來命名，但由於化學名稱過於冗長，醫療人員少用。
2. 學名(generic name)：又稱為俗名或法定名(official name)。其出現大都是第一次出現於學術文章中，在學術文章中常用以取代冗長的化學名，方便敘述其作用。原則上一個藥物之學名只能一個，出現在學術文章後，其他的藥物學名就不能再用同樣的學名。藥品的學名即受學術界認證並可通行世界各國。

3. 商品名(brand name or proprietary name)：藥品公司製造藥品上市時，藥品公司販賣該藥品製劑的商標名。商品名為專有名詞，第一個英文字母為大寫，且在右上角應有®符號，例如：Iressa®。

1-4 藥用度量衡

1. 公制單位
   (1) 重量的標準單位為**公克**(gram, g)。
   (2) 容量的標準單位為**公升**(Liter, L)。
   (3) 長度的標準單位為**公尺**(meter, m)。

表 1-2 常用公制重量單位

中文名	英文名及縮寫	與公克之換算
公　斤	kilogram(Kg)	10^3g
公　克	gram(g)	1g
公　絲	milligram(mg)	10^{-3}g
微　克	microgram(μg) (mcg)	10^{-6}g
微毫克	nanogram(ng)	10^{-9}g

表 1-3 常用公制容量的單位

中文名	英文名及縮寫	與公升之換算
公　升	liter(L)	1L
公　合	deciliter(dL)（註 d=1/10）	10^{-1}L
公　撮	milliliter(mL)（註 m=10^{-3}）	10^{-3}L
微公升	microliter(μL)（註 μ=10^{-6}）	10^{-6}L

2. 標準單位前符號意義及應用

(1) K=1,000，1Km =1,000m。

(2) d=1/10=10^{-1}，100mg/dL = 100mg/0.1L = 100mg/100mL = 1mg/mL。

(3) c=10^{-2} = $\frac{1}{100}$，1m =100cm (100cm = 100 $\times\frac{1}{100}$m = 1m；m=10^{-3}，1m =1,000mm = 1,000 $\times\frac{1}{1,000}$ =1m。

(4) μ（發音/mu/=mc（念 micro））=10^{-6}。

(5) n=10^{-9}。

3. 1mL= 邊長 1cm 的正方體所為長的體積，也稱為 1c.c.。

4. 1L（1 公升）= 邊長 10cm 的正方體所為長的體積，等於 1,000c.c.。

換算練習

例 1. 1mg=X μg

解答：等號左邊 1mg=10^{-3}g（因 m = 10^{-3}）。

等號右邊 X×μg = X×10^{-6}g（μ= 10^{-6}），

1mg=10^{-3}g = X×10^{-6}g，故 X=10^{3}。

例 2. 1L=X mL

解答：1mL=1×10^{-3}L，1L=X×10^{-3}L，故 X=10^{3}。

1-5 藥物的劑型

劑型	備註
	固態劑型
錠劑 （片劑；tablets）	A.為避免藥品的苦味接觸到舌頭，於錠劑外加一層保護膜，成為糖衣錠(suger coated, S.C.)或膜衣錠(film coated, F.C.) B.若藥品易受**胃酸破壞**或**會刺激胃黏膜**，可製成**腸溶錠**(enteric coated, E.C.)，以避免在胃中崩散，而至小腸鹼性環境後再溶解、吸收。**此類藥不可咬碎、剝半、磨粉**
膠囊劑(capsules)	將液體或粉狀藥劑裝入可溶性硬質或軟質膠囊中，如 Vit. E 軟膠囊
	液態劑型
糖漿劑(syrups)	用於藥物有苦味時，將藥物溶於蔗糖溶液中，可掩飾藥物的苦味
溶液劑(solution)	將可溶性藥物溶於水或酒精中
乳劑(emulsions)	將不相溶的液體如油脂性藥品置於水中，常加入乳化劑或界面活性劑使其混合
懸浮劑 (suspensions)	將藥懸浮於液體中，放置會沉澱，故使用前須搖勻
	半固態劑型
栓劑（或稱為塞劑）(suppositories)	含蠟製劑，利用體溫使藥物融化後吸收，又分肛門用、陰道用、尿道用等。須冷藏保存
軟膏劑(ointment)	將軟膏基劑加入藥物中製成一種半固體外用製劑
	氣態製劑
氣化噴霧劑(aerosols)、噴鼻劑	將藥物與推動劑混合置入瓶中使用

劑型	備註
	無菌製劑
注射劑(injections)	其包裝分為**安瓿**（ampule，開瓶後，應立即使用，未用完部分需丟掉）、**小瓶**（vial 開瓶後，可放置一段時間，且可重複抽取藥品使用，超過保存期限後應丟棄）
滴劑(drops)	例如眼滴劑、耳滴劑
	貼片製劑
貼劑	將藥物置於貼片中，黏貼於皮膚上，藥物會經皮膚吸收，如抗動暈症藥、退燒藥、避孕貼、止痛藥(Fentanyl®)

1-6 給藥途徑

名稱	生體可用率	特性
口服給藥（經腸胃道吸收、吸收較慢，但安全）	5~100%	A. 主要以**被動擴散**吸收為主，多數藥物主要吸收部位在**小腸**。**所有由胃腸吸收的藥物，會先通過肝門靜脈及肝臟，再由下腔靜脈回到心臟，然後再至全身血液循環。會受胃酸或消化酶破壞的藥物則不宜口服，如胰島素** B. **最易受到病人之首渡效應影響**
舌下給藥（由口腔黏膜之微血管→舌下靜脈叢吸收，不經腸胃道，不被胃、腸之消化酶分解）	—	其藥物被吸收到血液後，分別從上腔靜脈及下腔靜脈直接回到心臟，再分布到全身血液循環，沒有通過肝門靜脈及肝臟，故**可避開肝臟的首渡效應**。脂溶性高，通常為需要時或急救時使用

名稱	生體可用率	特性
肛門給藥（由直腸黏膜微血管→肛門靜脈吸收，有部分首渡效應）	30~100%	減少刺激胃腸道，可用於不能吞嚥者。其吸收量不穩定，劑量約為口服量 2 倍。適合無法使用口服劑型的病人（如：老人、小兒、嘔吐者）
靜脈注射	100%	靜脈注射劑須為澄清透明之水溶性液體（**油性、懸浮液製劑不適用**），以避免注射後發生血管栓塞。且其中不得有微生物感染或含有熱原
肌肉注射或皮下注射	—	油性、懸浮液注射液限用於此種給藥法，有刺激性的注射劑原則上不用於皮下注射，避免刺激皮膚感受器，發生疼痛
吸入性給藥	—	
經皮給藥	—	貼片、吸收效率最差（需穿透角質層）

易被腸胃道吸收的藥物：(1) 藥物具備**高脂溶性、非離子狀態**（即「不帶電荷」）、**非極性**（即「疏水性」）、**分子量小**者則易通過細胞膜被吸收；(2)弱酸性藥物（如 Aspirin）在酸性環境中，非離子態濃度多於離子態，故容易被吸收；(3)弱鹼性藥物（如 Amphetamine）在鹼性環境中，非離子態濃度多於離子態，較容易被吸收。

1-7 溶液濃度的計算

一、藥品濃度的表示法

藥品濃度的表示法常用有三種：比例法、百分法、單位法。

1. 比例法：在 25°C 時，固體藥物 1g（溶質）或液體藥物 1mL（溶質）溶於若干 mL 液體（溶劑）或若干 g 固體（溶劑）中。

   表示方式有：

   (1) W/V（溶質質量／溶液體積）。

   (2) V/V（溶質體積／溶液體積）。

   (3) W/W（溶質質量／溶液質量）。

   （W 表示以質量（或重量）為計量單位；V 表示以體積為計量單位）

   例 1：7:33(W/V)鹽水溶液：表溶液組成成分比為鹽 7g：水 33mL。

   註：25°C 時，鹽為固體，以幾克鹽表示。25°C 時，水為溶劑，故水以 mL 表示。

2. 百分法：定義為於每 **100mL 液體溶液**（或 100g 固體混合物）中，含有**藥物**（稱為溶質）**多少量**（液體藥物用毫升，固體藥物用公克表示）。

   百分比(%)表示方式有%W/V、%V/V、%W/W、%V/W，

   例如：

   (1) 5%(W/V)糖水溶液：表示 100 毫升的糖水（混合物，是液體狀，所以用毫升單位）溶液中，含有糖（為溶質，是固體狀，所以用公克為單位）重量 5 公克。

(2) 70%(V/V)酒精溶液：表示 100 毫升的酒精溶液（混合物，是液體狀，所以用毫升單位）中，含有純酒精（屬液體）70 毫升（為溶質，是液體狀，所以用毫升單位）。

(3) 10% (W/W)嗎啡鴉片磚：表示 100 公克的嗎啡鴉片磚（混合物，是固體狀，所以用公克為單位）中，含有嗎啡 10 公克（為溶質，是固體狀，所以用公克為單位）。

註 1：大部分藥物濃度都以%呈現，W/V、V/V、W/W 符號很少寫。要從藥品成分及藥品外觀判斷，其屬哪一種濃度類型。

註 2：目前**大部分的藥物絕大多數為固體，故藥品混合物之藥品當溶質時，皆以公克為單位**。0.2%藥膏：表示 100 公克的藥膏（固狀）中，含有效成分藥 0.2 公克。

3. 單位法：是以產品 1 個包裝單位或 1 稱量單位內含多少藥量或強度。

例如：Regular insulin 100 單位／c.c.、Pandol 500mg／粒、Reterpen 2.4MU（百萬單位／Vial）。

二、藥品濃度計算公式

1. 藥品濃度相關的計算公式

(1) 溶液濃度之計算 D=M/V，M=D×V。

(2) 濃度(D)＝質量／混合物體積。

(3) 溶質的量＝濃度×混合物體積。

重量單位換算：1 公克(1g)＝1,000 毫克(mg)＝10^6 微克(μg)。

容量單位：1 公升(L)＝1,000 毫升(mL)，(1mL=1c.c.)。

2. 藥品的製備計算

問題 1： 請問配製 1,500mL，0.9%(W/V)的食鹽水，需秤取多少公克(g)之氯化鈉？

【詳解】

計算 1,500mL 食鹽水內所需鹽量，用濃度公式：D=M/V，M=D×V

方法 1： 0.9%表 100mL 食鹽水，含有食鹽 0.9 克，故 1,500mL 生理食鹽水，需食鹽 13.5 克。

方法 2： D=M/V　0.9%(W/V)= $\frac{9\text{ g 食鹽}}{500\text{c.c. 食鹽水}} = \frac{X\text{ g 食鹽}}{1{,}500\text{c.c. 食鹽水}}$

故 X = 13.5g

3. 藥物稀釋－稀釋液體藥物

問題 2： 欲自己配製 70%(V/V)消毒用酒精 5,000c.c.，市售酒精濃度為 95% (V/V)，則需取用若干 c.c.的 95%酒精來與水混合？

【詳解(1)】

圖解說明如下

設需取 X c.c. 95% (V/V)酒精液放入容器，

加水並攪拌，最後加到 5,000 c.c.為止，最後成為 70% (V/V)酒精。

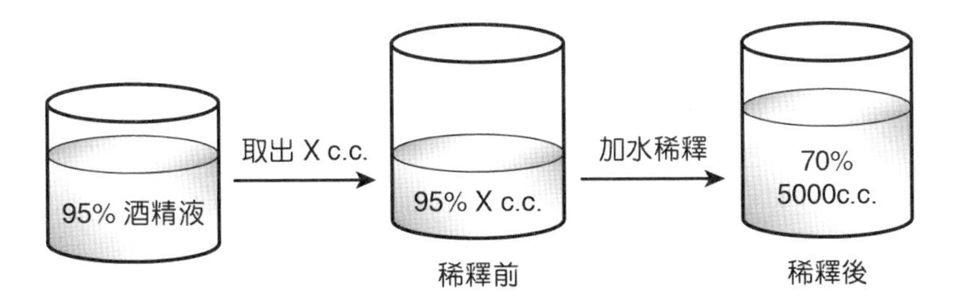

由圖解了解：稀釋前的純酒精含量應等於稀釋後的純酒精含量：

公式 D = M/V，M = D×V

M（稀釋前酒精含量）＝M（稀釋後酒精含量）

D（稀釋前酒精濃度）×V（稀釋前酒精體積）＝D（稀釋後酒精濃度）×V（稀釋後酒精體積）

95%×X c.c. = 70%×5,000c.c. → X = 3684.2，

答案：即取 95%酒精 3684.2 c.c.加水並攪拌至容器刻度 5,000c.c.止。

【詳解(2)】

成品酒精濃度是 70%(V/V)，

70%(V/V) → 100c.c.的 70%酒精溶液內含純酒精 70c.c.→ 5,000c.c.的 70%酒精溶液內含純酒精 70×50c.c.=3,500c.c.

所需純酒精量 3,500c.c.是從 95%(V/V)酒精溶液得到：

故取 Xc.c.的 95%(V/V)酒精溶液，其內所含純酒精應是 3,500c.c.。

95%(V/V)→表 100c.c.的 95%酒精溶液，含內含純酒精為 95mL。

X c.c.的 95%酒精溶液，其內含純酒精為 3,500c.c.，

則得 $\frac{95}{100}=\frac{3,500}{X}$，X=3684.2

◆ 例題練習

1. **給藥劑量：**醫囑藥物處方劑量為 0.2mg/Kg。病人體重 80Kg。藥品包裝含量為 20mg/2c.c./Amp。問應取用多少 c.c.為病人注射？

【詳解】

醫囑 0.2mg/Kg（意思為體重每公斤給藥 0.2 mg，病人體重 80Kg，病人需 16mg）

藥品包裝含量 20mg/2c.c./Amp，表 1Amp 有 2c.c. 內含 20mg。

設需取 X c.c.（內含藥品量為 16mg）

2c.c. = 20mg，X c.c. = 16mg，得 X= 1.6 c.c.

$$\frac{20\text{ mg}}{2\text{c.c.}} = \frac{16\text{ mg}}{X\text{c.c.}}$$

X=1.6c.c.，故取 1Amp 共抽出藥品 1.6c.c.為病人進行注射。

2. **給藥劑量：**同上題情況，但藥品包裝含量為 0.1%。問應取用多少 c.c.為病人注射？

【詳解】

藥品含量 0.1%，表其 100c.c.的藥品溶液內有純藥品 0.1g (= 100mg)

$$0.1\% = \frac{0.1\text{ g}}{100\text{c.c.}} = \frac{100\text{ mg}}{100\text{c.c.}} = \frac{1\text{ mg}}{1\text{c.c.}}$$（表藥品濃度為 1c.c. = 1mg）

醫囑 0.2mg/Kg → 病人體重 80Kg → 需 16mg

病人需 $16\text{mg} \times \frac{1\text{c.c.}}{1\text{ mg}} = 16\text{c.c.}$，故抽取 0.1%藥品溶液共 16c.c.為病人進行注射。

1-8 新藥的發展

新藥的發展過程：

研究階段	目的	方法
藥物研發(Drug Discovery)階段	新藥的發掘及其價值確效	以化學合成之小分子化合物為主要的新藥來源，通常合成一萬個小分子化合物，才有可能一個**有藥效者（先導藥物，lead compound）**，通常需再合成千百個衍生物，評估並比較其活性、毒性、安定性、藥物動力學後，選上數個具有潛力者（候選藥物）進入下一階段之臨床前試驗
臨床前試驗(Pre-clinical toxicological tests)	找出藥物的**藥物動力學數據**、**毒理實驗**、**安全性**、藥物物理、**化學性質**等	**動物試驗**
試驗階段：臨床試驗(Clinical trials)	**人體試驗**	在衛生主管機關核可之醫學中心或醫院執行，而且必須向**人體試驗倫理委員會**(Institutional Review Board, IRB)申請臨床試驗，並經過其核准後，才可進行人體相關試驗。 分期： 1. 臨床一期(Phase I)：以**健康之志願者**為測試對象，通常 20~50 人，觀察藥物對人體之安全性與藥理作用 2. 臨床二期(Phase II)：以**小規模之病人**，通常 50~300 人，評估不同劑量對病人之有效性與安全性

研究階段	目的	方法
		3. **臨床三期**(Phase III)：**擴大臨床試驗規模，找不同地區、人種及族群**，病人數約 250~1,000 位。隨機分配，將病人分類成試驗組和對照組，依雙盲試驗精神進行試驗，醫生與病人均不知那一組之病人吃的藥是真正的新藥，如此才能客觀判斷新藥之有效性 4. **臨床四期**(Phase IV)：**上市前申請「新藥查驗登記」**(New drug application, NDA)，上市後臨床試驗監視期，監督新藥上市後，監視**是否有不良反應**或**嚴重副作用甚或死亡之情形發生**；如有些嚴重明確之副作用，新藥將面臨停止上市使用

資料來源：鄧哲明（2013，4 月 5 日）。*新藥的研發流程概論*。http://pansci.tw/archives/38529

QUESTION 題庫練習

1. 處方箋上寫著Keflor 1# p.o. q.6h.的意義為：(A)每天1次，每次吃6顆Keflor (B)每6小時吃1顆Keflor (C)每天6次，每次吃1顆Keflor (D)每1小時吃6顆Keflor （94四技）

2. 有關處方縮寫之說明，下列何者錯誤？(A) t.i.d.：每日三次 (B) a.c.：飯前 (C) p.o.：口服 (D) p.r.n.：立即給予。 （98專普二）

3. 生理食鹽水(0.9%) 1200 mL以I.V. infusion注射12小時，若以60滴/mL給藥，則其注射速率為多少（滴／分）？(A) 5 (B) 10 (C) 50 (D) 100 （99專普二）

   解析 1,200÷12=100(mL/hr.)
   100(mL/hr.)×60(gtt/mL)÷60(min)=100(gtt/min)
   1,200mL全部用點滴方式注射到體內，而IV set的規格是每mL滴成60滴，故1,200mL食鹽水經過IV set後的總滴數為1,200×60=72,000滴，72,000滴在12小時（720分鐘）滴完，故72,000滴÷720分 ⇒ 得100滴／1分

4. 油性藥物不宜以何種方式給藥？(A)皮下注射 (B)肌肉注射 (C)靜脈注射 (D)口服 （99專普二）

   解析 油性藥物不可靜脈注射，以免血管栓塞。

5. 何種方式給藥，最易受病人之首度效應(first pass effect)的影響？(A)靜脈注射 (B)口服 (C)舌下給藥 (D)肛門給藥

   （92師檢一；97專普一；99專高二）

解答： 1.B 2.D 3.D 4.C 5.B

藥物作用的基本原理

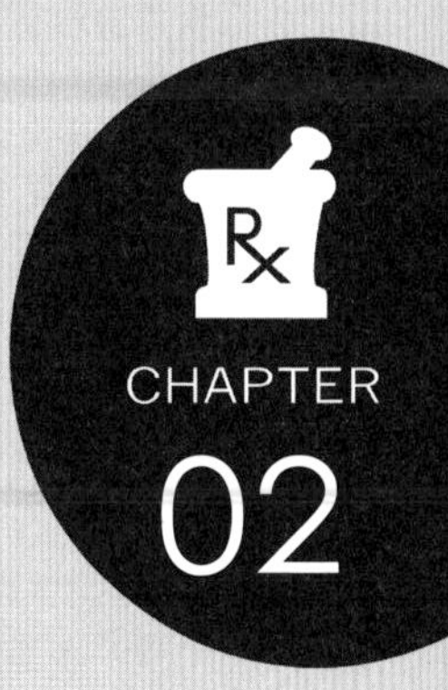

出題率：♥♡♡

- 藥物動力學
  - 吸　收
  - 分　布
  - 代　謝
  - 排　泄
- 藥物效用學
  - 藥物的作用機轉
  - 接受器
  - 藥物與接受器間的結合力
  - 藥物的作用性質
  - 拮抗劑與接受器的結合方式
  - 藥物的效應與安全性

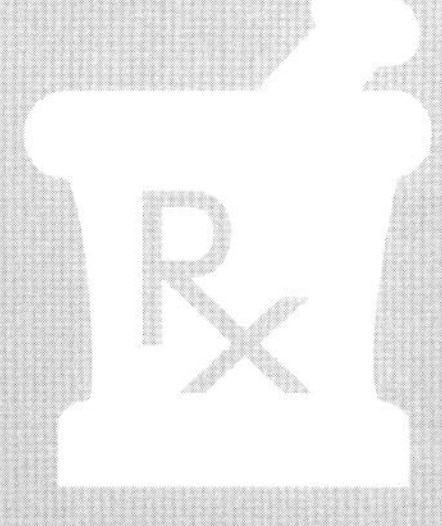

Pharmacology

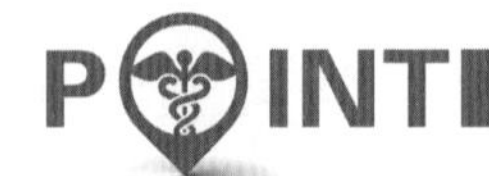

重點彙整

服用藥物要達到治療效果，需藥物進入人體血中，由血液把藥物送到全身各地方。然後，藥物離開血管，到達組織或器官。

再依藥物在身體內的作用情形，把身體區分成四種區塊：(1)暫存組織（戲稱休息旅館）；(2)標的組織（戲稱火災現場）；(3)代謝器官（戲稱美容院）；(4)排泄器官（戲稱跳樓懸崖），藥物須在正確的標的組織才能發揮藥效，藥物離開血管進入標的組織的量，會影響其藥效，因此藥物在血中的濃度也會影響標的組織的藥效，即血中藥濃度越高，藥物進入標的組織的量（或比例）也越多，藥效也越大。藥物劑量的多寡，往往會決定藥物血中濃度高低，進而影響藥效的成敗，故投予正確的劑量，以求得適當治療濃度範圍，將有助於提高療效。

藥物進入人體到排出體外，一般會經過吸收、分布、代謝、排除等過程。

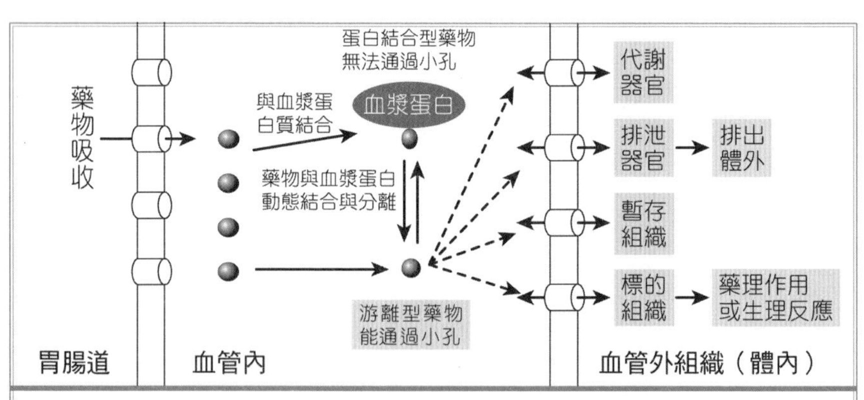

蛋白結合型藥物，整個分子體積變大，無法通過血管壁的小孔，被侷限在管內。只有游離型藥物體積小可自由進出血管，到達周邊組織，尤其到達標的組織，產生生理活性，故**產生藥理活性者為游離型藥物**。

圖 2-1　藥物吸收後，在血中與組織分布模型圖

2-1 藥物動力學

一、吸收(Absorption)

藥物由體外進入體液或血液的過程稱為「吸收」。口服藥在胃腸道中，大部分以**被動方式**（從高濃度地方往低濃度地方擴散）到血管內。

細胞膜主要由一種雙分子的脂質基質構成，其中主要含有膽固醇及磷脂，脂溶性藥物使細胞膜具有穩定性，因此**脂溶性藥物**易通過細胞膜，水溶性藥物不易通過細胞膜。

(一) 首渡效應(First pass effect)

口服給藥時，藥物被吸收後會先通過肝門靜脈，經**肝臟代謝**，然後才到達心臟，再由心臟送到全身血液循環。當藥物容易被胃腸或肝臟破壞時，藥物吸收只剩少量比例能進入血液循環，此種效應稱為肝臟的首渡效應。因此，首渡效應大之藥物應採用其他給藥途徑。可改用直腸投藥，以栓劑或灌腸投藥首渡效應較小，或選擇注射投藥。有強烈首渡效應的藥物主要有 NTG、Lidocaine 等。

(二) 生體可用率(Bioavailability, BA)

藥物投藥後，進入血液的百分率，稱為生體可用率。常作為評估藥物吸收率的指標，**生體可用率愈大，吸收愈完全，藥效愈好，生體可用率會受首渡效應、藥物的溶解度及藥物的安定性**影響。一般而言，**靜脈注射之生體可用率為最大**(100%)。

換算練習

某病人住院，每天注射 A 藥（靜脈注射 24mg）後，可產生效應。病人現要出院，要改用口服給藥時，請問口服給藥應給約多少 mg？

查藥品手冊可得 A 藥口服生體可用率為 75%，問應口服給藥多少藥量，才能達到相同生理效應（不考慮吸收過程中造成之代謝及排泄影響）？

答：口服生體可用率為 75%，代表吸收進入血液中有 75%。相對地，不吸收為 25%，靜脈注射 24mg 可產生生理效應，表吸收進入血液中應要有 24mg。

口服吸收者：75% → 24mg

口服不吸收者：25% → X mg → X = 8

故口服給藥量（包括吸收與不吸收）應為 24mg+8mg =32mg

(三) 藥物分子性質

藥物吸收須通過微血管之縫隙（稱為小孔），才能進入到血液中。因此藥物具備下列性質越容易吸收：(1)**分子量越小**、(2)**非解離性**、(3)**無分子內極性**、(4)**脂溶性越高**。同樣也越容易通過微血管之小孔到達血管外組織。大腦微血管結構緊密紮實（稱具有血腦障壁(blood brain barrier, BBB)），只有**脂溶性高**者才易通過。

(四) pH 值與藥物吸收的關係

藥物性質	特 性	應 用
弱酸性藥物	例如：Sulfonamides（磺胺藥）、Barbiturates（巴比妥類）、Aspirin 於胃部（pH 值約 2），大多形成非離子態。 因胃酸的酸性比弱酸性藥物的酸性強很多，所以在有較強酸物質存在時，弱酸性藥物反而不易解離出氫(H^+)離子，即沒有解離的比例較高，吸收比例會較高，藥效較好，所以**弱酸性藥物在胃**（酸性環境）**較易吸收**；反之**弱酸性藥物在鹼性環境**中，幾乎 **100%解離**，弱酸性藥物分子解離後會帶負電($HA \rightarrow H^+ + A^-$)。分子帶負電後，水分子的氫（帶分子內正電極性）原子，與其發生正負電相吸引，弱酸性藥物分子外圍包圍一群水分子，故無法通過血管壁的小孔	**巴比妥藥物**（Barbiturates；安眠藥，副作用：呼吸抑制）中毒時，因藥物已吸收太多到血液中，且會離開血管到腦部，抑制呼吸，因而導致死亡。為避免血中藥物繼續穿透血管壁小孔到腦部，引起持續呼吸抑制作用，可注射鹼性藥物（例如碳酸氫鈉，$NaHCO_3$），以中和巴比妥藥物，讓巴比妥藥物分子解離有帶負電性，如此巴比妥藥物分子帶負電不易穿過血管壁，被侷限於血管中，讓藥物不再繼續穿透血管壁到腦部，血中藥物可透過尿液排出體外
弱鹼性藥物	**安非他命**(Amphatamine)**在小腸（鹼性環境）易被吸收**	**安非他命**(Amphetamine)中毒時，可給予酸性藥物如 NH_4Cl 或 Vit. C，以酸鹼中和

二、分布(Distribution)

藥物進入血流之後，灌注到每個組織部位稱為分布。影響藥物分布的因素有：藥物血漿蛋白結合率、組織血流量、藥物的特性、藥物對組織的親和力、特殊生理屏障。

(一) 生理屏障

1. 人體特殊生理屏障（**血腦障壁**(blood-brain barrier, B.B.B.)、**胎盤障壁、睪丸組織**）會影響藥物的分布，親脂性越高之藥物，才能通過這些生理屏障。
2. 蛋白質結合型的藥物，會被侷限在血管內，而無法通過血管壁到達作用部位；游離型藥物可穿過血管壁到達身體的各部位組織。

(二) 藥物的結合型態

藥物吸收進入血液後，在血液中有兩種方式存在於血管內，一為游離型，另一為血漿蛋白結合型。

結合型態	特 性
游離型藥物	自己單獨在血中全身循環流動分子體積較小，能通過血管壁到達血管外的各處組織，尤其到達藥物標的組織，產生生理活性，故真正產生藥理活性者為游離型藥物
血漿蛋白結合型藥物	其整體分子太大，無法穿越過血管壁，因此被侷限於血管內

正常血中藥物的血漿蛋白結合比例是一定值（例如 95%），此為藥物的特性，游離型藥物(5%)與血漿蛋白結合型藥物(95%)血中的分配比例呈動態平衡（見圖 2-1）。能產生生理活性的藥物為游離型藥物(5%)。

(三) 藥物與血漿蛋白結合率

1. 藥物的血中蛋白結合率越高時，在不同病人間產生藥效反應差異越大，有時同樣的藥物劑量，在不同病人間藥效可能差好幾倍。說明：
   (1) 設 A 藥在正常人血中蛋白結合率為 96%（蛋白結合率較高），則其游離型藥物只剩 4%。

(2) B 藥其正常人血中蛋白結合率為 60%（蛋白結合率較低者），則其游離型藥物有 40%。

(3) 肝臟製造出大部分的血中血漿蛋白，若肝臟罹病時，其血漿蛋白製造量可能會減少。

(4) 當肝病病人其血中血漿蛋白量減少時，假設肝病病人分別服用 A、B 兩種藥的蛋白結合率都降 10%。則 A 藥的藥效會變為 3.5 倍（游離 4%，變為 14%）。而使用 B 藥的藥效會變為 1.25 倍（游離 40%，變為 50%）。

2. 結論

(1) 藥物在血中蛋白結合率越高，對不同狀況的病人，藥效反應差異變化越大。越危險（或引起生命危險）之藥物，應盡量選用**低蛋白結合率者**，因其在不同狀況病人間的反應差異不大。選擇藥物，除考慮**藥物蛋白結合率高**與藥物危險性外，可再參考藥物的**治療指數**(therapeutic index, TI)，治療指數越低，表示藥物越危險；反之，若**治療指數越高，表示藥物越安全**。

(2) **治療指數(TI)定義：半數致死劑量(LD_{50})／半數有效劑量(ED_{50})。**

(3) 酸性藥物易與白蛋白結合，鹼性藥物易與 α_1－酸性醣蛋白(α_1-acid glycoprotein)結合。

(4) 藥物蛋白結合率越高，血中游離型藥物比例越低，血中藥物能離開血管到肝臟代謝、腎臟排泄的比例會降低，因此半衰期延長（正比），給藥間隔時間可延長。

(四) 藥物的分布體積(Volume of distribution, Vd)

1. 藥物的分布體積(Vd)＝血管內血液體積＋血管外虛擬血液體積
   說明：

(1) 藥物的分布體積(Vd)為虛擬的血液體積。其算法與密度公式有關，當給予同病人 A、B 兩種不同藥物 1g，短時間分布平衡後，抽取病人的血液，測量 A、B 兩種藥物的血中濃度，得到 A 濃度為 0.25g/L，B 濃度為 0.025g/L，由此分別計算此病人的血液體積分別為 4L 與 40L。

A. 一樣病人，同樣 1 克，不同藥物(A、B)，為什麼推算病人之體內血液量不同？因 A、B 兩藥物化性質不同，其在體內的分布情形也不同。

B. 將藥物在體內分布的區域分為二個區域：一為血管內血液，另一為血管外內區域（例如肌肉組織、脂肪組織、其他組織等）。其中只有血管內血液，可藉由抽血來測量藥物濃度，血管外區域無法抽血測量組織內藥物的濃度。因血管外區域的藥物也是從血管內血液分布過去，因此以血管內血液藥物的濃度，來間接推算整個藥物分布的體積。得藥物的分布體積(Vd)＝投藥劑量÷藥物分布平衡時的血漿濃度。

(2) **藥物的分布體積越廣(Vd)**，藥物在血管中的比例越低（反比），則藥物到達代謝、排泄器官的量較少，代謝、排泄速率變小（反比），**藥物的半衰期較長、作用時間長（正比）**，同時間內需補充藥量越少（反比）、給藥間隔時間較長（正比）。

(3) 脂溶性越高的藥物，藥物存留於脂肪組織之量越多，分布體積越大（正比）。

(五) 重分布(Redistribution)

一般藥物**藥效的消失**，是因**藥物代謝或排泄造成**。但另一種藥物藥效消失，是由於藥物分布部位轉移（由**標的組織**轉移到**其他組織**），非經代謝或排泄，此現象稱為重分布。例如：

Thiopental 為超短效巴比妥類鎮靜安眠藥，脂溶性高，用於麻醉前之誘導麻醉，靜脈注射 1 分鐘內可快速誘導病人入睡，停藥 5 分鐘後藥效消失，病人醒過來。其原因非發生藥物被代謝或排泄，而是發生藥物重新分布作用。Thiopental 靜脈注射初期腦部（體積小、血流量大）很快達到有效濃度，停止給藥後，藥物陸續分布到肌肉組織，最後到脂肪組織，因此腦部濃度持續下降，最後低於有效濃度，病人即恢復清醒。此現象即稱為**重分布現象**。

三、代謝(Metabolism)

藥物在體內代謝的趨勢是將藥物**代謝形成極性較高的代謝物**。因極性較高的物質，其水溶性較高，較易由腎臟排出體外。多數藥物經代謝後失去藥理活性；但有少數例外，其代謝物仍有活性。體內主要代謝器官為**肝臟**。

有些藥物本身不具活性作用，須在體內被代謝轉變後，才具有活性者，稱為**前驅藥**(prodrug)。

(一) 代謝反應的方式

分期	特性	
第一相 (phase I)	包括**氧化、還原、水解及羥化**等	1. 主要發生的在肝細胞的微粒體酶（稱為**細胞色素 P-450** (cytochrome P-450, CYP-450)。此酶不具專一性，可將藥物轉變成**極性（水溶性）**的分子，酶的數量（活性）會受其他藥物的影響而增加或減少 2. 例子 (1) Rifampin、Phenytoin、Phenobarbital、Carbamazepine、**吸菸、喝酒等會增加細胞色素 P-450，會加速藥物代謝**，而降低其他藥物之濃度及藥效

分 期	特 性	
第一相 (phase I) （續）		(2) Cimetidine、Isoniazid、Erythromycin、Ketoconazole、Chloramphenicol **及葡萄柚汁等，會抑制細胞色素 P-450 之數量，降低藥物代謝**，而增加藥物之濃度及藥效，也可能增加其毒性 (3) 腸道黏膜主要細胞色素 P-450 為 CYP3A4。而葡萄柚汁會抑制及破壞小腸內 CYP3A4 的活性，減少藥物在腸壁被 CYP3A4 破壞，降低藥物之首渡效應，因而可以增加藥物之生體可用率
第二相 (phase II)	**接合作用** (conjugation)	在藥物分子接上水溶性較佳之物質，變成水溶性較高之代謝產物，可增加**腎臟排泄**速率。體內常見接合物質：**尿甘酸**(glucuronic acid)、甘胺酸、乙醯化等

(二) 代謝反應的速率

1. 一級動力反應(first-order kinetics)代謝：藥物代謝速率為與血中藥物濃度成正比。大多數藥物以此方式進行代謝。體內現象：酵素量>>藥物量。

2. 零級動力反應(zero-order kinetics)代謝：當藥物量遠大於酵素能力時，酵素工作能力達到飽和，單位時間內只能代謝一定量的藥物（即藥物代謝速率變為定值）。藥物的代謝速率與藥物濃度無關（因藥物量>>>酵素量）。例如：Alcohol。

(三) 其他影響代謝速率的因素

1. 個人生理狀況，如年齡、性別、種族、疾病狀態、遺傳因素等。

2. 生活環境、飲食內容等。

四、排泄(Excretion)

1. 排泄途徑：**腎臟排泄（大多數）**、膽汁、肺臟呼氣、汗腺、唾腺、乳汁等。
2. 體內 pH 值對排泄的影響
   (1) **酸化尿液可加速鹼性藥物排泄**，例如服用**氯化銨**(NH_4Cl)、Vit. C；反之，可**促進酸性藥物再吸收**，不易排出。
   (2) 鹼化尿液可加速酸性藥物排泄，例如酸性藥物中毒（如：Salicylate）時服用碳酸氫鈉($NaHCO_3$)。
3. 半衰期(elimination half life, $t_{1/2}$)：藥物濃度下降至原來濃度的一半所需之時間。半衰期短，服用的間隔時間就變較短，**肝腎功能不全的病人**，藥物消除慢，半衰期較長。藥物完全排出體外的時間約需四至五個半衰期。
4. 藥物排泄交互作用：某些藥物會由腎小管被回收到體內或由腎小管分泌到尿液，此類藥物就會干擾腎小管的分泌與回收作用，例如：Probenecid 與 Penicillin 皆由腎小管分泌作用而增加排泄，兩者會競爭腎小管之分泌作用。過去曾併用 Probenecid 來降低 Penicillin 在腎小管分泌排出體外的速度，而延長 Penicillin 藥效時間（因二戰時期 Penicillin 剛發明，量少又貴，單獨使用藥效只有 3~4 小時）。

2-2 藥物效用學(Pharmacodynamics)

一、藥物的作用機轉

1. 藥效產生的方式：依藥物是否作用在細胞的特定部位（接受器(receptor)），分為二大類：非專一性作用及專一性作用。

(1) 非專一性作用（少數藥品）：藥物不透過接受器，例如：膨脹性瀉劑、制酸劑、**滲透壓性利尿劑**、全身麻醉藥。
(2) 專一性作用（大多數藥品）：透過接受器作用，才會影響生理反應者（即藥效反應）。

2. 專一性作用：此類藥物要發揮作用，須藥物（鑰匙）與接受器（鎖）結合，暫結形成**〔接受器－藥物〕複合體**（即「藥物鑰匙」－「生物鎖」理論）。在接受器－藥物形成短暫複合體期間，接受器構造變形引發細胞內生理活性啟動。一段時間後，接受器－藥物複合體分開，接受器回到原來狀態，此時細胞內生理活性停止。

二、接受器(Receptors)（或稱受體或接受體）

1. 接受器特性
(1) 專一性：藥物（鑰匙）需具有特殊構造才能與接受器（鎖）結合，即接受器具有專一特殊性之構造。
(2) 受體數量有限性：標的組織細胞的接受器數量有限，即藥效反應會達到飽和性，無法無限增大。另外接受器的數量會受外在因素影響。

2. 接受器位置：位於細胞膜表面（大多數）、細胞質、細胞核 DNA。

3. 位於細胞膜表面接受器的種類：與水溶性藥物（或屬於水溶性非固醇類激素）及傳導物質結合。有三大類：
(1) 激酶受體(enzyme-linked receptor)：與激酶(kinase)結合在一起。例如：**胰島素受體**。
(2) 離子通道受體(ligand-gated ion channel receptor)：藥物與受體結合後會打開離子通道，引發離子流動。例如：**GABA 受體**，能引起 Cl^- 內流，產生鎮靜安眠作用以及**尼古丁受體**。

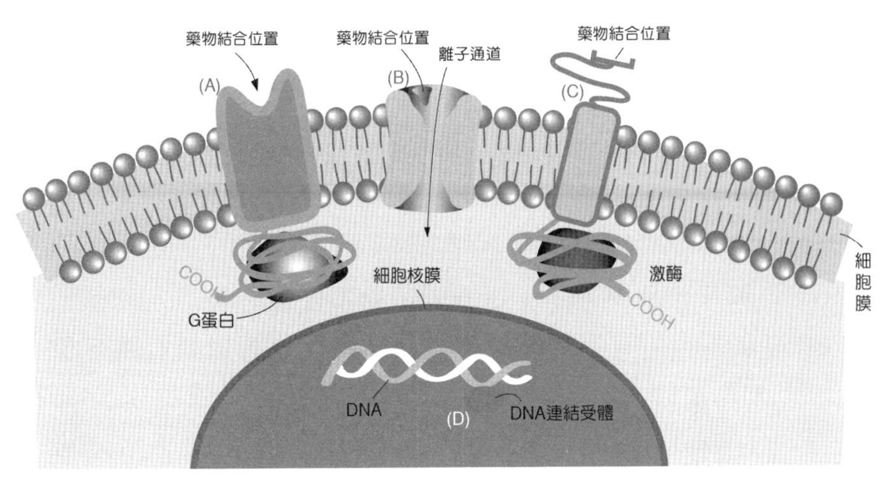

(A) 受體與G蛋白相連 (B) 受體與離子通道形成複合物 (C) 受體與激（素）酶結合 (D) 連接在細胞核內的DNA的受體

圖 2-2 藥物作用於細胞表面受體之示意圖

資料來源：蔡秋帆等(2022)．*藥理學*．新文京。

(3) **G 蛋白受體**(G protein-coupled receptor)：與 G 蛋白聯合，受體活化後，釋放 G 蛋白，引發第二傳訊者產生，然後引起生理效應。

A. 以 cAMP 作第二傳訊者：β 受體、H_2 受體。

B. 以 IP_3、DAG 作第二級傳訊者：如 α_1 受體、H_1 受體、M_1 受體。

4. 受體位於細胞內：與脂溶性藥物（或屬於脂溶性固醇類激素）及傳導物質結合。例如：糖皮質固醇類(prednisolone)、雌性素（動情素，如 estrogen）、黃體素(progesterone)類藥物。

5. 受體位於細胞核、粒線體：與甲狀腺素(T_3、T_4)結合。

6. 儲備受體(spare receptor)：有些藥物只需與細胞內一部分受體結合就能啟動後續反應，且發揮最大效應，剩餘**未結合的受體為儲備受體**(spare receptor)。這對理解拮抗藥作用機制有重要意義，因為這類拮抗藥必須在完全佔領儲備受體後才能發揮其拮抗效應。

(1) 當使用一部分不可逆性結合拮抗劑或其他原因喪失一部分受體時，作用劑的最大效應不會影響時，表此種受體有儲備受體存在。

(2) 支氣管平滑肌細胞有巨大的 β_2 受體儲備。所以，即使使用 Propranolol（β 受體非選擇性拮抗劑），會影響心跳，但大部分的人仍沒有氣喘發作出現。因 β_2 受體並未全部被 Propranolol 佔據，內生性的 Epinephrine 只要正常分泌，Epinephrine 仍然可以與 β_2 受體結合產生支氣管擴張作用。

三、藥物與接受器間的結合力

結合力	特 性
共價鍵	**結合力最強**，接受器與藥物結合後不再分開，接受器無法復原，其效果及毒性最強，如農藥、生化戰劑、毒氣
離子鍵	結合力小於共價鍵，為可逆性結合
氫鍵	藥物作用作用力，藥物與接受器間發生分子間極性正負極吸引，為可逆性結合
凡得瓦力	**結合力最弱**

四、藥物的作用性質

依藥效產生的結果，分為致效劑(agonist)、拮抗劑(antagonist)、部分致效劑(partial agonist)。

1. 致效劑：藥效結果為增強內生性活性者。

2. 拮抗劑：又稱為阻斷劑(blocker)或抑制劑(inhibitor)。藥效結果藥效降低內生性活性者。藥物**與接受器結合**後，接受器變形不夠，無法啟動細胞內生理活性。且拮抗劑佔據受體後，使內生活性物無法受體結合（即降低內生活性物與受體結合的機會與次數），因此降低內生生理活性反應（俗話稱此行為類似：佔著茅坑不拉屎）。

使用拮抗劑時機：內生性致效物（例如乙醯膽鹼）產生太多，造成內生性致效物（乙醯膽鹼）與受體結合數量太多，生理活性反應太強（腸蠕動太快，引起腹瀉、腸絞痛）。此時，使用拮抗劑，讓拮抗劑與內生致效物（乙醯膽鹼）同時競爭，與受體（受體的數量有限）結合，造成內生致效物（乙醯膽鹼）與受體結合的數量降低，因此降低腸蠕動速度。

3. **部分致效劑(partial agonist)**：為藥物與接受器結合後產生之生理活性低於正常內生活性物之活性。此類藥物與接受器結合形成過渡狀況之速度慢或時間短。在內生生理活性弱時，使用此類藥會增強生理活性（扮演致效劑角色）。在內生生理活性很強時，使用此類藥會降低生理活性（扮演拮抗劑角色）。

例如：Acebutolol、Sotalol 為屬具有內生性擬交感神經活性(intrinsic sympathomimetic activity, ISA）之 β 阻斷劑。在心跳很快時，可阻斷體內強效性的 epinephrine 及 norepinephrine 的作用，降低心跳。在心跳較慢時，反會增加心跳，讓心跳不要太慢，具有心臟保護作用、Buspirone 及 Tolazoline 也是此類藥物。

五、拮抗劑與接受器的結合方式

分為可逆性結合與不可逆性結合：

1. 可逆性結合：屬競爭性拮抗劑，大部分藥物作用的模式。當在生物體內增加大量拮抗劑造成生理活性太低時（因拮抗劑與內生活性物兩者會競爭接受器，而拮抗劑數量多，相對內生活性物數量少，造成拮抗劑搶到接受器的數量比內生活性物搶到接受器的數量多很多，因此生理活性會降低），只要增加外來致效劑數量，致效劑搶到接受器的機會增加，即可增加生理活性，但生理活性無法無限增大，會達到最大藥效，達到最大藥效以後，即使再增加致效劑的量，生理活性也不會再增加。在劑量與藥效反應關係圖中，可見到劑量反應曲線向右移（圖 A 曲線變為 B 曲線），但仍不會改變最大藥效（圖 2-3）。

2. 不可逆性結合：拮抗劑與接受器以共價鍵結合（屬不可逆性結合），拮抗劑不用與致效劑競爭接受器，拮抗劑直接霸佔接受器不放，所以屬非競爭性行為。因接受器數量有限，當一部分接受器被拮抗劑霸佔不放，只剩下未被拮抗劑霸佔用之接受器可被致效劑使用，就算增加致效劑數量，生理活性仍然有限，無法達到原未給拮抗劑前的最大生理活性。在劑量與藥效反應關係圖中，可見到致效劑劑量與藥效反應曲線向右移（圖 A 曲線變為 C 曲線），但不會達到最大藥效。

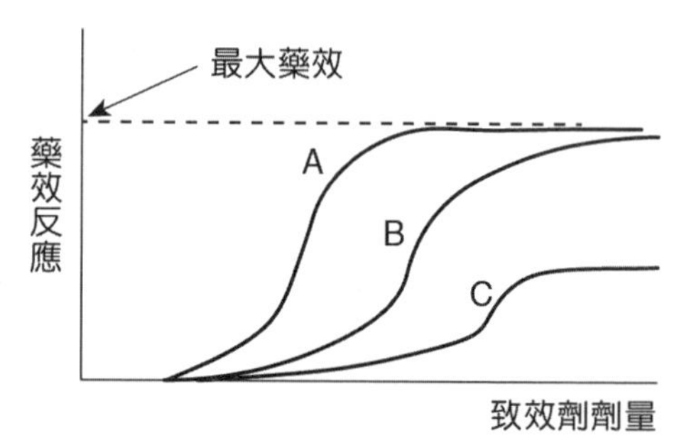

圖 2-3　致效劑劑量與藥效反應關係圖。曲線 A 為單純致效劑劑量－藥效反應關係圖。有閾劑量（最小反應濃度）及最大藥效限制。曲線 B 為有給予定量競爭性拮抗劑後，給予致效劑之劑量與藥效反應關係圖，最大藥效一樣同 A 曲線，劑量與藥效反應曲線向右移。曲線 C 為給予定量非競爭性拮抗劑後，給予致效劑之劑量與藥效反應關係圖，無法達到最大藥效

六、藥物的效應與安全性

(一) 藥物藥效的發生

藥物要發揮藥效需經過至少四個步驟：(1)藥物被吸收到血中；(2)由血中分布到全身血管；(3)藥物離開血管到標的組織；(4)藥物在標的組織與受體結合。因此藥物在血中的濃度會影響標的組織的濃度。

(二) 藥物藥效之專有名詞

名 詞	定 義
最低有效濃度	產生有生理反應的最低血中藥物濃度
起效時間(onset)	給藥後，到達最低有效濃度之時間
尖峰濃度(peak plasma concentration, C_{max})	藥物給予吸收後，血中最高的藥物濃度
尖峰濃度時間(time to peak concentration, T_{max})	給藥後開始計時，藥物達到最高血中濃度之時間
藥物作用期(duration)	藥物有藥效反應的時間

(三) 劑量與血中濃度的關係

1. 單次口服給藥血中濃度變化圖：如圖 2-4 所示。血中藥物最高濃度(C_{max})發生時，為藥物吸收量等於藥物代謝及排泄總量，非胃腸道藥物吸收完畢之時間點。
2. 多次口服給藥，血中濃度變化，如圖 2-5 所示。固定給藥頻率重複多次給藥，約需經過三至五個半衰期後，血中藥品濃度才會達到穩定狀態濃度。所以要抽血測血中濃度應在給藥 4 次後才抽血。
3. 靜脈連續點滴輸注，血中藥品濃度波動幅度會越小。

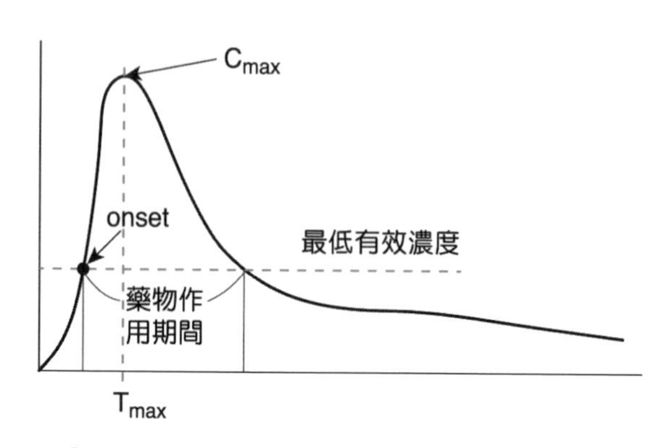

圖 2-4　單次口服給藥，血中濃度變化

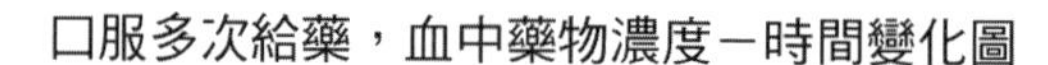

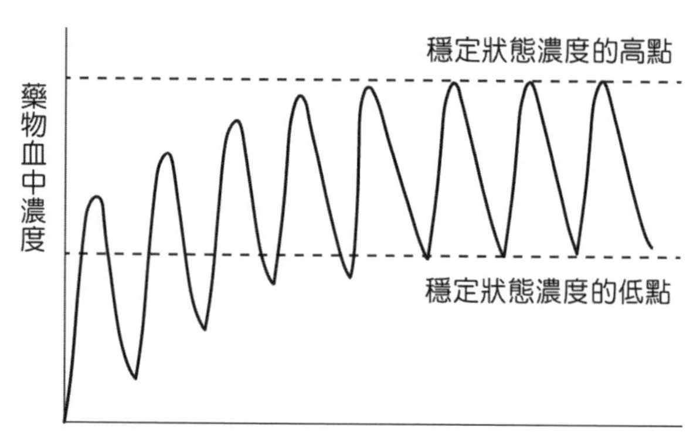

圖 2-5　口服多次給藥，血中藥物濃度－時間變化圖

(四) 藥效與接受器

藥效反應有三種性質發生：(1)藥效會呈高原狀，無法無限增大；(2)藥效不與劑量呈直線關係；(3)每種藥都有閾劑量存在。

1. 藥效會呈高原狀，無法無限增大：因細胞內的接受器數量有限。
2. 藥效不與劑量呈直線關係：藥物在低劑量時，親水性藥物可能大部分仍被水分子包圍，無法離開血管到標的組織，因此無任何生理活性。須等劑量大到可以飽合血液時，此時藥物才能離開血管到標的組織。當劑量大到可以把所有的接受器飽和後，此後就算再增加劑量，藥效反應已達最大，不會再增加了。

3. 閾劑量(threshold dosage)：開始產生生理活性之所需藥量。

(五) 劑量與效應

1. **效能**(efficacy)：討論**在生物體內，產生最大的生理活性為多少**，即相同劑量下，比較何者藥物能產生較大的藥效（生理活性）。當藥物透過接受器產生某生理活性，當接受器使用達飽和時，即使劑量再增加，藥效亦不再增強，此為藥物的最大效應，又稱為效能。當兩種藥物是透過同機轉（或同接受器）產生活性，其閾劑量、生化性質可能不同，但都是透過同一類接受器，其最大藥效（效能）是一樣。

2. **效價**(potency)：**比較藥物產生相同生理活性**（相同藥效、比較劑量）**反應時，所需藥物的劑量**，即稱為效價。劑量愈低者，其效價愈高（表此藥效率高，只需一點點即可產生活性。反之，所需劑量大者，效價低）。

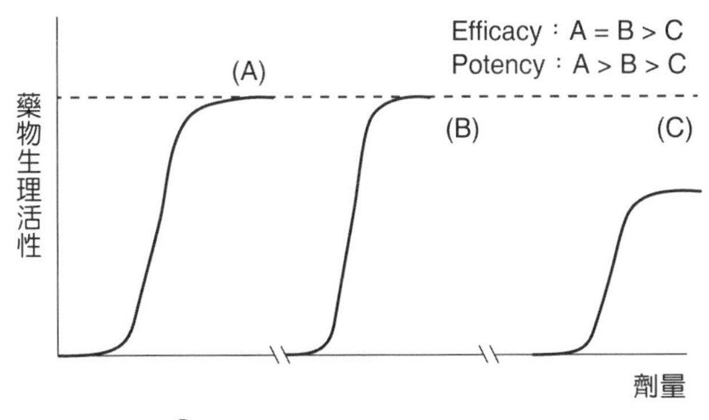

圖 2-6 劑量與藥效反應

學名藥與原廠專利藥以相同給藥途徑給藥之後（例如：皆以口服給藥），其「時間－血中濃度曲線下之面積」相同時，表示此兩種藥物具有**生體相等性**(bioequivalence)。

(六) 治療指數

治療指數是衡量一種藥物的安全性和毒性的指數（圖 2-7）。

1. 中間致死量：能引起 50%生物藥物中毒死亡的藥量，稱中間致死量(median lethal dose, LD_{50})。
2. 中間有效量：**能引起 50%生物產生藥效反應的劑量**，稱為中間有效量(median effective dose, ED_{50})，ED_{50} 大，藥效（效價）弱；ED_{50} 小，藥效（效價）強。
3. **治療指數**(therapeutic index, T.I.)：LD_{50} 與 ED_{50} 的比值，**治療指數比值愈大表示該藥愈安全，當 T.I.<10 表示此藥毒性及副作用明顯**。

$$\text{治療指數(T.I.)} = \frac{\text{中間致死量}(LD_{50})}{\text{中間有效量}(ED_{50})}$$

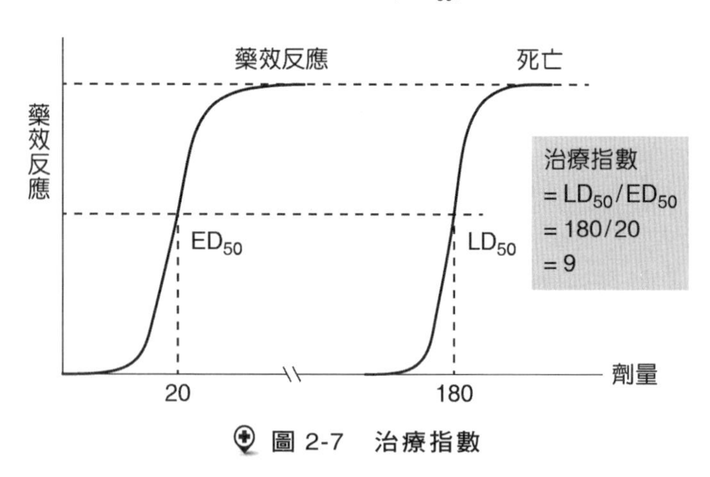

圖 2-7　治療指數

(七) 身體對藥物的反應

反 應	特 性
過敏反應(allergy)	藥物引發抗原與抗體反應
耐受性(tolerance)	長期服用藥物後，藥效反應漸降之作用。必須增加劑量，才能維持原來的藥效，例如：安眠藥、嗎啡
特異反應(idiosyncrasy)	個人特異體質所引起之反應。例如基因缺陷，無法製造正常的蛋白質（常為酵素），造成某些藥物代謝異常，引起該藥產生異常反應
快速作用漸減性(tachyphylaxis)	指很短時間內重覆使用某藥物，其藥效越來越差的現象，又稱急性耐藥性(acute tolerance)，例如：Ephedrine
習慣性(habituation)	病患對藥物產生精神上的依賴性，例如：吸菸
成癮性(addiction)	對藥產生生理及心理上慾求的現象，一旦停藥會產生戒斷現象。例如：嗎啡類鴉片製劑、酒精等

(八) 藥品間的交互作用

1. 增強作用：兩種藥物合併使用藥效增強

作 用	特 性
加成作用(addition)	作用機轉相同之藥物，併用產生的藥效等於單獨使用之藥效總和。屬 1 + 1 = 2 型
協同作用(synergism)	作用機轉不同之藥物，併用產生的藥效大於單獨使用藥物之藥效總和。屬 1 + 1 > 2 型
增強作用(potentiation)	情況須為某 A 藥單獨使用，無效（0 分）。某 B 藥單獨使用，藥效（20 分）。當 A 藥與 B 藥合併使用，藥效（25 分）。即某藥無生理活性，但可增加另一藥物的藥效。例如：Carbidopa（藥效 0 分）可增加 Levodopa 治療巴金森氏病的藥效。模式：0 + 1 > 1 型

2. 拮抗作用(antagonism)：兩種藥物合併使用藥效減弱。即 1+1<2 型。拮抗作用又可分成藥理性、生理性、化學性三種。

作 用	特 性
藥理性拮抗 (pharmacological antagonism)	藥物作用在同一受體，藥效相反者，例如：Atenolol（β_1 受體拮抗劑，降低心跳），Dobutamine（β_1 受體作用劑，增加心跳），兩者併用，作用互相抵銷
生理性拮抗 (physiological antagonism)	**藥物作用在不同受體，而生理反應相反者**。例如： 1. Prazosin 為 α_1 拮抗劑，擴張小動脈血管、降低血壓；Dobutamine 為 β_1 作用劑，增快心跳、增加血壓。兩者併用後，效果皆降低 2. 組織胺(histamine)作用於支氣管平滑肌 H_1 受體，使支氣管痙攣；腎上腺素(Epinephrine)作用於支氣管 β_2 受體而擴張支氣管
化學性拮抗 (chemical antagonism)	兩種藥物能產生化學性作用（例如螯合或酸鹼中和）而使藥效降低，如：**Protamine（強鹼性）可中和 Heparin（強酸性）**
藥物動力學拮抗 (pharmacokinetic antagonism)	兩種藥物在體內相互作用後，會影響藥物的吸收、分布、代謝、排泄情形者。如制酸劑會影響鐵劑的吸收。鹼化尿液會加速 Barbital 類在腎臟排除

QUESTION 題庫練習

1. 下列何種物質的清除率小於腎小球過濾率(GFR)？(A)菊糖(inulin) (B)對位胺基馬尿酸(PAH) (C)尿素(urea) (D)盤尼西林(penicillin) (94士檢一)

解析 血液中的尿素通過腎小球過濾而進入腎小管。腎小管大部分的尿素會被排出，但還有一部分被腎小管重吸收而返回血流。所以尿素通過腎小球清除率小於腎小球過濾率(GFR)。

2. 服用碳酸氫鈉可增加下列何藥由腎臟排出之速率？(A) Amphetamine (B) Chloroquine (C) Procaine (D) Salicylic acid (94士檢一)

解析 碳酸氫鈉為鹼性藥物，可加速酸性藥物：Salicylic acid的排出。

3. 有關藥物代謝之敘述，下列何者正確？(A)甲基化反應是屬於第一相(phase I)代謝 (B)先驅藥(Prodrug)經代謝後會形成活性藥物 (C)重複使用phenytoin會抑制自身的代謝 (D) Cimetidine是肝臟微粒體酵素之誘導劑 (94師檢一)

解析 (A)第一相(phase I)反應：包括氧化、還原及水解；(B)先驅藥在給藥時，並不具藥理活性，需在體內代謝後才具有藥效；(C)(D) Cimetidine、Isoniazid、Erythromycin、Chloramphenicol及葡萄柚汁等，會抑制細胞色素P-450之數量，降低藥物本身及其他藥物代謝。

4. 有關藥物排泄之敘述，下列何者正確？(A)高脂溶藥物不易進入乳腺中 (B)服用氯化銨(NH_4C1)可鹼化尿液 (C)酸化尿液會抑制弱酸性藥物在腎小管之再吸收 (D)藥物如進行腸肝循環再吸收會延長藥物作用期 (94師檢一)

解析 (A)高脂溶藥物容易穿透身體的物理結構屏障；(B)氯化胺為酸性物會酸化尿液；(C)能酸化尿液物質，其酸性強過弱酸性藥物，因此酸化尿液，弱酸性藥物解離變少，沒帶電藥物比例增加，容易被腎小管之再吸收。

解答： 1.C 2.D 3.B 4.D

5. 下圖為A、B、C三藥物在同一受體的濃度－作用曲線，請問下列敘述何者正確？(A) A藥比C藥臨床應用上較有效，副作用小 (B) B藥的potency較A藥差 (C) C藥的efficacy較A藥差 (D) A，B，C藥均是full agonist （94專高一）

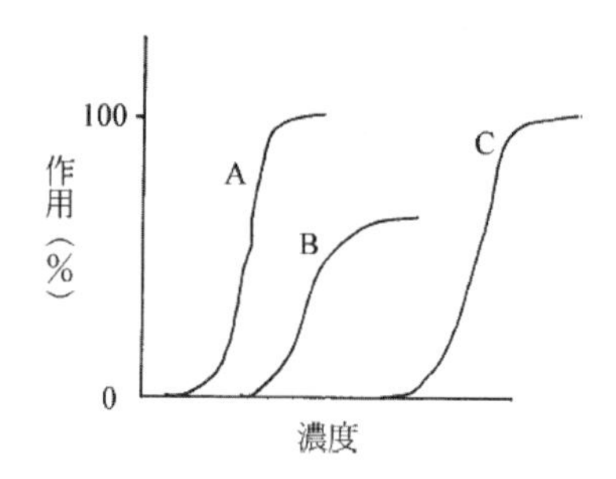

解析 效能(Efficacy)：討論藥物能產生最大活性為多少。效價(Potency)：比較相同反應時，所需藥物的劑量，劑量愈低者，其藥效率愈高；(A)(C) A藥、C藥兩者活性最高點一樣，所以藥效、效能(Efficacy)一樣；(B) A曲線50%藥效點比B曲線50%藥效點低，表A藥較B藥有效價(Potency)；(D) B曲線其最大藥效A藥最高點，故B藥應非full agonist。

6. 下列敘述何者正確？(A)酸化的尿液有利於酸性藥物的排出 (B)靜脈注射藥物的生體可用率為100% (C)脂溶性高的藥物不容易進入腦中 (D)與血中蛋白結合力高的藥物較穩定，不容易與其他藥物有交互作用 （94專高一）

解析 (C)進入腦中的藥物須為高脂溶性的藥物。

7. 在濃度－反應曲線中，作用於同一系統的藥物A、B、C均具有相似程度的最大反應值，然而其EC_{50}的關係為A＜B＜C，則藥物對於此一系統的效價(potency)為：(A) A＜B＜C (B) A＝B＝C (C) A＞B＞C (D) B＞A＞C （94專高二）

解析 效價為探討藥效強度，EC_{50}為半數有效劑量，意指數值越低藥物效率越高，故A＞B＞C。

解答： 5.B 6.B 7.C

8. 葡萄柚汁的成分極可能影響藥物的作用，其最主要的機轉為何？(A)直接與藥物結合而抑制藥物活性 (B)抑制CYP3A4活性而抑制藥物代謝 (C)與藥物競爭受體而抑制藥物活性 (D)抑制藥物於腎臟的排泄而增加藥物血中濃度 (94專高二)

解析 Cimetidine、Isoniazid、Erythromycin、Chloramphenicol及葡萄柚汁等，會抑制細胞色素P-450之數量，降低藥物代謝。

9. LD_{50}為中間致死量，ED_{50}為中間有效量，下列何藥之治療指數(TI)最高？(A) A藥：LD_{50}=50 mg/kg，ED_{50}=5 mg/kg (B) B藥：LD_{50}=50 mg/kg，ED_{50}=2 mg/kg (C) C藥：LD_{50}=5 mg/kg，ED_{50}=0.1 mg/kg (D) D藥：LD_{50}=0.5 mg/kg，ED_{50}=0.1 mg/kg

解析 TI=LD_{50}/ED_{50}，A藥=10，B藥=25，C藥=50，D藥=5，故C藥TI值最高。 (94專普一)

10. 下列有關身體可用率(bioavailability)的敘述，何者錯誤？(A)藥物吸收愈完全，身體可用率愈高 (B)藥物若有首渡效應(first-pass effect)，則其身體可用率將變小 (C)口服之身體可用率大於注射給藥之身體可用率 (D)可作為口服藥物吸收之指標 (94專普二)

解析 身體可用率為給藥後，藥物吸收到血中循環的量比例，吸收到血中量越多，身體可用率越高，最高者為靜脈注射。口服藥物因有首渡效應，藥物以先經過肝代謝一部分，所以身體可用率變小。

11. 有A、B、C、D四種藥物的ED_{50}各為10、20、30、40mg/kg，試問何者的藥物效價最強？(A) A (B) B (C) C (D) D

解析 比較相同反應時(ED_{50})，所需藥物的劑量，劑量愈低者，其藥效率愈高。 (95專普一)

12. 有關注射製劑使用的注意事項，何者錯誤？(A)注射製劑都必須經過滅菌處理，不得有微生物或異物污染 (B)靜脈注射製劑不得含有熱原，才能靜脈注射 (C)懸液注射劑雖然不溶解，但只要使用前搖均勻，也能靜脈注射 (D)乾粉注射製劑使用前需加入適量的注射用水，溶解後才能靜脈注射 (95四技)

解答： 8.B 9.C 10.C 11.A 12.C

13. 若A藥之血中濃度為8ng/mL，半衰期(half-life)為12小時，試問停藥幾天後，血中濃度可降為1 ng/mL？(A) 1天 (B) 1.5天 (C) 2天 (D) 2.5天 （95四技）

解析 半衰期為藥物濃度降至一半所需時間，A藥濃度8ng/mL，半衰期12小時，共經過3次12小時（3X12=36小時），達到1ng/dL，一天共有24小時，36除以24=1.5，故停藥後1.5天血中濃度達到1ng/dL。

$$8\ \text{ng/dL} \xrightarrow[12小時]{} 4\ \text{ng/dL} \xrightarrow[12小時]{} 2\ \text{ng/dL} \xrightarrow[12小時]{} 1\ \text{ng/dL}$$

14. 酸性藥物經吸收後，容易與下列何者在血液中結合？(A) Lipoprotein (B) Albumin (C) Globulin (D) α-acid glycoprotein

解析 酸性藥物易與白蛋白結合，鹼性藥物易與α_1-酸性醣蛋白(α_1-acid glycoprotein)結合。 （95專高一）

15. 根據治療指數(Therapeutic index)的評估，下列哪一種藥物的使用安全性最高？(A) Morphine (Therapeutic index = 10) (B) Diazepam (Therapeutic index = 1000) (C) Phenobarbital (Therapeutic index = 50) (D) Chloropromazine (Therapeutic index = 30) （95專普二）

解析 治療指數(T.I.)定義：半數致死劑量(LD_{50})／半數有效劑量(ED_{50})，治療指數越高越安全。

16. 藥物投予後，藥物的血中濃度與時間關係作圖，所得時間與濃度曲線(time-concentration curve)之曲線下面積與靜脈注射時的時間與濃度曲線下面積比值，稱為：(A)生體可用率(bioavailability) (B)首度效應(first-pass effect) (C)藥物動力學(pharmacokinetics) (D)生物相等性(bioequivalence) （96專高一）

解析 (B)首渡效應：口服給藥時，藥物會先通過肝門靜脈，部分藥物在通過肝臟時，會因代謝而失去活性；(C)藥物動力學：描述藥物經吸收、分布、代謝、清除過程中變化的一門科學；(D)生物相等性：指於相同條件下與原廠藥物有相同之生體可用率。

解答： 13.B 14.B 15.B 16.A

17. 下列有關藥物效價(potency)及效能(efficacy)的敘述，何者正確？(A) EC_{50}大的藥物，表示效價高 (B)效能高的藥物，表示治療效果高 (C)效能相同的藥物，其效價一定相同 (D)效能低的藥物，其效價也低 （96專高二）

解析 (A)EC_{50}越大，表示效價（藥效強度）愈低；(B)效能為藥物作用在受體產生的最大效應，效能越大治療效果越好；(C)(D)效能與效價不相同。

18. 乙醯膽素(acetylcholine)作用在cholinergic nicotinic receptors，是屬於何種受體(receptor)反應？(A) Ligand-gated ion channels (B) G protein-coupled receptors (C) Enzyme-linked receptors (D) Intracellular receptors （96專高一）

解析 神經節、骨骼肌神經肌肉運動終板，既為神經受體，其訊息傳遞的第一步為神經細胞表面去極化作用（鈉離子通道打開），故尼古丁受體為鈉離子通道連結之受體(ligand-gated ion channel receptor)。

19. 下列何種因素能降低藥物的半衰期？(A)誘發代謝酶的產生 (B)心臟衰竭 (C)腎臟衰竭 (D)肝硬化 （96專高二）

解析 誘發代謝酶的產生，藥物代謝就會快，藥物血中濃度下降速度會加快，半衰期會縮短（降低）。其他3個選項皆會降低藥物代謝速度，半衰期會延長。

20. 下列何者可加速安非他命(amphetamine)排出體外？(A)氯化鈉(sodium chloride) (B)氯化鉀(potassium chloride) (C)氯化銨(ammonium chloride) (D)碳酸氫鈉(sodium bicarbonate) （96專普一）

解析 安非他命為弱鹼性藥物，用酸性藥物，會發生酸鹼中和，使安非他命變鹽類（有帶電），水溶性增加，可加速排出體外。

21. 下列何種物品中毒時，不易用透析法排除？(A) warfarin (B) methanol (C) ethylene glycol (D) aspirin （96專普一）

解析 Warfarin為抗凝血劑，血漿蛋白結合率達98%，只剩2%未結合血漿蛋白。Warfarin與血漿蛋白結合後分子變大，無法穿過透膜，故無法用透析法排除。

解答： 17.B 18.A 19.A 20.C 21.A

22. 葡萄柚汁會使某些藥物的血中濃度增高，下列何者是最主要的原因？(A)取代某些藥物與白蛋白的結合 (B)增加某些藥物的吸收 (C)抑制代謝酵素的活性 (D)影響腎功能，使某些藥物排泄減少 (96專普二)

23. 正常人細胞上之insulin receptors只要少數與insulin結合，便可達到最大療效，表示何種現象存在？(A) Down regulation of receptors (B) UP regulation of receptors (C) Intracellular receptors (D) spare receptor (97專高一)

解析 儲備受體(spare receptor)：有些藥物只需與細胞一部分受體結合就能啟動後續反應，且發揮最大效應，剩餘下未結合的受體為儲備受體(spare receptor)。

24. 有關弱酸性藥物phenobarbital的吸收、排泄之敘述，下列何者正確？(A)使用NH_4Cl酸化尿液，可以減少其排泄 (B)使用$NaHCO_3$鹼化尿液，可以減少其排泄 (C)主要在胃吸收 (D)在腸中不被吸收 (97專高一)

解析 (A) phenobarbital為弱酸性藥物，屬巴比妥類藥物。NH_4Cl為酸性較巴比妥類藥物強之酸性藥物，可減少phenobarbital的酸性解離作用，使phenobarbital吸收增加；(B)鹼化尿液會增加酸性藥物的排泄；(C)(D)因腸道的表面積大於胃的表面積，故phenobarbital的吸收主要仍在小腸中。

25. Tolazoline可抑制α-adrenoreceptors而降血壓，但也會使病人產生豎毛和散瞳的作用，所以其屬於何種藥品？(A) Agonist (B) Partial agonist (C) Antagonist (D) Inverse agonist (97專高二)

解析 豎毛和散瞳是交感神經作用，而抑制α-adrenoreceptors引起降血壓是抗交感神經作用。Tolazoline同時具有這兩種作用，其分類上應屬部分致效劑(partial agonist)。

解答： 22.C 23.D 24.A 25.B

26. 某藥物之分布體積Vd＝100L，血漿中穩態濃度(steady-state plasma concentration)為10μg/L，生體可利用率(bioavailability)為100%，則該藥物口服時的負載劑量(loading dose)為多少mg？(A) 1 (B) 3 (C) 10 (D) 30 （97專高二）

解析 負載劑量為第一次多給藥量，使血中濃度馬上達到穩態濃度。分布體積包括血液體積與模擬血管外組織血液的體積。依濃度計算公式 D=M/V

M =D×VM（負載藥物劑量）=D（血漿濃度）×V（分布體積）

M（負載藥物劑量）＝10 μg/L×100 L=1,000 μg=1,000×10^{-6} g =10^{-3} g=1 mg (μ=10^{-6}，m=10^{-3})。

27. 肝中的藥物先釋出到膽，再由膽進入小腸，藥物在小腸又會被重吸收到肝，此種情形稱為：(A)腸肝循環(Enterohepatic circulation) (B)首度效應(First-pass effect) (C)重分布(Redistribution) (D)主動分泌 （97專普二）

28. 某藥物在血中的濃度以一級動力學(first-order kinetics)的方式減少，其意義為何？(A)其半衰期一定 (B)其生體可利用率低 (C)其分布僅限於血管系統 (D)其清出率和投與率無關 （98專高一）

解析 一級動力反應代謝：藥物代謝速率為與血中藥物濃度成正比。說明：設體內流經肝臟（在肝臟代謝）的血流量只占全身血流的二十分之一。一級動力代謝是肝內酵素量>>藥物量。所以流經肝臟血流內的藥物，其經過肝臟後，有一半藥物會被代謝破壞，因此當藥的濃度藥越大，單位時間內藥物被代謝破壞的量也就越大，因此藥物代謝速率為與血中藥物濃度成正比。流經肝臟血流內藥物占全身藥物的比例不因藥物濃度高低而改變，高低不同濃度時，單位時間內藥物被代謝破壞的比例佔全身藥物量是相同的，因此其半衰期是固定值。

29. 藥物之代謝在Phase II主要為何種代謝？(A) oxidation (B) reduction (C) conjugation (D) hydrolysis （98專高二）

解析 第二期(phase 2)為結合(conjugation)反應。

解答： 26.A 27.A 28.A 29.C

30. 脂溶性藥物主要以何種方式吸收？(A) Active transport (B) Endocytosis (C) Facilitated diffusion (D) Passive diffusion

(98專高一)

解析 (A)Active transport（主動運輸）：金屬離子、葡萄糖等；(B) Endocytosis（胞吞作用）：蛋白質；(C) Facilitated diffusion（促進擴散）：極性分子；(D) Passive diffusion（被動擴散）：小分子、不帶電、非極性藥物能直接通過細胞膜的，由濃度高往濃度低方向移動。藥物對生物體而言是外來物，生物體不會為外來物準備特殊載具。因此大部分藥物是利用被動擴散來被吸收。

31. 某病人以靜脈注射每公斤12 mg劑量之藥物後，測病人血中濃度為4μg/ mL（假設該藥物快速分布，且測最高血濃度時其排泄可忽略），則該藥物之分布體積(Vd)為多少？(A) 1 L/kg (B) 2 L/kg (C) 3 L/kg (D) 4 L/kg

(98專高二)

解析 D=M/V M（藥物劑量）=D（血漿濃度）×V（分布體積）

$D = M / V$，$V = M / D$，$V = \dfrac{12\,mg/kg}{7\mu g/mL} = 3\dfrac{mg}{kg} \times \dfrac{mL}{\mu g} = 3\ L/kg$。

32. 某藥之TD_{50}為0.5 mg/Kg，ED_{50}為10 μg/Kg，則其治療係數(therapeutic index)為：(A) 5 (B) 10 (C) 50 (D) 100（98專普一）

解析 T.I. = TD_{50}/ED_{50}，T.I. $= \dfrac{0.5\,mg/kg}{10\mu g/kg} = \dfrac{0.5 \times 0.001}{10 \times 0.000001} = 50$。

33. 關於藥物的安全性，可由下列何者知道？(A)半衰期 (B)藥物效能(efficacy) (C)藥物效價(potency) (D)治療指數(therapeutic index)

(99專普一)

解析 治療指數越高藥物安全性越高。

34. A藥、B藥、C藥和D藥之治療係數(therapeutic index)分別為1、10、100和1000，則何藥最安全？(A) D藥 (B) C藥 (C) B藥 (D) A藥

(99專高一)

解答： 30.D 31.C 32.C 33.D 34.A

35. 給病人口服120 mg藥物後，測其血中未變化藥物總量為30 mg，則其生體可用率(bioavailability)為多少%？(A) 50% (B) 45% (C) 30% (D) 25% （99專高一）

解析 口服120 mg，吸收到血中量為30 mg。生體可用率定義為藥物給予後吸收到血中的比例。所以此藥生體可用率：30 /120 = 0.25 = 25%。

36. 藥物受氧化代謝需何種酵素？(A) Transferases (B) Cytochrome P_{450} system (C) Esterases (D) Flavin enzymes （99專高二）

解析 第一相(phase I)代謝反應：包括氧化、還原及水解等，由肝臟的微粒體內細胞色素P450完成(Cytochrome P450)。

37. 藥物的中毒劑量(TD_{50})與有效劑量(ED_{50})的比值，稱為：(A)生體可用率(bioavailability) (B)生物相等性(bioequivalence) (C)藥物效價(potency) (D)治療指數(therapeutic index) （100專高一）

38. 腸道黏膜主要有何種細胞色素P-450 (Cytochrome P-450)酵素參與藥物首度代謝效應(first-pass metabolism)？(A) CYP2C9 (B) CYP2D6 (C) CYP3A4 (D) CYP2E1 （100專高一）

解析 腸道黏膜主要細胞色素P-450為CYP3A4。而葡萄柚汁會抑制及破壞小腸內CYP3A4的活性，減少藥物在腸壁被CYP3A4 破壞，降低藥物之首渡效應，因而可以增加藥物之生體可用率。

39. 下列何藥物可用來酸化尿液，降低尿液的pH值？(A)檸檬酸鈉(sodium citrate) (B)碳酸氫鈉(sodium bicarbonate) (C)氯化銨(ammonium chloride) (D)琥珀酸鈉(sodium succinate)（101專普一）

40. 下列何者之清除率，臨床上常用於評估腎小球過濾率(GFR)？(A) urea (B) creatinine (C) inulin (D) uric acid （101專普一）

解析 由於菊糖(inulin)進入血流後既不分解，又不與蛋白結合，腎小球濾過為唯一排泄途徑，所以可把菊糖注射入人體，觀察菊糖清除率以確定腎功能。

解答： 35.D 36.B 37.D 38.C 39.C 40.C

41. 藥物和glucuronic acid結合後會產生何種變化？(A)增加藥物脂溶性 (B)降低藥物水溶性 (C)增加藥物排泄 (D)增加藥物分布

解析 尿甘酸(glucuronic acid)為水溶性很好的物質，藥物和glucuronic acid結合後，變成水溶性較高之代謝產物，可增加腎臟排泄速率。 (101專高二)

42. 下列何種藥物之受體位在細胞內？(A) steroid (B) insulin (C) diazepam (D) epinephrine (102專高一)

解析 (A) steroid（類固醇）屬荷爾蒙，荷爾蒙作用比較慢，因其是透過基因轉錄作用；(B) insulin（胰島素）飯後血糖升高，胰島就分泌，屬快速作用，其受體位於細胞膜表面；(C) diazepam（鎮靜安眠藥），屬快速作用，其受體位於細胞膜表面（GABA受體）；(D) epinephrine（腎上腺素），屬快速作用，其受體位於細胞膜表面（α、β受體）。

43. 下列藥物中，何者之作用標的(drug target)位於細胞質？(A) famotidine (B) montelukast (C) zileuton (D) omeprazole

解析 (A)famotidine：H_2受體拮抗劑，抗胃酸分泌；(B)Montelukast：LTD_4受體拮抗劑，預防氣喘；(C)Zileuton：脂氧化酶(lipoxygenase)抑制劑，抑制LTB_4、LTC_4、LTD_4、LTE_4形成；(D)Omeprazole：質子幫浦抑制劑(proton pump inhibitor)，抑制胃酸分泌。 (102專高一)

44. 脂溶性高之藥物有何特性？(1)分布廣 (2)易吸收 (3)易排泄 (4)半衰期短。(A) (1)(2) (B) (2)(3) (C) (3)(4) (D) (1)(4)

解析 脂溶性高藥物易離開血管到脂肪組織，所以分布廣。脂溶性高易穿透細胞膜及血管小孔，易吸收。脂溶性高藥物，分布於脂肪的比例增加，則血管中藥物濃度低，血流中藥物被肝臟代謝、腎臟排泄的比例低，則不易排泄。不易排泄（或代謝），則血中藥物濃度下降速度降低，另外因血中藥物濃度下降後，脂肪中的藥物就會一部分回血液中，因此血中藥物濃度下降速度更慢，因此半衰期延長。半衰期定義：血中藥物濃度減少到原來一半所需時間。代謝越慢，血中藥物濃度下降越慢，時間需越長，半衰期越長。 (103專高一)

解答： 41.C 42.A 43.C 44.A

45. A藥和B藥之最大藥物反應(E_{max})相同，但A藥和B藥之ED_{50}分別為10 mg/mL和5 mg/mL，則下列何者正確？(A) efficacy：A藥＞B藥 (B) efficacy：A藥＜B藥 (C) potency：A藥＞B藥 (D) potency：A藥＜B藥 （103專高二）

解析 效能(Efficacy)：討論藥物在生物體內，產生最大的生理活性。效價(Potency)：比較藥物產生相同反應時，所需藥物的劑量，即稱為效價。劑量愈低者，其藥效率愈高。A藥和B藥之最大藥物反應(E_{max})相同，表A、B兩藥的效能(Efficacy)一樣。ED_{50}（50%有效所需的劑量）A>B，則效價(Potency)是A<B。

46. 由於受體的性質，下列何種藥物產生作用最慢？(A) steroid hormone (B) insulin (C) diazepam (D) epinephrine（105專高一）

47. 某藥的全身清除率(systemic clearance)為48 mL/min，若要維持血漿濃度為15 μg/mL，則其靜脈輸注的速率為多少μg/min？(A) 235 μg/min (B) 340 μg/min (C) 550 μg/min (D) 720 μg/min （105專高二）

解析 輸注速率÷全身清除率=血中濃度，X÷48=15，X=720。

48. 藥物的生體可用率(bioavailability)不受下列何種因素影響？(A)藥物的作用方式 (B)肝臟代謝首度效應(first-pass hepatic metabolism) (C)藥物的溶解度 (D)藥物的安定性 （106專高一）

49. 假設某種藥物具有高的治療指數(therapeutic index)，下列何者解釋最正確？(A)藥物之療效高 (B)藥物之療效低 (C)藥物安全性高 (D)藥物吸收快 （106專高二補）

解析 治療指數越低，表示藥物越危險；反之，若治療指數越高，表示藥物越安全，由此可知治療指數與藥物的危險性或安全性較有關聯。

解答： 45.D 46.A 47.D 48.A 49.C

50. 肝臟代謝藥物的反應可分為第一相(phase I)及第二相(phase II)。有關藥物代謝的敘述，下列何者正確？ (A)藥物皆須經過第一相及第二相的代謝反應才能排出體外 (B)藥物的代謝皆須依序先經第一相反應，再經第二相反應 (C)細胞色素(cytochrome) P450酵素系統參與第一相代謝反應 (D)水解作用(hydrolysis)及結合作用(conjugation)屬於第一相代謝反應 (107專高二)

51. 組織胺(histamine)會作用於氣管平滑肌H_1受體，而引起氣管痙攣；此時，給予腎上腺素(epinephrine)則可活化氣管平滑肌β_2受體而使之鬆弛。此例中腎上腺素對抗組織胺的氣管痙攣作用是屬於何種拮抗(antagonism)？(A)藥理性 (B)生理性 (C)化學性 (D)物理性 (108專高一)

52. 下列何種給藥途徑的生體可用率(bioavailability)最佳？(A)口服 (B)皮下注射 (C)舌下給藥 (D)靜脈注射 (109專高二)

解析 靜脈注射之生體可用率為最大(100%)。

53. 國產藥物與外國原廠的藥物，口服後之時間－血中濃度曲線下之面積相同時，表示此兩種藥物具有何種相同性質？(A)生體可用率(bioavailability) (B)首渡效應(first-pass effect) (C)藥物代謝速率(metabolic rate) (D)生體相等性(bioequivalence) (110專高一)

解析 生體相等性是指二個藥劑相等品或藥劑替代品，於適當研究設計下，以相同條件、相同莫耳劑量(molar dose)給與人體時，具有相同之生體可用率。

54. 如果一個藥物的半衰期為10小時，以靜脈輸注此藥物後，在血液中達到穩定濃度所需的時間約多久？(A) 5小時 (B) 10小時 (C) 20小時 (D) 40小時 (110專高二)

解析 藥物投予一段時間後（通常約需4~5個半衰期時間），藥物血中濃度可達一穩定狀態。故答案為40~50個小時。

解答： 50.C 51.B 52.D 53.D 54.D

55. 藥物在肝臟代謝的第一期(phase I)反應，不包括下列何者？(A)氧化(oxidation) (B)水解(hydrolysis) (C)結合作用(conjugation) (D)羥化(hydroxylation) （111專高一）

解析 結合作用(conjugation)屬於第二期反應。

56. 甲、乙、丙三種藥物作用在相同受體，其濃度與藥理作用曲線圖如下，下列敘述何者正確？

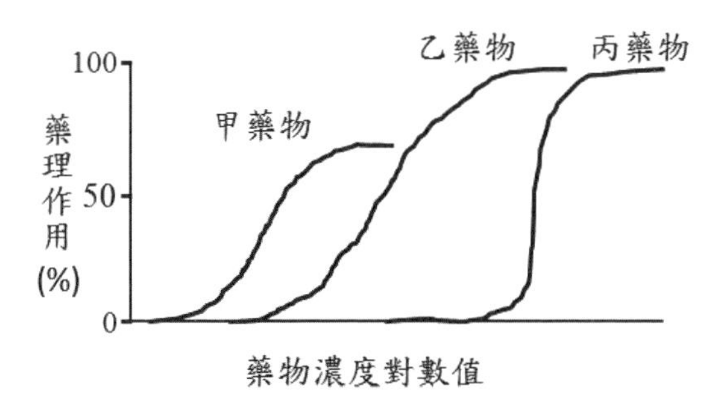

(A)使用丙藥最安全 (B)甲藥能結合的受體最少 (C)丙藥與受體的親和力最高 (D)乙藥的藥理作用強度比甲藥小 （112專高一）

57. 跨膜G蛋白偶合受體(G protein-coupled receptor)中的Gs蛋白，主要作用在下列何種酵素？(A) Tyrosine kinase (B) Phospholipase C (C) Adenylyl cyclase (D) Guanylyl cyclase （112專高二）

解析 G蛋白偶合受體透過相連的刺激型G蛋白(Gs)激活腺苷酸環化酶(adenylate cyclase)，催化ATP轉變為環狀腺苷單磷酸(cAMP)，提高細胞內cAMP濃度，再活化蛋白質激酶A (protein kinase A, PKA)，引起一連串細胞內蛋白質激酶的磷酸化，催化各種反應的進行，以達成細胞的生理效應。

58. 下列何種藥物的清除半衰期(elimination half-life)最長？(A) timolol (B) nadolol (C) pindolol (D) esmolol （112專高二）

解析 Nadolol的藥效較強，作用期長，故半衰期長。

解答： 55.C 56.D 57.C 58.B

MEMO

作用於自主神經系統的藥物

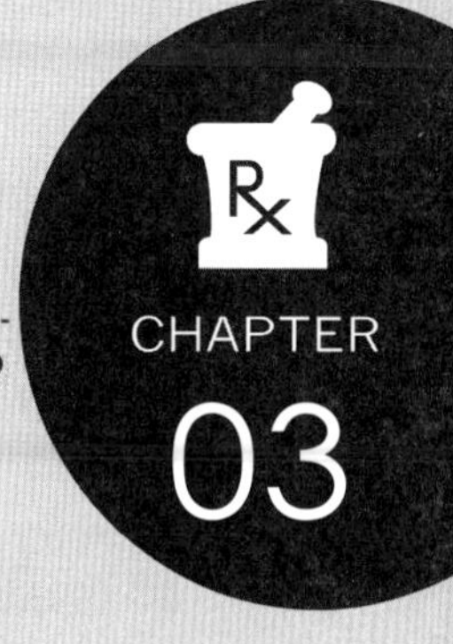

出題率：♥♥♥

- 自主神經概述
  - 自主神經傳遞物質的合成與釋放
  - 自主神經受體的分布與作用
- 擬交感神經致效劑
- 交感神經抑制劑
- 副交感神經致效劑
  - 直接作用在蕈毒鹼受體(M)之藥物
  - 間接作用
- 副交感神經抑制劑
  - 抗蕈毒鹼性藥物
  - 抗蕈毒鹼性藥物個論
- 神經節阻斷劑
- 骨骼肌鬆弛劑
  - 神經肌肉阻斷劑
  - 中樞性骨骼肌鬆弛劑
  - 直接肌肉鬆弛劑－Dantrolene

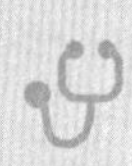

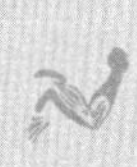

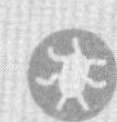

Pharmacology

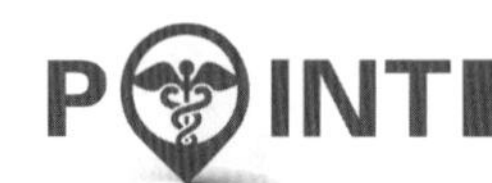

重｜點｜彙｜整

3-1 自主神經概述

一、神經系統簡介

1. 神經系統依解剖構造分為兩部分：(1)中樞神經系統(CNS)包括大腦及脊髓；(2)周邊神經系統(PNS)是指中樞神經以外部分。
2. 周邊神經系統依傳送方向分成兩類：(1)傳入神經纖維即感覺神經元；(2)傳出神經纖維即運動神經元(motor neurons)，控制內臟與骨骼肌。
3. 傳出神經纖維依功能上又分為體運動神經元(somatic motor neurons)及自主運動神經元(autonomic motor neurons)。體運動神經元是支配隨意性的運動；自主運動神經元則支配不受大腦意識控制的活動。
4. 自主運動神經元與其中樞組成自主神經系統(autonomic nervous system, ANS)，又再分成交感神經(sympathetic nervous)與副交感神經(parasympathetic nervous)（圖 3-1）。

   圖 3-1 記憶要點：

   (1) 副交感神經之神經節靠近目標器官，交感神經之神經節靠近脊髓。

   (2) 體神經從脊髓到骨骼肌只有 1 條神經；自主神經從脊髓到目標器官分成 2 段，中間有神經節；控制腎上腺髓質的神經無節後神經，而是分泌腎上腺素到血液中。

   (3) 所有周邊神經分泌之神經傳遞物皆為乙醯膽鹼(acetylcholine, Ach)，只有交感節後神經及腎上腺髓質分泌正腎上腺素(norepinephrine, NE、epinephrine, Epi.)。

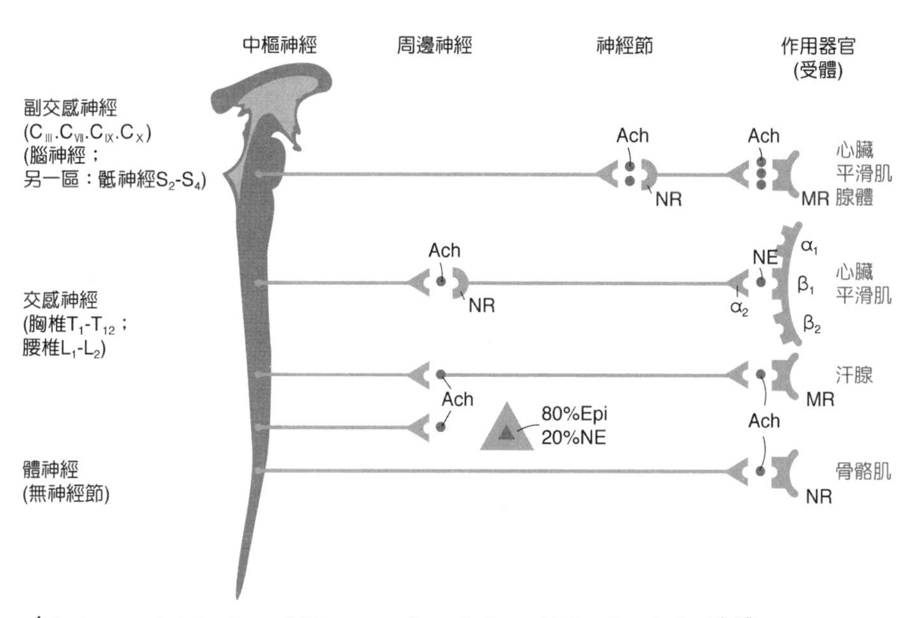

（Ach: acetylcholine; NE: norepinephrine; NR: nicotinic 受體；α_1、α_2、β_1、β_2 腎上腺素性受體；MR: muscarinic 受體）

圖 3-1　神經系統的功能性分類

(4) 所有分泌乙醯膽鹼突觸後的受體皆為菸鹼性受體(nicotinic receptor, N)，只有副交感節後神經及汗腺節後神經的受體為蕈毒鹼性受體(muscarinic receptor, M)。

(5) 神經節與骨骼肌處之受體為菸鹼性受體，但其受體結構仍有不同，所以其拮抗劑不同。

5. 自主神經系統的作用

(1) 交感神經作用口訣－打架、逃跑、壓力。副交感神經作用口訣－睡覺、休息、消化。

(2) 交感系統與生物生存有關，所以生物體會把身體內血液，送往骨骼肌（骨骼肌血管擴張），而減少周邊血管血液（周邊小動脈、消化器官、腎臟血管收縮）；副交感系統與生物休養有關。

表 3-1 自主神經系統的作用

部位	交感神經	副交感神經
瞳孔	瞳孔放大（逃跑需張開眼睛）	瞳孔縮小（睡覺關閉眼睛）
心跳	加快（打架、逃跑、壓力）	減慢（睡覺休息）
支氣管	擴張（逃跑需要氧氣）	收縮（睡覺氧需求減少）
肝、肌肉	肝醣分解（逃跑需要能量）	
血糖	上升（升糖激素分泌）	
腎上腺	腎上腺髓質分泌增加	
血管內血液移動方向	・骨骼肌血管擴張（逃跑用） ・周邊血管收縮（血壓上升） ・胃腸道血管收縮（消化停止）	・骨骼肌血管收縮 ・周邊血管擴張（血壓下降） ・胃腸血管擴張（消化開始）
腎血管（屬周邊血管）	腎血管收縮、血流減少、尿液製造減少	血管擴張、血流增加、尿液製造增加
膀胱	囊壁（逼尿肌）鬆弛、尿道內括約肌收縮	囊壁（逼尿肌）收縮、尿道內括約肌鬆弛
唾液腺	唾液減少（與打架逃跑無關）	唾液增加（與消化有關）
鼻腔黏膜	黏液減少（腺體分泌皆減少）	黏液增加（腺體分泌皆增加）
胃	蠕動減少（消化器官）	胃酸分泌，蠕動增加
小腸	蠕動減少（消化器官）	蠕動及消化作用增加
大腸	蠕動減少（消化器官）	分泌及蠕動作用增加

二、自主神經傳遞物質的合成與釋放

(一) 膽鹼性神經元神經生理

膽鹼性神經元指釋放神經傳遞物質為乙醯膽鹼(acetylcholine, Ach)者。

1. 膽鹼性神經元神經傳遞物質的合成與釋放(圖 3-2)

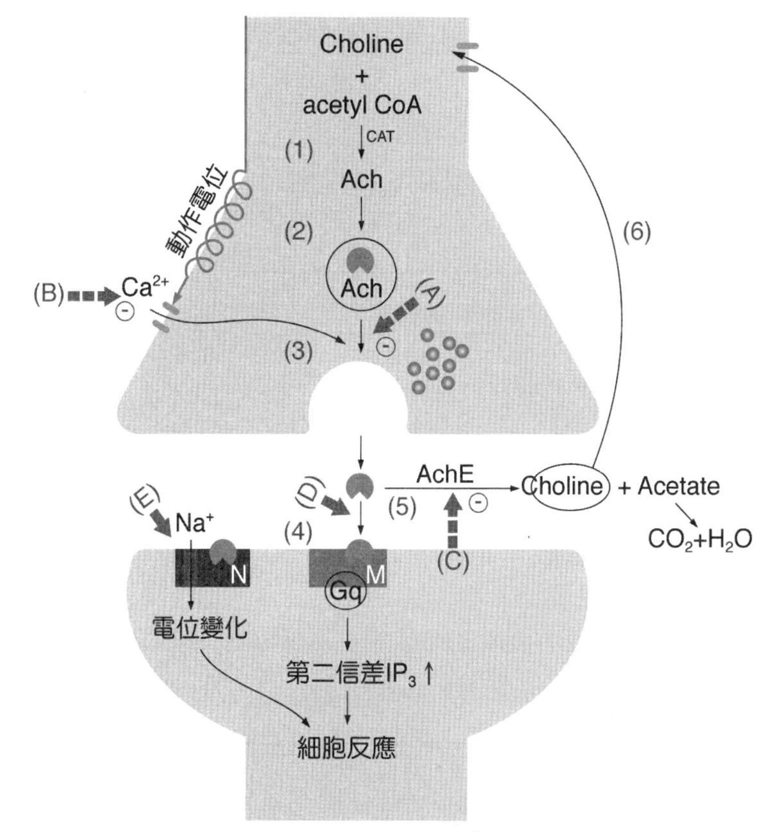

・步驟:(1)合成、(2)儲存、(3)釋放(Ca^{2+}促進)、(4)與受體結合(菸鹼(N)或蕈毒(M))、(5)被 AchE 分解、(6)膽鹼的再回收

・(A)~(E)表示藥物作用位置、(A)抑制釋放、(B)抑制 Ca^{2+}通道、(C)AchE 抑制劑、(D)及(E)直接作用在受體致效或拮抗

圖 3-2 膽鹼性神經元神經傳遞物質的合成與釋放

(1) 以膽鹼(choline)為原料，合成好的 acetylcholine (Ach)儲存在末梢小泡內。
(2) 當有動作電位傳遞到神經末梢時，末梢上的鈣離子通道打開，讓鈣離子進入細胞內，引起末梢小泡釋放 Ach 到突觸空隙中。
(3) 釋放到突觸空隙的 Ach 會與突觸後端的接受器（菸鹼性受體(N)或蕈毒鹼性受體(M)）結合，然後產生生理活性。
(4) 在突觸空隙中的 Ach，不管有無與接受器作用，全部都陸續會被**乙醯膽鹼酯酶**(AchE)破壞，變成 choline 與 acetate，其中 choline 會被神經回收當原料繼續合成 Ach。

2. 影響膽鹼性神經元神經生理活性的方法

影響	方法
增強	· 找外來幫手（致效劑），直接作用在突觸後端的接受器（菸鹼性受體或蕈毒鹼性受體），產生生理活性 · 抑制或干擾降低乙醯膽鹼水解酶(AchE)的功能，讓 Ach 被破壞的速度變慢，相對就可以增加 Ach 與接受器作用時間，增加生理活性
降低	· 找外來對抗者（拮抗劑），與 Ach 競爭突觸後端的接受器，減少 Ach 與接受器結合的機會 · 抑制或干擾 Ach 從神經末梢小泡釋出，例如：Gentamicin 干擾末梢上鈣離子通道的打開或 Botulinum toxin（肉毒桿菌毒素）可抑制末梢小泡的釋出

(二) 腎上腺素性神經元神經生理

腎上腺素性神經元指釋放傳遞物為正腎上腺素(NE)者。其他傳遞物如 dopamine，其神經細胞的合成、釋放與代謝過程類似。

1. 腎上腺素性神經元神經傳遞物質的合成與釋放（圖 3-3）
   (1) 以**酪胺酸**(tyrosine)**為原料**，合成中間物 dopa、dopamine (DA)，最後形成正腎上腺素(norepinephrine, NE)儲存在末梢小泡內。
   (2) 當有動作電位傳遞到神經末梢時，末梢上鈣離子通道打開，讓鈣離子進入細胞內，引起末梢小泡釋放 NE 到突觸空隙中。

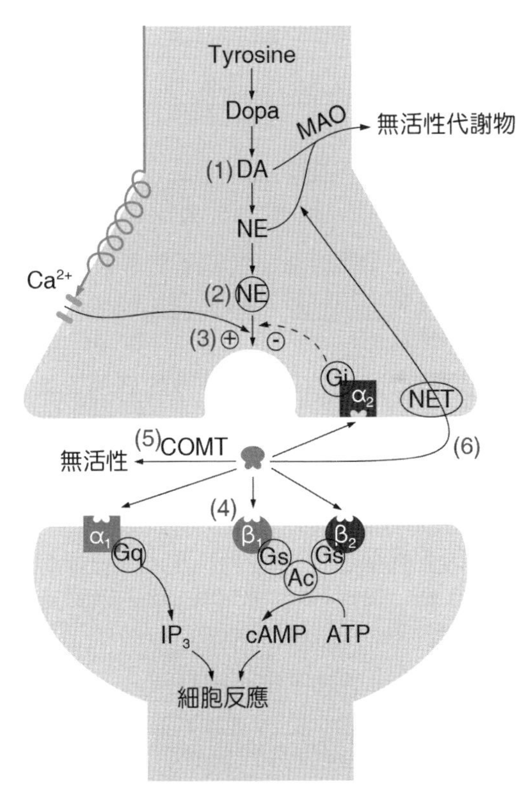

(1)合成、(2)儲存、(3)釋放、(4)與受體結合、(5)分解(COMT、MAO)、(6)回收

圖 3-3　腎上腺素性神經元神經傳遞物質的合成與釋放

(3) 釋放到突觸空隙的 NE 會與突觸後端的接受器（α 受體或 β 受體）結合，然後產生生理活性。

(4) 在突觸空隙中的 NE，其中約 10%被突觸空隙中 COMT 酵素破壞。另外 90%會被突觸前端的神經**再回收**到神經內，其中少部分會被神經內 MAO 酵素破壞，其他大部分則重新儲存到小泡中等待釋放。

2. 影響腎上腺素性神經元生理活性的方法

影響	方法
增強	· 找外來幫手（致效劑），直接作用在突觸後端的接受器（α 受體或 β 受體），增加活性 · 抑制或干擾降低 COMT 酵素破壞 NE 的功能，讓 NE 被破壞的速度變慢 · 抑制或干擾降低 MAO 酵素破壞 NE 的功能，增加回收 NE 儲存到小泡的量 · 抑制或干擾降低回收 NE 到神經內的速度，讓 NE 與突觸後端接受器（α 受體或 β 受體）結合的時間與次數增加，即可增加生理活性 · 增加腎上腺素性神經元整體細胞活性，讓 NE 釋放量或釋放次數（頻率）增加
降低	· 找外來對抗者（拮抗劑），與 NE 競爭突觸後端的接受器，減少 NE 與接受器結合的機會 · 抑制或干擾 NE 從神經末梢小泡釋出 · 降低神經元細胞的活性或促進末梢小泡 NE 的排空或讓 NE 無法儲存進末梢小泡內

三、自主神經受體的分布與作用

(一) 膽鹼性受體的分類與作用

◆ 膽鹼性受體的分類

1. 乙醯膽鹼受體(AchR)：分為蕈毒鹼性受體(muscarinic receptor)與菸鹼性受體(nicotinic receptor)。
   (1) 蕈毒鹼性受體：可再細分成 M_1、M_2、M_3、M_4、M_5 等幾種亞型。
   A. M_1：位於胃壁細胞及中樞神經，具中樞興奮作用，可刺激胃酸分泌。
   B. M_2：位於心臟細胞及中樞神經，具中樞抑制作用，可使心跳減慢。
   C. M_3：位於睫狀肌、支氣管、胃腸道、逼尿肌等平滑肌收縮，可使腺體分泌增加（如淚腺、唾腺、汗腺、消化腺及支氣管等腺體）。
   (2) 菸鹼性受體：位於神經節(NG)與運動神經骨骼肌終板(NM)。

◆ 膽鹼性受體的作用機轉與臨床用途

表 3-2 膽膽鹼性受體的作用機轉與臨床用途

受體	第二信差	作用機轉	臨床用途（致效劑）	臨床用途（拮抗劑）
M_1	↑ IP_3, DAG	· 增加胃壁細胞分泌胃酸 · 中樞神經興奮	胃酸分泌	抑制胃酸分泌
M_2	↓ cAMP	· 降低心跳、心收縮力及傳導速率 · 中樞神經抑制	降血壓 抗心律不整	

表 3-2 膽膽鹼性受體的作用機轉與臨床用途（續）

受體	第二信差	作用機轉	臨床用途（致效劑）	臨床用途（拮抗劑）
M_3	↑ IP_3, DAG	‧胃腸道平滑肌收縮 ‧瞳孔環狀肌收縮 ‧睫狀肌收縮 ‧膀胱逼尿肌收縮 ‧增加腺體分泌 ‧支氣管平滑肌收縮	‧治便祕，助消化 ‧治廣角性青光眼 ‧手術後尿滯留 ‧治乾眼症	‧解痙攣 ‧止瀉 ‧眼底檢查 ‧治假性近視 ‧麻醉輔助用藥 ‧抗氣喘 ‧治頻尿
N（神經節）	活化鈉通道，引起去極化	興奮交感及副交感神經		降為急性高血壓
N（骨骼肌）	活化鈉通道，引起去極化	骨骼肌收縮	重症肌無力	肌肉麻醉劑

(二) 腎上腺素性受體的分類與作用

◆ 腎上腺素性受體的分類

1. 腎上腺素性受體：分為 α 及 β 兩類，並可再細分為多種亞型（圖 3-4）。
   (1) α_1 受體：可使小動脈**血管平滑肌收縮**，血壓上升。虹膜放射狀肌收縮，產生**散瞳**；**胃腸道蠕動減緩**、**括約肌收縮**。
   (2) α_2 受體：分布在神經末梢之突觸前，回饋抑制神經元釋放 NE，降低血壓。另外位於胰臟的 β 細胞，可降低胰島素的分泌。

(3) β_1 受體：分布於心臟，可**增加心跳速率**、收縮力，促進腎素(Renin)分泌而激發腎素－血管收縮素－醛固酮系統（renin-angiotensin-aldosterone, R-A-A 系統）以及促進脂肪分解。

(4) β_2 受體：分布於**支氣管**、子宮、骨骼肌血管等平滑肌，使**平滑肌鬆弛**及升糖素(glucagon)分泌，血糖上升。

2. Dopamine(DA)受體：分為 D_1，促進腎血管平滑肌鬆弛。

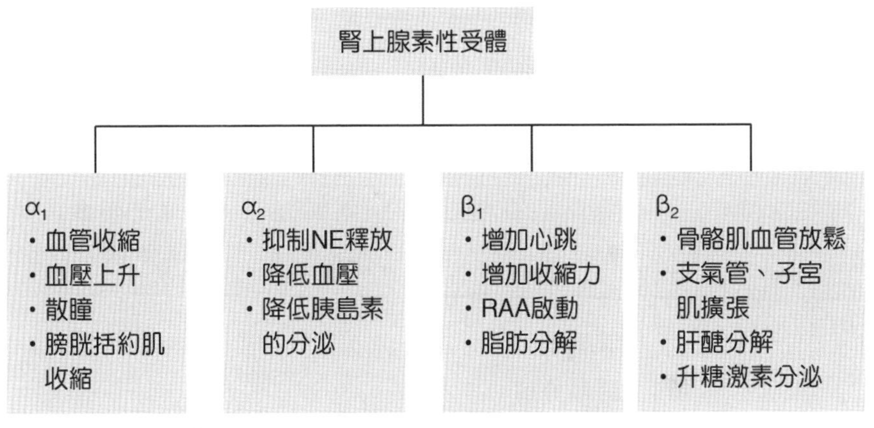

圖 3-4　腎上腺素性受體的分類與作用

◆ 腎上腺素性受體的作用機轉與臨床用途

表 3-3　腎上腺素性受體的作用機轉與臨床用途

受體	第二信差	作用機轉	臨床用途（致效劑）	臨床用途（拮抗劑）
α_1	↑ IP_3, DAG	· **血管收縮** · 血壓上升 · 散瞳 · **膀胱**括約肌收縮（尿液不易排出）	· 升壓劑 · 鼻黏膜血管收縮，治鼻塞 · 延長局部麻醉效果	· 降血壓 · 良性前列腺肥大

表 3-3 腎上腺素性受體的作用機轉與臨床用途（續）

受體	第二信差	作用機轉	臨床用途（致效劑）	臨床用途（拮抗劑）
α_2	↓ cAMP	· 抑制 NE 釋放，降低血壓 · 降低胰島素的分泌	· 降血壓 · 緩解毒品戒斷症狀（作用在中樞）	春藥
β_1	↑ cAMP	· **增加心跳** · 增加收縮力 · RAA 啟動 · 脂肪分解	強心劑	· 治高血壓 · 心律不整 · 心絞痛 · 青光眼
β_2	↑ cAMP	· 骨骼肌血管放鬆 · 子宮肌、**支氣管擴張** · **肝醣分解** · 升糖素分泌	· 治療氣喘 · 安胎	無（因會收縮支氣管）

3-2 擬交感神經致效劑

致效劑依作用機轉分為：(1)直接作用型（直接與受體作用，活化受體）；(2)間接作用型（促使神經傳遞物質釋出量或頻率增加或抑制其再回收）及(3)混合作用型（藥物本身能直接與受體結合產生活性，且能間接促使神經傳遞物質釋出量增加或抑制其再回收，間接活化神經作用）等三類。

一、直接作用型

藥物可直接作用在 α 或 β 受體上，產生交感神經興奮作用。

(一) 非選擇性作用於 α_1、α_2、β_1、β_2

藥物	受體	作用機轉與臨床用途	副作用與禁忌
· Epinephrine (Bosmin®) (Adrenalin®)	α_1 α_2 β_1 β_2	· 作用機轉 A. 小劑量時活化 β_2 受體，使血壓下降；大劑量時，活化了 α_1、β_1，**使血壓上升** B. **活化支氣管平滑肌上的 β_2 受體，使支氣管平滑肌鬆弛** C. 使**血糖上升**、散瞳、子宮鬆弛及腸胃道蠕動減緩 · 臨床用途 A. **過敏性休克：第一型過敏反應**急救之**首選藥物**（過敏反應：低血壓、支氣管收縮、心臟休克）。此藥有血管收縮(α_1)、促進心跳(β_1)、支氣管擴張(β_2) B. **鬆弛支氣管平滑肌**，可用於氣喘(Asthma)急救 C. 與局部麻醉劑併用：利用 Epinephrine 之血管收縮(α_1)作用，可使手術部位血管收縮，局部的血流量降低，使局部麻醉劑停留在手術部位的時間延長，因此可減少局部麻醉劑的藥量，降低副作用，**延長局部麻醉劑藥效**	· 副作用：心律不整、焦慮不安 · 甲狀腺機能亢進、高血壓、糖尿病、心律不整患者禁用 · 口服無效（Epinephrine 與 Norepinephrine 會被腸內酶破壞失去活性）

藥物	受體	作用機轉與臨床用途	副作用與禁忌
· Norepinephrine (Levophed®) (Noradrenaline®)	α_1 α_2 β_1 β_2	· 作用機轉：使周邊小動脈收縮、血管阻力增加、血壓上升、**心跳速率會反射性地減慢** · 臨床用途：治療休克及急性低血壓	· 副作用：高血壓、頭痛、噁心、反射性心搏過緩 · 禁忌：甲狀腺機能亢進、高血壓患者禁用 · 口服無效（被腸內酶破壞失去活性） · 注射部位強烈血管收縮，使皮膚熱、紅 · 外滲會導致組織壞死，可用 Phentolamine 預防
· Isoproterenol (Isuprel®) (Isoprenaline®)	β_1、β_2（作用在 α 的活性極小）	· 作用機轉：活化 β_1 增加心臟收縮力及心跳速率。活化 β_2 擴張血管、支氣管 · 臨床用途：急救時刺激心跳、支氣管擴張劑	· 副作用：頭痛、高血壓、心跳過速

藥物	受體	作用機轉與臨床用途	副作用與禁忌
· Dopamine (Intropin®)	作用在 D_1 受體（腎血管、腸繫膜）、β_1（低劑量）、α_1（高劑量）	· 作用機轉 A. **活化 β_1**：強心劑 B. 活化 D_1 受體，使**腎臟**及腸繫膜小**血管擴張**，**增加血流量**、提高腎絲球過濾速率，有利尿作用，保護身體於低血液容量時，仍可供應腎臟血流（因腎臟容易因缺血而造成腎細胞死亡，導致必須洗腎） C. 劑量太高時會**活化 α_1 受體**使血管收縮，反而降低腎臟血流量 D. 不能通過 BBB，故無中樞興奮作用 · 臨床用途：靜脈輸注時可治療低容積性心因性休克，可升高血壓及增加腎血流（保護腎臟有血液供應，預防病人休克後，需洗腎的風險），**是治療心衰竭及低血容積休克的首選藥**	· 副作用及注意事項：噁心、心搏過速、高血壓、頭痛；患有嗜鉻性細胞瘤者禁止使用

(二) 選擇性作用於 α_1－受體致效劑

藥物	作用機轉與臨床用途	副作用與禁忌
· Phenylephrine (Neosynephrine®)	· 作用機轉：使周邊小動脈收縮，血壓上升；可**收縮鼻黏膜血管**，做為鼻充血解除劑；使放射狀肌收縮用於散瞳升壓劑 · 臨床用途：治療低血壓、鼻充血解除劑、**散瞳劑用於眼底檢查**	· 副作用及注意事項：反射性心跳過慢、高血壓性頭痛。狹角性青光眼、前列腺肥大者、甲狀腺機能亢進者禁用。 · 記憶要點：藥名字中間有-eph-者，考試常考其用途為何？答與治療鼻充血（鼻塞）解除劑
· Naphazoline (Privine®)	做為鼻充血解除劑、改善感冒、鼻炎引起之鼻塞	

(三) 選擇性作用於 α_2－受體致效劑

此類藥物作用於神經末梢**突觸前，抑制 NE 的釋放**，降低**中樞交感神經活性**。降低胰島素的分泌，造成血糖增高。

藥物	作用機轉與臨床用途	副作用與禁忌	類似藥
· Clonidine (Catapres®)	A. 口服或皮膚貼劑可治療高血壓 B. 緩解鴉片類、BZD 類及菸癮、酒癮的戒斷症狀（抑制中樞交感神經活性）	鎮靜、口乾、鼻黏膜乾燥；**突然停藥會產生反彈性高血壓**	Methyldopa (Aldomet®) 較不會產生反彈性高血壓，可治療妊娠高血壓；副作用為鎮靜、嗜睡

(四) 選擇性作用於 β_1－受體致效劑

藥物	作用機轉與臨床用途	副作用
· Dobutamine (Dobutrex®)	· 作用機轉：增加心跳、增加收縮力、RAA 啟動。 · 臨床用途：**強心劑**，可用於**急性鬱血性心衰竭及休克**患者，不影響腎血流量及尿量	心絞痛、高血壓、心律不整、頭痛

(五) 選擇性作用於 β_2－受體致效劑：支氣管、子宮肌擴張、肝醣分解

藥物	用途	副作用	類似藥
· Terbutaline (Bricanyl®)	**支氣管擴張劑，治療氣喘**	痙攣、頭痛、緊張、噁心、**心悸**、**肌肉顫抖**	· 中短效藥物：Terbutaline、Salbutamol (Albuterol®; Ventolin®)、Fenoterol (Berotec®) · 長效藥物（藥效達 12 小時以上）：Salmeterol (Serevent®)、Formoterol
· Ritodrine (Yutopar®)	安胎劑，用於**預防早產或治療習慣性流產**		

二、間接作用型

可促進神經活性增加，末梢釋出 NE 量增加，或抑制神經末梢回收 NE。

藥物	用途	副作用	類似藥
· Amphetamine (Dexedrine®)（安非他命）	A. 可通過 BBB，也是中樞神經興奮劑 B. 透過促進腎上腺素性神經活性增加，NE 釋放量增加，α 及 β 受體活性增加，產生血管收縮、血壓上升、心跳速率加快及支氣管擴張等作用 C. 在中樞促進 DA、NE 釋出，興奮中樞神經，為提神劑、治療憂鬱症及昏睡病；但易成癮、濫用 D. 因促進中樞 DA 釋出，易產生思覺失調症 E. 增加中樞神經功能，改善注意力不足／過動症 F. 中毒時以 NH_4Cl 酸化尿液加速排泄	噁心、厭食、失眠、幻覺、高血壓、具成癮性；長期高劑量使用會產生思覺失調症	Methylphenidate (Ritalin®)、(Concerta®)治療注意力不足／過動症

藥物	用途	副作用	類似藥
· 酪胺酸 (Tyramine)	在乳酪、紅酒等食物中含量高，Tyramine 由 MAO 代謝，若病人服用非選擇性 MAO 抑制劑，則 Tyramine 會促進貯存於神經末梢的兒茶酚胺釋放，則導致嚴重的高血壓、心律不整及中風等		
· Cocaine （古柯鹼）	A. **抑制 DA、5-HT 及 NE 的再回收**，提高三者在突觸間隙濃度，增強中樞神經及交感神經活性 B. 可阻斷神經鈉離子通道，抑制神經衝動的傳導，是**唯一具有血管收縮作用之局部麻醉劑** C. 孕婦使用，會收縮臍靜脈減少供應胎兒養分，易造成胎兒體重過輕	**高血壓**、心悸、**散瞳**、**眼壓升高**	

三、混合性作用（直接與間接作用）－興奮 α 與 β 受體

藥物	作用機轉與臨床用途	副作用
· Ephedrine（麻黃鹼）	· 作用機轉 A. 藥物本身可興奮 α 及 β 受體，又間接促進交感神經活性，增加 NE 釋放 B. 短時間內重複給藥，會使小泡貯存的 NE 排空，導致藥效愈來愈弱，即產生藥效漸減性作用（急性耐藥性 Tachyphylaxis） C. 能通過 BBB，具**中樞興奮作用**，為製作安非他命之原料藥 · 臨床用途：鼻充血解除劑（**鼻黏膜血管收縮**）、**治療氣喘**	血壓過高、心搏過速等
· Pseudoephedrine (Sudafed®)（偽麻黃鹼）	**治療過敏性鼻炎**、**鼻塞**及中耳炎	

3-3 交感神經抑制劑

交感神經抑制劑又稱為腎上腺性拮抗劑(Adrenergic Antagonist)，可依作用機轉分成直接作用在受體及間接抑制神經元活性兩大類。

一、拮抗 α (α_1 與 α_2) 受體－非選擇性受體拮抗劑

藥物	用途	副作用	類似藥
· Phenoxybenzamine (Dibenyline®)	· 作用機轉：與 α 受體形成不可逆的共價鍵結合，擴張小動脈，血壓下降，易造成姿勢性低血壓及造成**反射性心跳加速** · 臨床用途 A. **治嗜鉻細胞瘤** (pheochromocytoma)**引起的高血壓** B. 用於治療雷諾氏症 (Raynaud's disease) 或末梢循環不良之**周邊血管疾病**（如凍傷） C. 治療良性前列腺肥大	姿態性低血壓、鼻塞、縮瞳、嘔吐、鎮靜	Phentolamine (Regitine®)（可逆性競爭拮抗 α 受體）： A. 作用時間短，用於**診斷嗜鉻細胞瘤** B. 可用於預防 IV 注射 NE 產生的強烈血管收縮造成組織壞死、循環受阻礙的現象
· Ergot alkaloids（麥角生物鹼）	具 α-腎上腺素性阻斷作用；Ergotamine：可收縮腦血管，**治療偏頭痛；常與 Caffeine 併用**		

二、拮抗 α_1 受體－選擇性受體拮抗劑

藥物	用途	副作用	類似藥
· Prazosin (Minipress®)	A.鬆弛血管平滑肌，使血壓下降。第一次服用常會發生**姿勢性低血壓**而暈厥，稱為**第一劑量暈厥（初次服藥建議較少的起始劑量或睡前服藥）** B.縮小前列腺肥大之體積，以**改善良性前列腺肥大者**(BPH)排尿困難的現象	姿態性低血壓、反射性心搏過速、射精困難	**Terazosin** (Hytrin®)、**Doxazosin** (Cardura®)、(Doxaben®)、Tamsulosin (Harnaledge®)

三、拮抗 β（β_1 與 β_2）受體－非選擇性受體拮抗劑

藥物	作用機轉與臨床用途	副作用
· Propranolol (Inderal®) · 類似藥：Nadolol (Cogard®) Pindolol（拮抗 β 受體；部分活化 ISA）	· 作用機轉 A. 拮抗 β_1 受體： a. 降血壓。**減弱心收縮力**、**減慢心跳**、心輸出量減少，導致血壓降低；降低腎素分泌，干擾 R-A-A 系統而減少體液滯留及降低血壓 b. **緩解心絞痛**，因減少心肌工作量及耗氧量 c. 減緩 SA node 的興奮速率，**治療心律不整** B. 拮抗 β_2 受體： a. **造成支氣管收縮，氣喘或慢性阻塞性肺病(COPD)病人禁用** b. 造成子宮收縮，所以孕婦應小心使用	A.**支氣管痙攣** B.心跳緩慢，血流降低，使腎絲球過濾速率下降，尿液減少，相對血液中水分增加，心臟負荷增加，惡化充血性心臟衰竭 C.低血糖、疲倦、頭昏、噁心、**四肢冰冷** D.**不可用於服用降血糖藥物之糖尿病人**

藥物	作用機轉與臨床用途	副作用
	C. 拮抗 β_1 及 β_2：β 拮抗劑不可與降血糖藥物併用。原因如下： a. 拮抗 β_2 受體，抑制升糖素及減少肝醣分解，使血糖降低 b. 拮抗 β_1 受體，抑制反射心跳加速 c. Propranolol 若併用降血糖藥物，當病人低血糖時，低血糖會引發反射性心跳加速、心悸現象（透過 β_1 受體作用）及升糖素分泌增加、肝醣分解作用（透過 β_2 受體作用），但這些反應皆會被 Propranolol 阻礙，造成病人不易察覺自己血糖已過低，容易引發低血糖性休克，甚至死亡，故非選擇性 β 拮抗劑不可與降血糖藥物併用 ・臨床用途 A. **治療高血壓** B. **抗心律不整**：治心跳過速之心律不整，包括甲狀腺機能亢進等引起的 C. **治療心絞痛**：因減少心肌需氧量及工作量 D. 治療慢性青光眼，因減少睫狀體分泌水樣液 E. 預防偏頭痛：穩定腦神經，尤其分泌 NE 之腦神經，屬興奮性神經，會強力擴張腦血管，引起偏頭痛 F. 輔助治療交感活性亢奮有關之焦慮狀態 G. 心肌梗塞	
・Timolol (Timoptic®)	減少水漾液分泌以降低眼內壓，主要用於治療**青光眼**	

四、拮抗 β_1 受體－選擇性受體拮抗劑

不會產生支氣管收縮現象，**適用於氣喘病人**。

藥物	作用機轉與臨床用途
Atenolol (Tenormin®)	β_1 拮抗劑。用於治療高血壓、心律不整、心絞痛及心肌梗塞等病人
Metoprolol (Betaloc®)	β_1 拮抗劑。用途同 Atenolol

五、拮抗 α 與 β 受體－非選擇性受體拮抗劑

藥物	作用機轉與臨床用途	副作用
Labetalol (Trandate®)	・作用機轉：拮抗 α 與 β 受體 ・臨床用途： A. 使血管擴張、心跳減慢及收縮力降低，用於高血壓危象患者 B. 開刀房急救車備藥 C. 可治療妊娠高血壓	姿勢性低血壓
Carvedilol (Coreg®、Dilatrend®)	可同時拮抗 α 與 β 受體。**治療充血性心衰竭**、高血壓，並減少心絞痛發作，對血脂無不良影響	

六、抑制神經元活性－Reserpine (Serpasil®)

藥物	作用機轉與臨床用途	副作用
・Reserpine (Serpasil®)	・作用機轉 A. **促使腎上腺素性神經元末梢小泡排空** B. 阻斷單胺類神經傳遞物 NE、DA、5-HT、Epi 運送至小泡儲存 C. 可通過 BBB，具中樞抑制作用	A.情緒低落的抑鬱現象：因腦部 5-HT 排空 B.巴金森氏病症狀：因腦部 DA 排空。巴金森氏病患者禁用 C.姿勢性低血壓、陽萎、男性女乳症（因腦部 DA 排空，泌乳激素分泌量增加）

藥物	作用機轉與臨床用途	副作用
	D. 抑制交感神經，相對增強副交感神經活性，胃腸道蠕動增加，造成腸絞痛、腹瀉副作用；胃酸分泌增加，惡化消化性潰瘍 · 臨床用途：因心跳減慢、心輸出量減少、血管擴張導致的高血壓	

3-4 副交感神經致效劑

副交感神經之神經傳遞物為乙醯膽鹼(Ach)。乙醯膽鹼之受體分為兩大類：(1)蕈毒鹼性乙醯膽鹼受體(mAchR)分布於副交感節後神經與汗腺節後神經的作用器上；(2)菸鹼性乙醯膽鹼受體(nAchR)分布於自主神經節及神經肌肉接合處。一般討論副交感神經致效劑與拮抗劑大都以作用於蕈毒鹼性乙醯膽鹼受體為主。

直接作用	間接作用
直接與受體結合，主要討論作用在蕈毒鹼受體(M)之藥物	抑制膽鹼酯酶(AchE)，使 Ach 被破壞速度降低，突觸間的 Ach 作用時間延長，生理活性增加，此效果會增加蕈毒鹼受體(M)及菸鹼性受體(N)的效果

一、直接作用在蕈毒鹼受體(M)之藥物

藥物	用途	副作用	類似藥
· 乙醯膽鹼 (Acetylcholine, Ach) (Miochol®)	· 作用機轉 A. 眼睛 a. 活化環狀肌收縮，導致**縮瞳** b. 睫狀肌收縮（似中空甜甜圈圓型肌肉，中間有水晶體，水晶體邊緣周圍有懸韌帶纖維與睫狀肌連接，肌肉收縮時，中空圈變小，肌肉圓盤面積變大，肌肉厚度變薄），使許萊姆氏管較通暢，眼房水流出較順暢，降低眼內壓，可治療**廣角性青光眼** c. 睫狀肌收縮，使中間水晶體變厚，造成**近視**效應 B. 心血管：小血管擴張、血壓下降；**心跳減慢**及收縮力及傳導速率降低 C. 平滑肌收縮：支氣管平滑肌收縮；**胃腸蠕動增加**；膀胱壁肌收縮有排尿感 D. **外分泌腺：分泌增加**：包括流涎、流淚、流汗、支氣管腺體及消化酶分泌等	· 副作用：流汗、流涎、熱潮紅、腸道痙攣、腹瀉、縮瞳、低血壓、支氣管痙攣 · 禁忌：消化性潰瘍、氣喘及巴金森氏病患者 · **拮抗劑**：Atropine	

藥物	用途	副作用	類似藥
	・臨床用途 A. 治療**廣角性青光眼** B. 治療手術後及分娩後**腹脹**與**尿瀦留** C. 改善**重症肌無力**（作用於菸鹼性受體）		
・Bethanechol (Urecholine®)	・作用機轉：選擇性作用主要在**胃腸道及泌尿道**蕈毒鹼(M)受體，**促進胃腸蠕動及排尿** ・臨床用途：治療**手術後及分娩後腹脹與尿瀦留**	腹痛、腹瀉、急尿、低血壓	Carbachol，可作用於M與N受體。用於眼科手術，縮瞳降眼壓（治療青光眼）
・Pilocarpine（毛果芸香鹼）	**為天然生物鹼類** ・作用機轉與臨床用途 A. 天然生物鹼，**只作用在蕈毒鹼受體(M)**，產生廣泛活性 B. 脂溶性高，能通過角膜使睫狀肌收縮降低眼內壓，用來**治療青光眼** C. 脂溶性高，能通過 BBB 造成中樞神經系統障礙，產生幻覺與痙攣 **D.** 增加外分泌腺的分泌，治療唾腺功能減低及 Sjogren's syndrome 所引起的口乾	視力模糊、幻覺與痙攣 * **中毒之解毒劑**：Atropine	

二、間接作用

抑制膽鹼酯酶藥物又稱**抗膽鹼酯酶藥物**，作用方式分為可逆性及不可逆性。

(一) 可逆性抗膽鹼酯酶藥物

毒性較小，作為**縮瞳劑**及**治療重症肌無力**。

藥物	作用機轉與臨床用途	副作用
· Pyridostigmine (Mestinon®)	· 作用機轉與臨床用途 A. 提高骨骼肌運動終板 Ach 濃度，促使肌肉收縮，可**改善重症肌無力** B. 長效，治**療重症肌無力之首選藥物**	· 中毒症狀 A. 蕈毒鹼受體症狀：盜汗、腹瀉、縮瞳、尿失禁、呼吸困難、低血壓及心跳減慢 B. 菸鹼受體症狀：在運動終板 Ach 過度蓄積，Ach 受體持續性去極化而導致去敏感性，造成骨骼肌鬆弛，所以，肌肉會先收縮顫動而後麻痺，可導致呼吸肌麻痺
· Edrophonium	藥效短，用於**診斷重症肌無力**、心律不整之緊急用藥	
· Physostigmine (Eserine®)	A. 屬**三級胺**，脂溶性高，**可通過角膜，縮小瞳孔、降低眼內壓治療青光眼；膀胱逼尿肌收縮；血壓下降；心跳減速**	震顫等類似巴金森氏病的反應

藥物	作用機轉與臨床用途	副作用
	B. **Atropine 中毒之解毒劑**，因 Atropine 會通過 BBB，所以 Atropine 中毒，會有周邊與中樞之副作用，解毒劑就也必須能**會通過** BBB，才能對抗 Atropine 在中樞之作用 C. d-Tubocurarine（管箭毒素，d-TC）、Imipramine 及 Benzodiazepine 中毒之解毒劑	
· **Neostigmine** (Prostigmin®)	· **屬四級胺**，無中樞性作用。短效，用於治療重症肌無力 · 此藥物為骨骼肌鬆弛劑，箭毒類中毒過量之解毒劑	
· Rivastigmin (Exelon®)	通過 BBB，用於輔助治療阿茲海默氏症	
· Donepezil (Aricept®)	· 同上作用 · 類似藥：Galantamine	

(二) 不可逆性膽鹼酯酶抑制劑

毒性大，故醫療用途少，例如：農藥（屬有機磷化合物）、**沙林毒氣**(Sarin)、化學戰劑等。

藥物	作用機轉與臨床用途	中毒症狀
· Parathion（巴拉松）	農藥	**縮瞳**、嘔吐、**流涎**、發汗、**心跳減慢**、**低血壓**、**頻尿**、**腹瀉**、**呼吸衰竭**，嚴重時引發呼吸困難而死亡

(三) 膽鹼酯酶抑制劑中毒的解毒劑

1. 中毒的原因：不可逆膽鹼酯酶抑制劑(AchEI)會與膽鹼酯酶(AchE)以不可逆方式結合在一起(AchE-AchEI)，造成膽鹼酯酶(AchE)無法水解突觸間的 Ach，而神經會不斷分泌 Ach，造成突觸間的 Ach 量越來越多，副作用越來越大。中毒症狀縮瞳、嘔吐、流涎、發汗、心跳減慢、低血壓，嚴重時易引發呼吸困難而死亡。
2. 中毒的解救
   (1) 用 Atropine 拮抗越來越多 Ach 所造成之中毒症狀。
   (2) 用膽鹼酯酶活化劑 Pralidoxime (PAM)搶(AchE-AchEI)複合體中的 AchEI（膽鹼酯酶抑制劑），形成(PAM-AchEI)，讓 AchE 自由，即讓膽鹼酯酶(AchE)活化，故稱 PAM **為膽鹼酯酶活化劑**。
   (3) 支持療法：如維持呼吸道通暢及人工呼吸，輔助以 Diazepam 控制痙攣。

補充說明－重症肌無力

1. 重症肌無力：是肌無力症，主要的原因是因為神經無法有效的把其訊號傳至肌肉所引起的，小肌肉最早出現症狀地方，會出現眼皮下垂或視力模糊（複視）的現象。
2. 致病機制：肌肉要運動，就要靠體運動神經釋放乙醯膽鹼(Ach)，乙醯膽(Ach)與菸鹼性受體結合後，才能引動作電位，產生肌肉運動。**重症肌無力的病人，因為產生乙醯膽鹼受體的抗體，導致菸鹼性受體被破壞，造成受體數目減少**，使神經與肌肉間的傳導功能受損。
3. 治療：目的增加乙醯膽素與受體的作用
4. 藥物：膽鹼酯酶抑制劑(AchEI)、免疫抑制劑（如類固醇）、免疫球蛋白等。

3-5 副交感神經抑制劑

1. 膽鹼性拮抗劑分為三種：
   (1) 抗蕈毒鹼性藥物：作用在副交感神經節後神經和汗腺節後神經。
   (2) 神經節阻斷劑：主要作用在神經節。
   (3) 神經肌肉阻斷劑：為肌肉鬆弛劑。
2. 副交感神經抑制藥物：目前都為**抗蕈毒鹼受體作用之藥物**，以 Atropine 最具代表性；多數藥物皆為沒有選擇性，可同時拮抗 M_1、M_2 及 M_3 受體；只有 Pirenzepine 對 M_1 受體則有高度選擇拮抗作用，抑制胃酸分泌。

一、抗蕈毒鹼性藥物

(一) 作用機轉

1. 眼睛：散瞳，用於眼底檢查，但會有畏光現象。
2. 鬆弛睫狀肌產生遠視，用於治療假性近視。許萊姆氏管區域空間變狹窄，眼房水排出不順暢，易惡化青光眼。
3. 抑制腺體分泌，作為手術麻醉前給藥，減少手術中的抽痰動作。常有**口乾舌燥**、**無法排汗**，因無法排汗散熱，導致體溫上升及皮下血管擴張，造成皮膚乾燥、溫熱、泛紅的現象，稱為 Atropine 潮紅。
4. 胃腸道：解痙攣，但易導致**便祕**。
5. 泌尿道：拮抗逼尿肌而鬆弛膀胱壁肌，常見**尿瀦留**，因此前列腺肥大而排尿困難的病人不宜使用。
6. 呼吸道：擴張支氣管平滑肌且分泌物減少，常用 Ipratropium 治療氣喘或慢性阻塞性肺病。

7. 心臟血管：**增加心跳**，治心搏過慢之心律不整。
8. 中樞神經：產生健忘，短期記憶消失。輔助治療巴金森氏病用藥。

(二) 臨床用途

1. 散瞳劑：眼底檢查及治療假性近視。
2. 解痙攣劑：可解胃腸的痙攣及腹部絞痛。
3. 泌尿系統：治療尿急、頻尿或尿失禁。
4. 解毒劑：擬副交感神經藥物、抗膽鹼酯酶藥物及有機磷藥物中毒之解毒劑，主要用 Atropine。
5. 手術麻醉前給藥：抑制支氣管及唾腺分泌，以免麻醉過程中阻塞呼吸道。
6. 氣喘或慢性阻塞性肺病：臨床常用 Ipratropium。
7. 輔助治療巴金森氏病。

(三) 副作用

口乾舌燥、視覺模糊、散瞳、畏光、無法排汗、體溫上升、皮膚潮紅、便祕、尿瀦留、心跳過速。

二、抗蕈毒鹼性藥物個論

藥物	作用機轉與臨床用途	副作用
· Atropine	· 作用機轉：**支氣管擴張，腺體分泌減少**，胃腸蠕動減少（記憶要點：與副交感神經作用相反） · 臨床用途：**散瞳劑**、麻醉前給藥、解痙攣劑、抗膽鹼酯酶藥物中毒之解毒劑、**可抗心跳徐緩之心律不整**	· 禁忌：前列腺肥大及**青光眼患者禁用** · 類似藥：Tropicamide 短效散瞳，用於眼底檢查
· Scopolamine (Scopoderm®)	手術前給藥。解痙攣劑，**預防暈車、暈船引起的嘔吐**（唯一非抗組織胺，可抗**動暈症**者）	
· Pirenzepine (Gastropin®)	選擇性 M_1 **受體拮抗劑**，抑制胃酸分泌	
· Oxybutynin (Ditropan®)	**泌尿系統之解痙攣劑**，治膀胱激躁、**頻尿、小便失禁**	
· Trihexyphenidyl (Artane®)	巴金森氏病治療輔助劑	
· Ipratropium (Atrovent®)	· 蒸氣治療給藥，治療**氣喘**或 COPD · 記憶關鍵：字中有 atropi，所以功能同 Atropine	

3-6 神經節阻斷劑

1. 交感及副交感神經的訊息傳遞過程中有神經節存在，其間神經傳遞物皆為 Ach，其受體也皆為**菸鹼受體**，當給予神經節作用劑後，會同時活化交感及副交感神經的節後神經，交感及副交感的節後神經又常支配的共同的器官，但兩種神經系統的作用常是相反的，例如交感神經會加速心跳，副交感神經會降低心跳。因此各器官常有一方系統是較佔優勢。
2. 血管平滑肌以交感神經控制為主，興奮時可升高血壓。
3. 心臟、腺體、胃腸道及膀胱平滑肌，則以副交感神經佔優勢，興奮時可促進平滑肌收縮及腺體分泌。
4. 神經節致效劑，其影響範圍太廣，臨床上沒有藥物使用。
5. 神經節拮抗劑，只有 Trimethaphan (Arfonad®)用來**治重症高血壓，解除高血壓危象**。

3-7 骨骼肌鬆弛劑

一、神經肌肉阻斷劑

作用於神經肌肉接合處突觸後之尼古丁受體。

1. 臨床用途：麻醉前給藥、插管、燒燙傷患者。
2. 依機轉可分成兩類
   (1) **競爭型**（非去極化型），如管箭毒素(d-Tubocurarine, d-TC)。
   (2) **非競爭型**（去極化型），如 Succinylcholine。

(一) 競爭型（非去極化型）神經肌肉阻斷劑

藥物	臨床用途	作用機轉	副作用	解毒劑
· d-Tubocurarine (Cuarine®)	心跳減慢、血壓下降，**會使組織胺釋放**，現已少用	d-TC 會與 Ach 競爭運動終板上的菸鹼受體，拮抗受體活性，關閉鈉離子通道，而阻斷運動終板電位產生	目前只有管箭毒素比較會造成組織胺釋放，新藥物已較少見此問題	· 肌肉鬆弛劑中毒時，會抑制呼吸而致死，應施行人工呼吸，並給予**抗膽鹼酯酶藥物如** Neostigmine（非 Physostigmine）。說明如下： A. 抑制運動終板突觸間膽鹼酯酶的作用，如此，Ach 被破壞速度降低，可慢慢提高 Ach 濃度，高濃度的 Ach 就可以對抗肌肉鬆弛劑，而恢復肌肉收縮 B. 因肌肉鬆弛劑是作用在周邊組織，因此解毒劑對抗點只在周邊組織即可，故用 Neostigmine 即可，不需用 Physostigmine，因 Physostigmine 會通過 BBB，作用在中樞，造成副作用產生
· Pancuronium (Pavulon®)	阻斷迷走神經及擬交感神經作用，使心跳加速、血壓上升			
· Atracurium (Tracrium®)	競爭型（非去極化型）神經肌肉阻斷劑，組織胺釋放作用小（藥名字根：-curium）			

(二)非競爭型(去極化型)神經肌肉阻斷劑－Succinylcholine

藥物	作用機轉與臨床用途	副作用
· Succinylcholine	· 作用機轉 A. Succinylcholine 會活化菸鹼受體後造成動作電位產生，促使肌肉收縮，但 Succinylcholine 會占據受體不離開，使受體持續去極化，造成受體的型態改變而無法再產生動作電位，導致肌肉鬆弛麻痺 B. Succinylcholine **會被血液中的假性膽鹼酯酶水解，因此藥效只持續 5~10 分鐘**，屬短效型 C. 使用時，**會先見一陣纖維顫動，隨後肌肉麻痺** · 臨床用途：短效性骨骼肌鬆弛劑，作為支氣管鏡、胃鏡檢查及氣管插管輔助用藥	A. 因 Succinylcholine 持續占據受體時，容易引起肌肉細胞內的鉀離子釋出，易造成高血鉀症，另外肌肉細胞內的肌漿網也容易持續釋出鈣離子，造成細胞內高鈣離子濃度，引發細胞內生化反應（放熱反應）大量進行，造成**惡性高體溫（惡性高熱）** B. 若出現**惡性高體溫**時，應迅速處理，身體冷卻降溫，並給予 Dantrolene，**因 Dantrolene 能抑制肌漿網釋出鈣離子的作用** C. 出現惡性高體溫時，**不可以給予抗膽鹼酯酶藥物，如 Neostigmine**，因 Neostigmine 會抑制**血液中的假性膽鹼酯酶**，減少 Succinylcholine 被假性膽鹼酯酶破壞的速度，反而加重 Succinylcholine 的副作用

(三) 抑制運動神經釋放乙醯膽鹼

藥物	作用機轉與臨床用途
· Botulinum toxin (Botox®)（肉毒桿菌毒素）	**作用在突觸前，抑制神經末梢 Ach 小泡的釋放**，阻斷神經傳遞使肌肉鬆弛。皮下注射用於消除顏面皺紋，治療局部肌肉痙攣
· 胺基配醣體抗生素（Aminoglycoside，如 Gentamicin）及四環黴素	干擾突觸神經元 Ca^{2+}通道的開啟，間接抑制 Ach 釋放，具有肌肉鬆弛作用

二、中樞性骨骼肌鬆弛劑

1. 作用機轉
   (1) **降低脊髓反射弧的強度，使肌肉緊張度降低**。
   (2) 對骨骼肌運動終板及肌肉收縮機轉沒有影響，肌肉鬆弛的效果比較弱，為肌肉鬆弛劑。
   (3) 鎮靜安眠藥 Benzodiazepines (BZD)有抗焦慮作用，也有骨骼肌鬆弛作用，為慢性痙攣治療藥物。
2. 臨床用途：骨骼肌痙攣、僵直、運動過度、酸痛、運動傷害或多發性硬化症等。
3. 製劑
   (1) Chlorzoxazone (Solaxin®)：抑制脊髓和腦幹的神經元活性。
   (2) Baclofen (Baclon®)：作用在中樞神經系統之 $GABA_B$ **受體**，抑制鈣離子通透性。

三、直接肌肉鬆弛劑－Dantrolene (Dantrium®)

藥物	作用機轉與臨床用途	副作用
· Dantrolene (Dantrium®)	· 作用機轉：直接抑制肌肉細胞內肌漿網鈣離子的釋出，讓肌肉內鈣離子濃度無法上升，造成肌肉無法收縮 · 說明：肌肉收縮現象是由肌凝蛋白與肌動蛋白相互滑動造成，其滑動啟動須高濃度鈣離子幫忙，當鈣離子無法上升到一定濃度，肌肉收縮就部會發生 · 臨床用途：治療慢性中樞神經病變相關之肌肉痙攣、Succinylcholine 或吸入性麻醉劑引發惡性高熱之解毒劑	肝毒性

QUESTION 題庫練習

1. 下列何者神經肌肉阻斷劑會拮抗心臟蕈毒鹼性受器(muscarinic receptor)而引起心跳加速？(A) Atracurium (B) Mivacurium (C) Pancuronium (D) Tubocurarine （94師檢二）

   解析 四者皆為神經肌肉阻斷，其中Pancuronium會阻斷迷走神經及擬交感神經作用，使心跳加速、血壓上升。

2. 下列何者骨骼肌鬆弛劑是直接作用在骨骼肌而不是作用在中樞神經？(A) Baclofen (B) Chlorzoxazone (C) Cyclobenzaprine (D) Dantrolene （94師檢二）

   解析 (A)(B) Baclofen與Chlorzoxazone為中樞骨骼肌鬆弛劑；(C) Cyclobenzaprine不干擾肌肉功能情況下解除局部骨骼肌肌肉痙攣，非作用於神經肌肉交接處,亦非直接作用於骨骼肌；主要作用在中樞神經系統之腦幹處，而非脊髓；(D) Dantrolene直接抑制肌肉細胞內肌漿網鈣離子的釋出，讓肌肉內鈣離子濃度無法上升，造成肌肉無法收縮。

3. 何項藥物可用於腸急燥症引起的腹瀉、降低腸蠕動？(A) nicotinic receptor antagonist (B) nicotinic receptor agonist (C) muscarinic receptor antagonist (D) muscarinic receptor agonist （94專高一）

   解析 (A)為尼古丁受體拮抗劑；(B)為尼古丁受體致效劑；(C)為蕈毒鹼受體拮抗劑；(D)為蕈毒鹼受體致效劑，腸為消化系統，屬副交感系統管制（睡覺、休息、消化），副交感系統表現是透過蕈毒鹼受體作用，腸急燥症表蠕動太快，所以用蕈毒鹼受體拮抗劑。

4. 臨床上主要用以舒張支氣管的自主神經製劑salbutamol是屬於下列何者？(A) α-1受體致效劑(α-1 agonist) (B) β-1受體致效劑(β-1 agonist) (C) α-2受體阻斷劑(α-2 antagonist) (D) β-2受體致效劑(β-2 agonist) （94專高二）

   解析 支氣管平滑肌受體主要為β_2。

解答： 1.C 2.D 3.C 4.D

5. 南美洲箭毒tubocurarine在臨床上適用於手術麻醉時的輔助藥物，主要的作用機轉機轉為何？(A)可當作全身麻醉藥使用 (B)具有鎮靜安眠的藥效 (C)可適度的舒張骨骼肌 (D)具有止痛功能

解析 手術前，麻醉須麻醉肌肉到反射作用消失後才可動刀，但此階段已接近到呼吸麻痺期，為降低麻醉劑的用量，減少呼吸麻痺風險，會用輔助藥物，其中就是用神經肌肉阻劑來增加鬆弛及麻痺骨骼肌效果。 (94專高二)

6. 下列何藥用於解除鼻黏膜充血？(A) dobutamine (B) dopamine (C) phenylephrine (D) salbutamol (94專普一)

解析 Phenylephrine藥名字裡有eph，與麻黃素有關可解除鼻黏膜充血。

7. 下列何者屬於非選擇性腎上腺性乙二型受體(β_2 adrenoceptor)氣喘用藥？(A) terbutaline (B) salbutamol (C) fenoterol (D) isoproterenol (94專普二)

解析 (A)(B)(C)為選擇性(β_2)腎上腺受體作用劑。

8. 下列何者非propranolol之治療用途？(A)抗心絞痛 (B)緩解甲狀腺機能亢進之症狀 (C)抗胃潰瘍 (D)改善自主神經失調之不自主顫抖 (94專普二)

解析 β_1受體（分布在心臟）、β_2受體（分布在支氣管）。Propranolol為β_1及β_2阻斷劑，可降低心跳－抗心絞痛、緩解甲狀腺機能亢進之症狀（心悸），中樞有鎮靜交感系統可緩解頭痛以及消除緊張引起之顫抖現象。

9. 下列何者非擬交感神經藥(sympathomimetic drugs)之作用機轉？(A)鬆弛支氣管 (B)縮瞳 (C)心跳加快 (D)促進肝醣分解

解析 交感神經藥的作用為放大瞳孔。 (94專普二)

10. 沙林(sarin)毒氣或巴拉松(parathion)中毒時，應以何種藥物來解毒？(A) Physostigmine (Eserine®) (B) Edrophonium (Tensilon®) (C) Isof lurophate (DFP) (D) Pralidoxime (PAM) (95四技)

解答： 5.C 6.C 7.D 8.C 9.B 10.D

解析 沙林毒氣為膽鹼脂酶抑制劑，且是共價鍵結合。沙林中毒後，體內的膽鹼脂酶幾乎全被占據，造成突觸間的Ach無法被代謝，突觸間Ach數量越來越多，Ach的活性就越來越強烈。故解救方法為用Pralidoxime (PAM)來競爭沙林毒氣，讓膽鹼脂酶被釋放出來，故Pralidoxime也稱為膽鹼脂酶的活化劑。也可作為有機磷農藥中毒時的解毒劑，另常合併Atropine來對抗過多的Ach活性。

11. 下列何者具有腎臟血管擴張作用，而用於治療鬱血性心衰竭的藥物？(A) Epinephrine (B) Norepinephrine (C) Dopamine (D) Ephedrine （95專高一）

12. 下列對於交感神經β阻斷劑的敘述，何者錯誤？(A)會產生低血壓 (B)增加心輸出量 (C)會增加血中三酸甘油酯含量 (D)老年糖尿病患者應避免使用 （95專普一）

解析 β阻斷劑，抑制β_1降低心跳，產生低血壓，心輸出量降低，脂肪代謝降低。糖尿病病患在低血糖時，會引發反射性心跳加速、心悸現象（透過β_1作用）及升糖素分泌增加、肝醣分解作用（透過β_2受體作用）。如果使用β阻斷劑，這些反應皆會被β阻斷劑阻礙，造成病人不易察覺自己血糖已過低，容易引發低血糖性休克，甚至死亡，故使用降血糖藥物者不可與非選擇性β拮抗劑併用。

13. 何者是有機磷中毒的解毒劑？(A) PAM+Atropine (B) N-acetylcysteine (C) Naloxone (D) Physostigmine （95專普一）

14. 下列藥物中何者可使瞳孔縮小，可用於青光眼的治療？(A) Atropine (B) Mecamylamine (C) Pilocarpine (D) Epinephrine （95專普一）

15. 服用propranolol的病患，使用下列何者將具有最好的支氣管擴張效果？(A) isoproterenol (B) ephedrine (C) aminophylline (D) terbutaline （96四技）

解答： 11.C 12.B 13.A 14.C 15.C

解析 propranolol為β阻斷劑，阻斷β_1及β_2受體，服用propranolol的病患，其支氣管的β_2受體已被占據，再用交感神經系統作用劑（如isoproterenol、ephedrine、terbutaline）來競爭β_2受體，效果已有限。因β_2作用劑與β_2受體結合後，會活化細胞內Adenylate cyclase（AC，腺苷酸環化酶），讓AC能分解ATP產生cAMP（cAMP為主要有效成分，cAMP能擴張支氣管）。隨後cAMP在細胞內會再受磷酸二酯酶(PDE)分解破壞，變成5′-AMP（無活性物）。Aminophylline為磷酸二酯酶抑制劑(PDEI)，可抑制PDE的作用，讓cAMP在細胞內的數量及存活時間延長，生理活性（支氣管擴張）增加。

16. 何者是治療penicillins所引發急性過敏性休克(anaphylactic shock)的首選藥物？(A) dopamine (B) isoproterenol (C) epinephrine (D) diphenhydramine （96四技）

17. Tubocurarine的支氣管收縮副作用，是因促使下列何種自泌素釋放？(A) Histamine (B) Prostaglandin E_2 (C) Serotonin (D) Bradykinin （96專高一）

18. 有關下列藥物與其副作用之配對，何者錯誤？(A) Prazosin-姿態性低血壓 (B) Thiazide-低血糖 (C) Furosemide-低血鉀 (D) Propranolol-手腳冰冷 （93專普二；96專高二）

解析 (A) Prazosin 為α_1拮抗劑，會使血管擴張，初期使用會姿態性低血壓；(B) Thiazide類利尿劑－高血糖；(C) Furosemide為排鉀利尿劑；(D) Propranolol-β阻斷劑，阻斷β_1使心跳降低、新陳代謝降低、手腳冰冷。

19. 下列何種藥物可以有效預防暈車、暈船或暈機(motion sickness)？(A) Scopolamine (B) Propranolol (C) Methacholine (D) Physostigmine （91專普；96專高二）

解析 Scopolamine解痙攣劑，預防暈車、暈船引起的嘔吐（唯一非抗組織胺，可抗動暈症的藥物）。

解答： 16.C 17.A 18.B 19.A

20. 下列何者為選擇性β_1受體致效劑，可用於治療鬱血性心衰竭(congestive heart failure)？(A) atenolol (B) metoprolol (C) isoproterenol (D)dobutamine （96專高二）

解析 (A)(B) β_1受體拮抗劑atenolol、metoprolol；(C) β_2受體致效劑isoproterenol；(D) β_1受體致效劑dobutamine，強心劑，可治療鬱血性心衰竭。

21. 中樞骨骼肌鬆弛劑Baclofen主要作用於脊髓內何種受體上，以達肌肉鬆弛的作用？(A) $GABA_A$ (B) $GABA_B$ (C)類鴉片μ (D)血清素5-HT_{2A} （96專普二）

解析 Baclofen可以直接作用在脊髓和腦幹中的$GABA_B$ receptor上，主要治療痙攣。

22. 活化交感神經α_1受體會造成下列何種生理反應？(A)散瞳作用 (B)支氣管收縮 (C)血管擴張 (D)心跳加速 （96專普二）

解析 α_1受體－小動脈血管、膀胱括約肌、瞳孔之輻射肌、肝臟肝醣分解；β_1受體：心臟、腎臟進腎絲球細胞（會分泌腎素Renin）；β_2受體：支氣管平滑肌、子宮肌、肝臟肝醣分解、骨骼肌。

23. 下列何種副交感神經藥物對心臟血管作用比較弱，可用於手術後腹脹及尿滯留？(A) Acetylcholine (B)Bethanechol (C) Methacholine (D) Pilocarpine （96專普二）

24. 有氣喘病史的患者應避免使用下列何種降血壓藥物？(A) Doxazosin (B) Propranolol (C) Nifedipine (D) Furosemide

解析 Popranolol(Inderal®)：為β受體拮抗劑，副作用為支氣管收縮，氣喘患者避免使用。 （93專普二、師檢二；97專普一）

25. 缺乏血漿膽鹼脂酶(cholinesterase)的病人，下列何種藥物的作用時間會被延長？(A) Tubocurarine (B) Succinylcholine (C) Baclofen (D) Pancuronium （97專高一）

解析 Succinylcholine會被血液中的血漿膽鹼脂酶水解。

26. 下列有關atropine中毒之敘述，何者正確？(A)心跳徐緩 (B)縮瞳作用 (C)體溫過高 (D)支氣管分泌增加 （91專普一；97專高一）

解答： 20.D 21.B 22.A 23.B 24.B 25.B 26.C

解析 交感神經系統，節後神經分泌物為NE、Epi，例外者為汗腺系統，汗腺節後神經分泌物為Ach。Atropine為Ach蕈毒鹼受體對抗者，當atropine中毒時，汗腺節後神經蕈毒鹼受體皆被atropine佔據，汗腺節後神分泌的Ach無法與受體結合啟動流汗，故atropine中毒時，無法排汗，導致體溫上升及皮下血管擴張，造成皮膚乾燥、溫熱、泛紅的現象，稱為Atropine潮紅。

27. 下列何種藥物較適於用來治療口乾、眼睛及黏膜乾燥之症狀？

(A)Atropine (B) Carbachol (C) Methacholine (D) Pilocarpine

解析 (A) Atropine抗Ach會導致口乾舌燥、無法排汗；(B) Carbachol可作用於M與N受體，選擇性不好，只用於眼科手術，縮瞳降眼壓；(C) Methacholine類似Bethanechol選擇作用在腸道膀胱；(D) Pilocarpine天然生物鹼類，作用在蕈毒鹼受體，可促進腺體分泌。 **(97專高二)**

28. 下列何種藥物因藥效短，常用於診斷重症肌無力病人？(A) Acetylcholine (B) Carbachol (C) Edrophonium (D) Atropine

(94四技、專普一；97專普二)

解析 Edrophonium藥效短，用於診斷重症肌無力的測試。

29. 下列何種藥物第1次使用最好在睡前給藥，因為可能引起嚴重的姿態性低血壓，導致暈厥？(A) Spironolactone (B) Atenolol (C) Prazosin (D) Clonidine **(97專普二)**

解析 Prazosin為α_1拮抗劑，使血管擴張，初期使用會姿態性低血壓。

30. 下列何種藥物對於M_1-muscarinic receptors有選擇性，可以降低胃酸的分泌量？(A) Dicyclomine (B) Atropine (C) Bethanechol (D) Pirenzepine **(98專高一)**

解析 抗M_1蕈毒鹼受體唯一有選擇性為Pirenzepine，可抗胃酸分泌。

31. Dopamine可擴張腎動脈而增加腎臟血流，是經由活化何種受體而來？(A) muscarine受體 (B) dopamine受體 (C) β_1受體 (D) α受體 **(98專高一)**

解答： 27.D 28.C 29.C 30.D 31.B

32. 下列何種藥物具有短效性散瞳作用，可用於短暫性眼底檢查？
(A) Atropine (B) Timolol (C) Physostigmine (D) Tropicamide
(98專高二)

解析 (A) Atropine散瞳藥效1天以上；(B) Timolol：β受體抑制劑，縮瞳；(C) Physostigmine：膽鹼脂酶抑制劑，幫助Ach作用，縮瞳；(D) Tropicamide字名有trop，類似Atropine，短效散瞳。

33. 下列何者為選擇性β_1受體拮抗劑，可用來治療高血壓？(A) labetalol (B) atenolol (C) propranolol (D) pindolol (98專高二)

解析 (A) α、β受體拮抗劑；(C)(D) β_1、β_2受體拮抗劑。

34. 下列何種骨骼肌鬆弛藥物，是經由活化中樞神經系統$GABA_B$受體產生作用？(A) baclofen (B) danrolene (C) succinylcholine (D) atracurium (91師檢一；98專高二)

解析 (B)(C)(D)為周邊骨骼肌鬆弛劑。

35. 下列何藥物為中樞神經α_2腎上腺素受體致效劑？(A) Prazosin (B) Diazoxide (C) Clonidine (D) Sodium nitroprusside (98專普一)

36. 哪一類交感神經興奮劑，常用來治療氣喘？(A) α_1受體興奮劑 (B) α_2受體興奮劑 (C) β_1受體興奮劑 (D) β_2受體興奮劑
(92專高一、專普二；98專普一)

37. 下列何者可選擇性作用於α_1受體，因而使用於降血壓？(A) Yohimbine (B) Prazosin (C) Phenoxybenzamine (D) Phentolamine (91師檢二；92專高二；98專普一)

解析 (A)為α_2受體拮抗劑；(C)(D) α_1、α_2受體拮抗劑。

38. 下列何者不是擬副交感神經藥物的臨床用途？(A)重症肌無力 (B)尿液滯留 (C)帕金森氏症 (D)青光眼 (98專普一)

解析 重症肌無力是尼古丁受體數量減少，治療方法：增強Ach作用。帕金森氏症是腦部Dopamine功能下降，相對Ach功能增強，治療方法：增強Dopamine作用或降低Ach作用。

解答： 32.D 33.B 34.A 35.C 36.D 37.B 38.C

39. 下列何種副交感神經藥物是一種來自植物之生物鹼，臨床用於青光眼治療？(A) Methacholine (B) Bethanechol (C) Carbachol (D) Pilocarpine （98專普二）

40. 消除面部皺紋而注射的A型肉毒桿菌(botulinum toxin type A)製劑的作用機轉為何？(A)抑制acetylcholine釋放，使肌肉鬆弛 (B)活化acetylcholine受體，使肌肉收縮 (C)阻斷鈣離子通道，使肌肉放鬆 (D)抑制鉀離子通道，使肌肉收縮 （92專高；98專普二）

41. 下列何種擬交感神經作用劑，具有強心作用，較適合用於心臟衰竭病人之急救？(A) ephedrine (B) naphazoline (C) metaproterenol (D) dobutamine （99專普一）

42. 巴拉松(parathion)中毒時的解毒劑為：(A) physostigmine (B) atropine (C) naloxone (D) sodium thiosulfate （99專普一）

解析 巴拉松為強力膽鹼脂酶抑制劑，會造成突觸的Ach無法代謝，Ach濃度增加，副作用出現。故解毒劑為PAM+atropine。

43. 下列何種副交感神經藥物，為口服治療重症肌無力首選藥物？(A)Acetylcholine (B) Atropine (C) Edrophonium (D) Pyridostigmine （99專普一）

解析 (A) Acetylcholine會被血液破壞，藥效很短；(B)重症肌無力禁用；(C) Edrophonium為短效膽鹼脂酶抑制劑；(D) Pyridostigmine為較長效膽鹼脂酶抑制劑，是重症肌無力首選藥物。

44. Ephedrine常用於治療鼻塞，原因為何？(A)使支氣管擴張 (B)使鼻腔微血管收縮 (C)使鼻腔微血管擴張 (D)減少痰的黏滯度 （99專普一）

45. 下列何種藥物稱為膽鹼酯酶再活化劑(cholinesterase reactivator)，可用於有機磷中毒之處理？(A) Pralidoxime (B) Carbachol (C) Physostigmine (D) Pyridostigmine （99專高一）

解答： 39.D 40.A 41.D 42.B 43.D 44.B 45.A

46. 下列何種降血壓的藥物不屬於α接受體拮抗劑？(A) Clonidine (B) Prazosin (C) Terazosin (D) Doxazosin （99專高一）

解析 記憶：α_1受體拮抗劑，藥名裡有azosin。Clonidine為α_2受體作用劑。

47. 下列何種藥物可有效地拮抗非去極化性骨骼肌鬆弛劑引起之神經肌肉阻斷作用？(A) Succinylcholine (B) Neostigmine (C) Bethanechol (D) Atropine （99專普二）

解析 非去極化性骨骼肌鬆弛劑為管箭毒素類(d-Tc)，會佔據神經肌肉接合處的尼古丁受體。造成肌肉麻痺，當非去極化性骨骼肌鬆弛劑用太多時，會造成呼吸麻痺，故解毒劑可用膽鹼脂酶抑制劑來增加Ach的濃度。d-Tc只作用於周邊，不會通過BBB，故解毒用膽鹼脂酶抑制劑只需作用在周邊者，例如Neostigmine。

48. 下列何者列入加強管制之藥品，乃因其為製造安非他命之原料？(A) Ketamine (B) Ephedrine (C) MDMA (D) Codeine（99專普二）

解析 Ephedrine中文名稱為麻黃素，為製造安非他命的原料。

49. 下列何種藥物常用於診斷重症肌無力(myasthenia gravis)病人？(A) Physostigmine (B) Edrophonium (C) Echothiophate (D) Atropine （99專高二）

50. 當病人產生惡性高熱症(malignant hyperthermia)，應該靜脈注射下列何種藥物來處理？(A) Dantrolene (B) Acetaminophen (C) Aspirin (D) Atracurium （99專高二）

解析 Dantrolene是治療惡性高熱的特效藥物。因Dantrolene能抑制肌漿網釋出鈣離子的作用。

51. 下列何種副交感神經藥物最常用於促進排尿？(A) Bethanechol (B) Pilocarpine (C) Methacholine (D) Acetylcholine（100專高一）

52. 下列何種副交感神經藥物因不易進入腦部，因此不適用於治療退化性老年痴呆症(Alzheimer's disease)？(A) Donepezil (B) Rivastigmine (C) Physostigmine (D) Neostigmine （100專高一）

解析 Neostigmine為短效膽鹼脂酶抑制劑，不會通過BBB。

解答： 46.A 47.B 48.B 49.B 50.A 51.A 52.D

53. 下列何種藥物易受乙醯膽鹼分解酶分解，故半衰期短？(A) Tubocurarine (B) Atracurium (C) Succinylcholine (D) Vecuronium （100專高一）

解析 Succinylcholine會被血液中的假性膽鹼酯酶水解，因此藥效只持續5~10分鐘，屬短效型。

54. 使用過量南美箭毒(curare)引起動物或人死亡，其主要原因是什麼？(A)心跳停止 (B)腦部神經元死亡 (C)減少乙醯膽鹼受器蛋白質之數量 (D)阻斷神經與橫膈肌細胞間的傳遞作用 （100專高二）

55. 下列何種骨骼肌鬆弛劑可阻斷鈣離子從肌細胞之肌漿網釋出？(A) Atracurium (B) Dantrolene (C) Neostigmine (D) Succinylcholine （100專高二）

56. 下列何種降低眼內壓之藥物對中樞神經(CNS)產生作用？(A) Physostigmine (B) Acetylcholine (C) Bethanechol (D) Edrophonium （100專高二）

解析 Physostigmine是膽鹼脂酶抑制劑，會增強Ach作用（縮瞳），會通過BBB。

57. 服用Terbutaline最常出現下列何種副作用？(A)低血糖 (B)高血鉀 (C)血壓升高 (D)心跳加速 （100專高二）

解析 Terbutaline是β_2作用劑，能擴擴張支氣管，常見的副作用為手抖、心悸等中樞興奮甲狀腺亢進症狀。

58. 下列何種藥物可用於治療患有嗜鉻性細胞瘤(pheochromocytoma)的病人？(A) Phenylephrine (B) Phenoxybenzamine (C) Physostigmine (D) Clonidine （100專高二）

59. 下列何者在臨床上常用來診斷嗜鉻性細胞瘤所導致之高血壓？(A) Propranolol (B) Phentolamine (C) Atropine (D) Isoproterenol （100專普一）

解析 (A)為β受體抑制劑，治療心律不整、高血壓等；(C)為抗蕈毒鹼性藥物，用放散瞳及麻醉輔助；(D)為β作用劑。

解答： 53.C 54.D 55.B 56.A 57.D 58.B 59.B

60. 下列何者為去極化性骨骼肌鬆弛劑，靜脈注射應緩慢，否則易導致肌痛顫搐、心搏過緩？(A) Atracurium (B) Succinylcholine (C) Tubocurarine (D) Gallamine （100專普一）

解析 Succinylcholine會先與尼古丁受體結合，造成去極化，產生動作電位，使肌肉收縮，但Succinylcholine會占據受體不離開，使受體持續去極化，造成受體的型態改變而無法再產生動作電位，導致肌肉鬆弛麻痺。故稱為去極化型骨骼肌鬆弛劑。故Succinylcholine注射過程中，易導致肌痛顫搐。(A)(C)(D)為非去極化性（競爭性）骨骼肌鬆弛劑。

61. 有關β受體拮抗劑之臨床用途，下列何者錯誤？(A)降血壓 (B)治療心絞痛 (C)抗心律不整 (D)治療氣喘 （100專普二）

62. 下列何種藥物稱為中樞性骨骼肌鬆弛劑，可用於治療肌肉痠痛、痙攣？(A) Chlorzoxazone (B) Atracurium (C) Succinylcholine (D) Gallamine （100專普二）

63. 治療重症肌無力(myasthenia gravis)之首選藥物為何？(A) Neostigmine (B) Bethanechol (C) Donepezil (D) Physostigmine

解析 (A) Neostigmine不會通過BBB，是首選藥物；(B) Bethanechol治療術後尿瀦留；(C) Donepezil治療阿茲海默症；(D)重症肌無力是周邊疾病，Physostigmine會通過BBB，會作用在周邊與腦部，會產生腦部副作用。 （101專高一）

64. 下列何種藥物對於尼古丁及蕈毒鹼受體(muscarinic receptor)皆有作用，臨床上通常局部使用於眼睛製劑？(A) Atropine (B) Carbachol (C) Acetylcholine (D) Bethanechol （101專高一）

65. 下列何者不是propranolol的治療用途？(A)偏頭痛 (B)甲狀腺功能亢進 (C)前列腺肥大 (D)心絞痛 （101專高二）

66. 下列何種藥物不適用於青光眼治療？(A) pilocarpine (B) timolol (C) acetazolamide (D) atropine （101專高二）

解析 縮瞳有助眼房水流出，有助於青光眼治療。Atropine抗Ach，會散瞳，不適於青光眼治療。

解答： 60.B 61.D 62.A 63.A 64.B 65.C 66.D

67. 下列何種擬交感神經藥，主要用於治療心衰竭？(A) salbutamol (B) prazosin (C) dobutamine (D) clonidine （101專普二）

解析 心衰竭需強心劑治療，dobutamine為β_1受體作用劑（強心劑），可治療心衰竭。

68. 下列何者可作用於交感神經末梢，促使norepinephrine排空？(A) hydralazine (B) prazosin (C) reserpine (D) methyldopa

解析 記憶：reserpine（蛇根鹼）（念音雷蛇平，有蛇出現），神經末梢的小泡內容物(NE)趕快跑出來，剛製造好的NE不敢進入小泡，造成小泡(NE)排空。 （101專普二）

69. 下列何者不是β受體拮抗劑？(A) propranolol (B) atenolol (C) metoprolol (D) isoproterenol （101專普二）

解析 (A)(B)(C)字尾為-olol，另一為非。解析：Isoproterenol為β_1及β_2受體作用劑。

70. 下列引起骨骼肌鬆弛的藥物，何者是作用於骨骼肌減少sarcoplasmic reticulum釋放出鈣離子？(A) diazepam (B) dantrolene (C) succinylcholine (D) atracurium （102專高一）

解析 Dantrolene作用於骨骼肌減少內質網(sarcoplasmic reticulum)釋出鈣離子，治療惡性高熱。

71. 下列何者可作用於中樞及周邊交感神經末梢，促使norepinephrine排空？(A) reserpine (B) phentolamine (C) methyldopa (D) clonidine （102專高一）

解析 Reserpine：使交感神經末梢去甲腎上腺素釋放排空，抑制囊胞膜對去正腎上腺素再攝取。阻礙多巴胺傳遞，使血壓下降。

72. 治療過敏性休克(anaphylactic shock)的首選藥物為何？(A) epinephrine (B) isoproterenol (C) dobutamine (D) sotalol （102專高二）

解答： 67.C 68.C 69.D 70.B 71.A 72.A

73. 下列何種副交感神經藥物不用於治療重症肌無力(myasthenia gravis)？(A) neostigmine (B) bethanechol (C) pyridostigmine (D) ambenonium （102專高二）

解析 Bethanechol只作用於蕈毒鹼(M)受體（副交感神經作用劑），選擇作用於膀胱，用於術後腹脹與尿瀦留。重症肌無力是神經肌肉接合處的尼古丁(N)受體數量減少。

74. 有關乙醯膽鹼作用劑之作用，下列敘述何者錯誤？(A)刺激腸胃道分泌 (B)增加支氣管分泌 (C)增加逼尿肌張力 (D)刺激睫狀肌舒張 （103專高一）

解析 乙醯膽鹼作用即屬副交感系統作用（睡覺、休息、消化），消化，腸胃蠕動。消化，腺體分泌增加。消化=新陳代謝，排泄增加，逼尿肌張力增加。休息，不看遠，看近物（睫狀肌收縮，水晶體變厚）。

75. 下列何者是骨骼肌僵硬產生高熱的解藥？(A) succinylcholine (B) tubocurarine (C) dantrolene (D) diazepam （103專高一）

解析 Dantrolene：直接抑制肌肉細胞內肌漿網鈣離子的釋出，讓肌肉內鈣離子濃度無法上升，造成肌肉無法收縮。

76. 下列何者為donepezil的適應症？(A)威爾遜氏症(Wilson disease) (B)舞蹈症(Huntington disease) (C)帕金森氏症(Parkinson disease) (D)阿滋海默症(Alzheimer disease) （103專高一）

解析 Donepezil：乙醯膽鹼解解酶(AchE)抑制劑，能抑制乙醯膽鹼(Ach) 被AchE分解，增加大腦Ach濃度。可改善阿茲海默氏病患者的記憶力。

77. 有關antimuscarinic drugs作用之敘述，下列何者正確？(A)促進腸胃道蠕動 (B)散瞳 (C)治療廣角型青光眼 (D)促進排尿作用

解析 Antimuscarinic drugs（抗蕈毒鹼藥），即抗副交感系統（抗睡覺、抗休息、抗消化），所以不睡覺，不關閉眼睛（散瞳）。抗消化，腸胃不蠕動。抗消化=抗新陳代謝，不排泄（不排尿）。廣角型青光眼是以antimuscarinic drugs來縮瞳，讓許萊姆氏管前空間變大，讓眼房水易排出。 （103專高二）

解答： 73.B 74.D 75.C 76.D 77.B

78. 使用下列何種骨骼肌鬆弛劑，會先產生短暫的肌束顫動(fasciculations)？(A) Tubocurarine (B) succinylcholine (C) dantrolene (D) diazepam （103專高二）

解析 骨骼肌鬆弛劑，會產生短暫的肌束顫動的唯一藥物為Succinylcholine，此藥為去極化型非競爭性骨骼肌鬆弛劑。

79. Tubocurarine的骨骼肌鬆弛作用，可被下列何藥減弱？(A) Propranolol (B) Neostigmine (C) Atropine (D) Prazosin （104專高一）

解析 Tubocurarine為管箭毒素，屬非去極化競爭性肌肉拮抗劑，與Ach競爭神經肌肉接合處受體。故增加Ach的數量可減弱Tubocurarine的作用。要增加Ach數量的方法可用Ach水解酶抑制劑Neostigmine。

80. 有些人為了消除臉上皺紋，會要求醫師為其注射肉毒桿菌素(botulinum toxin)。利用肉毒桿菌素消除皺紋的藥理機制為何？(A)使皺紋部位的細胞內骨架收縮，皮膚拉平 (B)加速皺紋部位的新陳代謝，清除多餘脂肪 (C)阻斷骨骼肌細胞粒線體的氧化磷酸化反應 (D)抑制皺紋部位運動神經末梢釋放乙醯膽鹼 （104專高二）

解析 美容使用的Botoxin是利用肉毒桿菌素(botulinum toxin)抑制皺紋部位運動神經末稍放出Ach，麻痺神經肌肉，可消除皺紋。

81. 下列何種交感神經藥物，可用於急性鬱血性心衰竭病人以增加其心輸出量？(A) Metaproterenol (B) Dobutamine (C) Carvedilol (D) Prazosin （106專高一）

解析 Dobutamine在臨床作為強心劑，可用於鬱血性心衰竭及休克患者，不影響腎血流量及尿量。

82. 下列何種膽鹼性致效劑(cholinergic agonists)，較適用於治療青光眼？(A) Bethanechol (B) Pilocarpine (C) Neostigmine (D) Pyridostigmine （106專高一）

解答： 78.B 79.B 80.D 81.B 82.B

解析 (A)用於治療手術後及分娩後腹脹與尿瀦留；(C)用於治療重症肌無力；(D)治療重症肌無力之首選藥物。

83. 林先生因誤食農藥巴拉松(parathion)而被送醫急救，當抵達急診室時，林先生已出現意識模糊、瞳孔縮小、全身輕微抽搐等症狀，此時，進行下列何種處置最適當？(A)應先採血送驗，確認血液生化值後再給藥救治 (B)因已意識模糊，應先注射epinephrine以防休克 (C)應先注射pralidoxime及atropine (D)應先注射tubocurarine以防橫膈痙攣 （106專高二）

解析 中毒時的解救流程為：(1)用Atropine拮抗越來越多Ach所造成之中毒症狀；(2)用膽鹼酯酶活化劑Pralidoxime (PAM)搶(AchE-AchEI)複合體中的AchEI（膽鹼酯酶抑制劑），形成(PAM-AchEI)，讓AchE自由，即讓膽鹼酯酶(AchE)活化，故稱PAM為膽鹼酯酶活化劑；(3)支持療法：如維持呼吸道通暢及人工呼吸，輔助以Diazepam控制痙攣。

84. 下列有關腎上腺素(epinephrine)的敘述，何者正確？(A)是一種內生性的蛋白質，主要由腎上腺髓質所分泌 (B)在低劑量時，主要呈現α腎上腺素受體(α adrenergic receptor)的效應 (C)是治療第一型過敏反應(type I hypersensitivity reaction)的首選用藥 (D)會活化肝臟的α_2腎上腺素受體(α_2 adrenergic receptor)而減少肝醣分解 （106專高二）

解析 解除氣喘急性發作症狀最佳選擇藥物為吸入型β-腎上腺素性致效劑，是治療輕度氣喘的第一線用藥。

85. 下列降血壓藥物中，何者具有血管擴張作用，且臨床上可用於良性前列腺肥大症(BPH)？(A) prazosin (B) nadolol (C) verapamil (D) diazoxide （106專高二）

解析 Prazosin鬆弛血管平滑肌，使血壓下降；縮小前列腺肥大之體積以改善良性前列腺肥大者(BPH)排尿困難的現象。

解答： 83.C 84.C 85.A

86. 下列何者是β–受體阻斷劑同時具有阻斷α_1–受體的作用？(A) Carvedilol (B) Propranolol (C) Acebutolol (D) Metaproterenol (106專高二補)

解析 屬於拮抗α與β受體－非選擇性受體拮抗劑有：Labetalol及Carvedilol。

87. 下列何者為succinylcholine的副作用？(A)體溫過低(hypothermia) (B)呼吸暫停(apnea) (C)低血鉀(hypokalemia) (D)偏頭痛(migraine) (107專高一)

88. 下列何者擬腎上腺素(sympathomimetic)藥物不具有β_2受體選擇性？(A) terbutaline (B) fenoterol (C) salbutamol (D) dobutamine (107專高二)

解析 Dobutamine是β_1受體作用劑，增加心跳。

89. 下列何者為pilocarpine的拮抗劑？(A) atropine (B) terazosin (C) butoxamine (D) d-tubocurarine (108專高一)

解析 (B) terazosin屬於α-腎上腺性拮抗劑，抑制α_1受體；(C) butoxamine是β_2選擇性β受體拮抗劑；(D) d-tubocurarine是神經肌肉阻斷劑，作用於神經肌肉接合處突觸後之尼古丁受體。

90. 在藥物作用於受體層次上，重複給予下列何者藥物，不會造成β-腎上腺素受體去敏感性？(A) propranolol (B) terbutaline (C) norepinephrine (D) isoproterenol (108專高二)

解析 因β_2受體未全部被propranolol佔據，內生性的epinephrine只要正常分泌，epinephrine仍然可以與β_2受體結合產生作用。

91. 下列何者可用於預防和改善暈車和暈船(motion sickness)作用？(A) Scopolamine (B) Clonidine (C) Succinylcholine (D) Atenolol (109專高一)

解析 Scopolamine為抗蕈毒鹼性藥物的解痙劑，可解胃腸的痙攣及腹部絞痛，可抗動暈症。

解答： 86.A 87.B 88.D 89.A 90.A 91.A

92. 下列何種擬交感神經作用劑(sympathomimetics)可散瞳，用於眼底檢查？(A) Phenylephrine (B) Clonidine (C) Albuterol (D) Fenoldopam (109專高二)

解析 Phenylephrine使放射狀肌收縮，臨床作為散瞳劑。

93. 下列何者不是physostigmine的作用？(A)膀胱逼尿肌收縮 (B)瞳孔放大 (C)血壓下降 (D)心跳減速 (110專高一)

解析 Physostigmine為抗膽鹼酯酶藥物，可作為縮瞳劑。

94. 治療青光眼的藥物中，下列何者是藉由直接作用於膽鹼性受體(cholinergic receptor)而降低眼壓？(A) Atropine (B) Echothiophate (C) Pilocarpine (D) Timolol (110專高二)

解析 (A) Atropine是副交感神經抑制藥物：為抗蕈毒鹼受體作用之藥物；(B) Echothiophate為抗膽鹼酯酶藥物；(D) Timolol為β非選擇性受體拮抗劑。

95. Dobutamine可用於增加急性鬱血性心臟衰竭(congestive heart failure)病人的心輸出量(cardiac output)，其作用主要是透過活化下列何種受體而產生？(A) β_1腎上腺素受體(β_1 adrenergic receptor) (B) β_2腎上腺素受體(β_2 adrenergic receptor) (C) D_1多巴胺受體(D_1 dopaminergic receptor) (D) D_2多巴胺受體(D_2 dopaminergic receptor) (111專高一)

解析 Dobutamine是選擇性作用於β_1－受體致效劑，可增加心跳、增加收縮力。

96. 下列降血壓藥物，何者初次服用會造成姿態性低血壓，可給予較少的起始劑量或睡前服用？(A) Propranolol (B) Minoxidil (C) Furosemide (D) Prazosin (111專高二)

解析 (D)屬拮抗α_1受體－選擇性受體拮抗劑，可鬆弛血管平滑肌，使血壓下降。第一次服用時容易發生姿位性低血壓進而暈厥，稱為第一劑量暈厥，故第一次服藥建議睡前服用或使用較少的起始劑量。

解答： 92.A 93.B 94.C 95.A 96.D

97. 下列何者不是1995年東京地鐵發生沙林(sarin)毒氣攻擊事件受害者的症狀？(A)心跳加速 (B)瞳孔縮小 (C)頻尿 (D)唾液增加 （111專高二）

解析 沙林毒氣為膽鹼脂酶抑制劑，造成突觸間的Ach無法被代謝，使得心跳減慢、瞳孔縮小、頻尿、流汗、唾液變多、頭痛、噁心嘔吐、痙攣、呼吸困難，甚至死亡。

98. 下列哪一個抗心律不整藥物，不適合用來治療陣發性上心室心律不整？(A) Verapamil (B) Atropine (C) Adenosine (D) Propranolol （111專高二）

解析 (B)屬抗蕈毒鹼性藥物，用於抗心跳徐緩之心律不整。

99. 下列何種神經肌肉阻斷劑是屬於去極化型？(A) Mivacurium (B) Pancuronium (C) Tubocurarine (D) Succinylcholine （112專高一）

解析 Succinylcholine會作用於神經肌肉接合處突觸後之尼古丁受體，讓肌肉纖維去極化。

100. 使用局部麻醉劑時，併用epinephrine的主要目的為何？(A)促進局部血液循環 (B)加快藥物代謝速率 (C)增強藥物全身性吸收 (D)延長藥物作用時間 （112專高二）

解析 局部麻醉劑常與Epinephrine併用，因產生局部血管收縮，故延長局部麻醉的時間。

101. 下列何種藥物不適合用來治療青光眼？(A) Cyclopentolate (B) Physostigmine (C) Carbachol (D) Timolol （112專高三）

解析 Cyclopentolate為抗蕈毒鹼性藥物，具散瞳作用，副作用有畏光、過敏、眼壓升高及視力模糊。

102. 下列何者最常用於緊急治療過敏性休克(anaphylactic shock)？(A) terbutaline (B) isoproterenol (C) ephedrine (D) epinephrine （113專高一）

解答： 97.A 98.B 99.D 100.D 101.A 102.D

自泌素

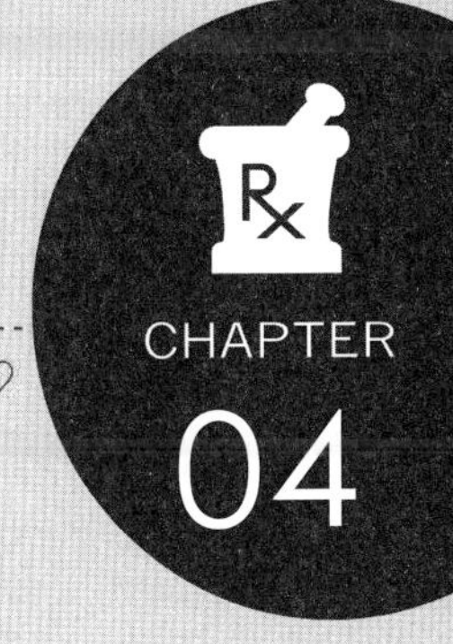

出題率：♥♡♡

- 組織胺與抗組織胺藥物
  - 組織胺的分布與釋放
  - 受體的種類
  - 組織胺的作用
  - H_1 受體阻斷劑
  - H_2 受體阻斷劑
- 血清素
  - 生合成、分布及代謝
  - 血清素受體及其生理作用
  - 藥物分類
- 前列腺素與白三烯素
  - 生合成及代謝
  - 生理作用與藥物
  - 臨床用藥
- 血管收縮素
  - 生合成與作用
  - 影響腎素－血管收縮素－醛固酮的藥物
- 緩動素
  - 生合成及分解
  - 生理作用
  - 影響緩動素的藥物

Pharmacology

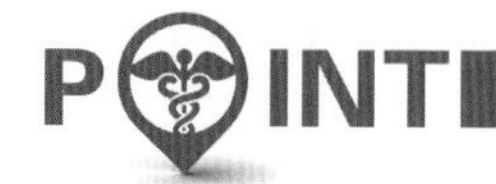

重點彙整

自泌素(autacoids)是由身體細胞或組織所分泌的化學物質，並藉由擴散作用送至鄰近的組織細胞，引發組織細胞產生後續的生理反應。自泌素的半衰期很短且只有局部性作用，所以也稱為局部荷爾蒙(local hormone)。

自泌素依化學結構分為三類：

類別	自泌素
胺類(amines)	**組織胺**(histamine)、**血清素**(serotonin, 5-HT)
多胜肽類(polypeptides)	**血管緊縮素**(angiotensin)、緩動素(bradykinin, BK)
不飽和脂肪酸類(eicosanoids)	**前列腺素**(prostaglandins, PGs)、白三烯素(leucotrienes, LTs)、血栓素(thromboxanes, TXA_2)

4-1 組織胺與抗組織胺藥物

一、組織胺的分布與釋放

1. **組織胺**是一種神經傳遞物質，在**過敏**與**發炎**的調節上扮演重要角色。也參與中樞與周邊的多種生理功能。
2. 組織胺分布於**肥大細胞**(mast cell)、嗜鹼性球(basophils)內的顆粒、皮膚表皮、肺臟、胃腸道黏膜、下視丘等處。當接觸過敏原（如花粉、塵蟎）、特殊藥物或感染細菌毒素等皆會引起組織胺釋放。

二、受體的種類

組織胺的受體目前發現至少有 4 種，即 H_1、H_2、H_3 和 H_4，目前 H_3、H_4 受體還在研究探討中。

受體	分布部位及臨床作用
H_1	**分布於平滑肌**、內皮細胞、腦部，與過敏有關，**會收縮支氣管引發氣喘及鬆弛小動脈平滑肌造成過敏性休克**，拮抗劑用於抗過敏
H_2	分布於胃黏膜、心肌、腦部，與**胃酸分泌**有關，拮抗劑治療消化性潰瘍
H_3	分布在**突觸前**，**使神經傳導物質釋放**至腦部，與中樞神經傳導有關

三、組織胺的作用

在此以身體保護情境來了解組織胺之作用，其作用如下：

1. 組織胺釋放會引起**外腺體分泌增加**，當眼睛有異物時，會流眼淚，洗掉異物；鼻腔、支氣管黏膜分泌增加、眼結膜充血、腫脹。
2. 鼻腔有病菌或刺激時，會**打噴嚏、流鼻水**，洗掉異物。
3. 呼吸道有花粉、過敏物，會引起打噴嚏，沖掉異物，並使**支氣管收縮**，避免異物進入。
4. 胃腸道有異物時，**蠕動會增加**，以排出異物，但會造成**痙攣**、**腹瀉**。
5. 皮膚局部被叮咬，**微血管的通透性會增加**，微血管的水分從血管流出到組織，造成**組織水腫**。
6. 全身過敏反應，全身微血管的通透性增加，微血管內的水分流出到組織，血管內血液體積減少，造成**低血壓**。血壓太低時，血流回心臟的量變少，心臟無血液可供全身循環，易造成**休克反應**。

7. **發炎反應**：引起微細血管擴張而導致紅、腫、熱、痛等炎症反應。

8. 神經傳導：組織胺是興奮性中樞神經傳遞物質，含量過高時會引發**嘔吐**、**暈眩**等**動暈症**。

9. 其他尚有胃酸分泌增加、增強心臟收縮力和心跳速率（透過 H_2 受體）。

四、H_1 受體阻斷劑

H_1 受體阻斷劑主要治療過敏反應，分為第一代與第二代。

(一) 第一代抗組織胺藥物

1. 作用機轉
   (1) 脂溶性高，易通過血腦障壁，有抑制中樞神經作用，而產生鎮靜（嗜睡）副作用。
   (2) 第一代抗組織胺藥結構類似 Atropine，易產生抗膽鹼作用，例如口乾舌燥、鼻黏膜乾燥或眼球乾燥。

2. 臨床用途
   (1) **治療過敏症狀**。
   註：**急性過敏反應**，常有低血壓、氣喘、休克等症狀，應注射 Epinephrine **為首選**，立即穩定血壓(α_1)、恢復心跳(β_1)及緩解氣喘(β_2)。
   (2) 降低微血管通透性，治療感冒引起之鼻塞、流鼻水。
   (3) 抑制中樞：第一代 H_1 拮抗劑有鎮靜、**止吐及抗動暈症作用**。
   (4) **抗膽鹼性作用**：產生類 Atropine 作用，輔助**治療巴金森氏病**。

(5) 局部麻醉、**止癢**：阻斷 Na^+通道抑制神經傳導，具局部麻醉作用，有止癢效果。

3. 副作用

(1) **鎮靜**、嗜睡及中樞抑制作用，應避免開車或機械操作以及與**酒精**或鎮靜安眠藥併服。

(2) **抗膽鹼性作用**：類 Atropine 作用，**口乾舌燥**。

(3) **低血壓**及心跳過速。

4. 藥物

藥物	作用機轉與臨床用途
· Diphenhydramine (Benadryl®、Vena®)	治療**過敏、動暈症**
· Dimenhydrinate (Dramamine®)	強效抗動暈症
· Meclizine (Bonamine®) · Cyclizine (Marzine®)	輕微鎮靜，有治療動暈症、止吐作用。有**致畸胎作用，孕婦禁用**
· Cyproheptadine (Periactin®)	治療過敏性鼻炎，另因**拮抗 5-HT 受體**可刺激食慾而增加體重（兒科感冒常用藥）
· Chlorpheniramine (Chlor-Trimeton®)	長效型，治療過敏、過敏性鼻炎
· Promethazine (phenergan®)	有效明顯的抗副交感神經作用

(二) 第二代抗組織胺藥物

藥物	作用機轉與臨床用途	注意事項
· Loratadine (Clarityne®) · Fexofenadine (Allegra®) · Cetirizine (Zyrtec®) · Acrivastine (Semprex®)	A. 因脂溶性低，**不會進入 CNS，故無鎮靜作用** B. 藥效長，起效慢 C. 二代抗組織胺藥結構不似 Atropine，較無抗膽鹼作用，不會口乾舌燥	Terfenadine、Astemizole 與抗黴菌劑 (ketoconazole)、**巨環類抗生素、葡萄柚汁**等 CYP3A4 抑制劑併用時會產生致命性藥物交互作用（註：Terfenadine 及 Astemizole 於美國及台灣已下市）

五、H_2 受體阻斷劑

1. 作用機轉與臨床用途：拮抗胃壁細胞的 H_2 受體，減少胃酸分泌，治療**消化性潰瘍**、胃酸分泌過多、逆流性食道炎。
2. 藥物：此類藥物藥名大都為-tidine。

藥物	作用機轉與臨床用途	類似藥
· Cimetidine (Tagamet®)	A. 具有**抗雄性素作用**，導致男性女乳症、陽萎及乳漏症 B. **抑制肝臟細胞色素 P-450 活性**：降低其他藥物代謝，提高其他藥物血中濃度、活性或副作用	Ranitidine (Zantac®)、Famotidine (Gaster®)，為新一代藥物，不具抗雄性素作用，不會產生抑制肝臟代謝的作用，也不影響其他藥物的作用，但有頭痛的副作用

4-2 血清素

一、生合成、分布及代謝

1. 血清素在體內分布情形：90%存在胃腸道嗜鉻細胞和腸神經元，5~8%在血小板，2~5%位於中樞神經系統。
2. 其合成過程和 NE 相當類似，是經由酵素催化而成，其原料為色胺酸(tryptophan)，而非酪胺酸(tyrosine)。經由 **A 型單胺氧化酶(MAO_A)分解而代謝**。

二、血清素受體及其生理作用

1. 受體種類：5-HT 受體主要有七種亞型($5\text{-}HT_{1\sim7}$)，分別是 $5\text{-}HT_1$、$5\text{-}HT_2$、$5\text{-}HT_3$、$5\text{-}HT_4$ 及 $5\text{-}HT_{5\sim7}$，其中 $5\text{-}HT_1$ 受體可再細分成六種亞型。
   (1) **$5\text{-}HT_{1A}$ 位於突觸前**。
   (2) $5\text{-}HT_2$ 受體存在**胃腸道**、子宮、支氣管等器官中。
   (3) $5\text{-}HT_3$ 受體位於**化學受體激發區**(chemoreceptor trigger zone, CTZ)、延髓嘔吐中樞等。
   (4) **$5\text{-}HT_4$ 受體**存在於中樞及**胃腸道**中，活化時會興奮中樞神經及促進**腸胃蠕動**。
2. 生理作用
   (1) 中樞神經傳遞物質：**5-HT 可提高情緒**，有鎮痛作用、**食慾降低**、**性慾降低**及增進睡眠。
   (2) **腦中血清素低**，會有**憂鬱傾向**，憂鬱者常會有**自殺念頭**。
   (3) 調節內分泌系統：增加 GH、prolactin、ACTH、TSH、FSH、LH 等激素的分泌，抑制性激素影響性慾。
   (4) 平滑肌：平滑肌收縮，造成下痢及支氣管痙攣症狀。

(5) **促進血小板凝集**：血小板表面有 5-HT$_2$ 受體，血管受傷，血小板釋出 5-HT，活化此受體促進血小板凝集形成血栓。

(6) **為發炎介質之一**：可引發白血球趨化性及紅、腫、熱、痛等發炎反應等。

(7) 血清素與情緒和心理健康有關，且是正面的情緒，包括身心康泰感、自信心等。血清素是睡得深且酣甜的基本要素。

(8) 跟**血清素有關的疾病有：偏頭痛**、**憂鬱症**、**焦慮**、思覺失調症、**噁心**、嘔吐、胃食道逆流等。

三、藥物分類

(一) 5-HT 受體致效劑

藥物	作用機轉與臨床用途
· Buspirone (Buspar®)	5-HT$_{1A}$ **受體部分致效劑**，用於**抗焦慮**和**抗憂鬱藥**
· Sumatriptan (Imigran®)	屬麥角生物鹼類，為 5-HT$_{1B}$ 與 5-HT$_{1D}$ 受體作用劑，可使顱內小血管收縮並抑制 P 物質等釋放，用於治療**偏頭痛**
· Ergotamine (Ergomar®) · Dihydroergotamine (Seglor®)	5-HT$_{1D}$ 受體作用劑，改善偏頭痛，因 **Ergotamine 口服吸收不佳，Caffeine 可幫助吸收**，增強藥物。兩者之合併製劑商品名稱為 Cafergot®
· Metoclopramide (Maxolon®) · Mosapride	**5-HT$_4$ 受體作用劑及 Dopamine 受體拮抗劑**，活化胃腸道中的 5-HT$_4$ 受體，增加腸道 Ach 釋放，增加胃腸道的蠕動。用於**治療胃食道逆流**
· Dexfenfluramine · Fenfluramine	5-HT$_{2B}$ 受體作用劑，可降低食慾，作為減肥藥品，會引起嚴重心血管副作用而下市
· Locarserin	5-HT$_{2C}$ 受體活化劑，作用於下視丘前黑皮素原神經元(pro-opiomelanocortin)食慾抑制核，引起罹癌風險，已下市

(二) 5-HT 受體拮抗劑

藥物	作用機轉與臨床用途
· Ondansetron (Zofran®)	**5-HT_3 受體拮抗劑**，拮抗化學受體激發區之 5-HT_3 受體，**治療化療引起的嘔吐**
· Ketotifen (Athmin®)	5-HT_2 受體拮抗劑，治療氣喘
· Methysergide	5-HT_2 受體拮抗劑，**預防偏頭痛**

(三) 提高突觸間 5-HT 濃度

用於抗憂鬱症：

藥物	作用機轉與臨床用途
· Moclobemide	選擇性抑制 A 型單胺氧化酶(MAO_A)，提高突觸間 NE 及 5-HT 濃度，用於治療憂鬱症
· Fluoxetine (Prozac®)	選擇性抑制 5-HT 回收(SSRI)，用於治療憂鬱症
· Imipramine (Tofranil®)	為三環抗憂鬱劑，可減少 NE 和 5-HT 再回收

4-3 前列腺素與白三烯素

一、生合成及代謝

當細胞受物理化學或傷害刺激時，會活化細胞膜上的磷脂酶 A_2 (phospholipase A_2, PLA_2)，PLA_2 會從細胞膜的磷脂質(phospholipids)分離產生花生四烯酸(arachidonic acid, AA)，花生四烯酸再進一步經由**環氧化酶**(cyclooxygenase, COX)、**脂氧化酶**(5-lipoxygenase, LO)等酵素催化成各類**前列腺素**(prostaglandins, PGs)、**血栓素** A_2 (thromboxane, TXA_2)、**各類白三烯素**(leukotrienes, LTs)如圖 4-1 所示。這些物質然後引發細胞下一步的生理反應，例如：血小板內產生血栓素 A_2 (thromboxane A_2,

TXA_2)，可促進**血小板凝集及血管收縮**；另外在血管壁細胞則合成 PGI_2，可使血管擴張及抑制血小板的凝集。

環氧化酶(cyclooxygenase, COX)目前目前發現**有二種類型**：

1. COX-1（第一類環氧化酶-1）：分布極廣，為**正常生理活性所需**的酶，存於大部分細胞內，維護正常生理機能，其功能有(1)**促進胃腸道合成 PGE_1**，可抑制胃酸分泌，**保護胃黏膜**；(2)**激活血小板凝集**；(3)**擴張腎血管**，**維持腎功能**；(4)促進巨噬細胞分化等。
2. COX-2（第二類環氧化酶-2）：為**病理性誘生酶，當有組織受傷害時會釋出發炎介質到受傷旁細胞**，誘導細胞大量製造 COX-2，合成前列腺素等發炎介質，導致**發炎**、**發燒**和**疼痛反應**。

花生四烯酸(AA)經脂氧化酶(lipoxygenase, LO)作用後，最後產生 LTB_4、LTC_4、LTD_4、LXA_4 等化學趨化物，總歸其生理反應為(1)**免疫反應**、(2)**氣喘反應**。

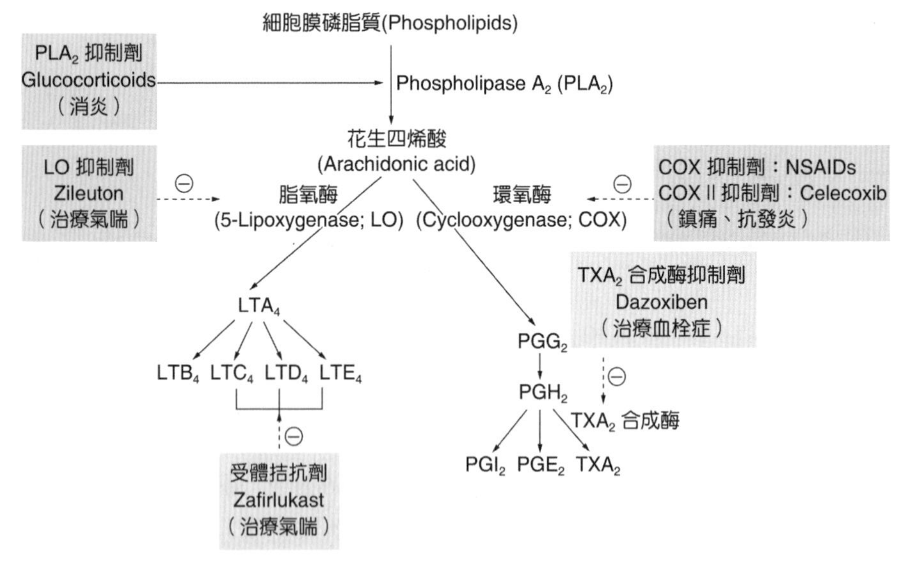

圖 4-1　前列腺素與白三烯素生合成及藥物

二、前列腺素與白三烯素之生理作用

作用部位	作用方式	前列腺素及白三烯素
血管	**舒張平滑肌**，抑制血小板凝集（血管壁受傷時，則無法分泌 PGI_2）	PGI_2
血小板	血管受傷，產生凝血酶(thrombin, IIa)或血小板碰到血管內皮的膠原蛋白時，血小板會開始製造 TXA_2，促進更多的血小板凝集，也會使**血管收縮**	TXA_2
	抑制血小板凝集	PGE_1、PGI_2
支氣管	平滑肌收縮	LTC_4、LTD_4
	支氣管擴張	PGE_2
生殖器官	**催產**，引起**子宮收縮**	PGE_2、PGF_2
	女性月經週期時，使子宮肌收縮造成**痛經，可用 NSAIDs 來緩解**	PGE_2、PGF_2
免疫系統	使體溫升高，可以解熱劑來降溫，如 Aspirin	PGE_1、PGE_2
開放性動脈導管	胎兒在母體時擴張動脈導管	PGE_2、PGI_2
	出生後，則動脈導管會萎縮閉合成動脈韌帶。新生兒若無法閉合，將危及生命，可用 Indomethacin 抑制 PGE_2 及 PGI_2 合成	PGE_2、PGI_2
胃	**抑制胃酸的分泌，增加黏膜保護作用**	PGE_1、PGE_2

三、臨床用藥

(一) 前列腺素類似劑

藥物	作用機轉與臨床用途
・Misoprostol (Cytotec®)	為 **PGE_1 類似劑**，藉由抑制胃酸分泌，而治療 NSAIDs 引起之**消化性潰瘍**。因其可使子宮收縮，故與 Mifepristone (RU486)合併作為墮胎藥。此藥孕婦禁用
・Alprostadil (Muse®)	為 PGE_1 類似劑，能**治療男性性功能障礙及改善新生兒肺動脈狹窄**
・Dinoprostone（PGE_2 **類似劑**） ・Dinoprost（$PGF_{2\alpha}$ 類似劑） ・**Carboprost (Hemabate®)** （$PGF_{2\alpha}$ 類似劑） ・**Sulprostone (Nalador®)（PGE_2 類似劑）**	可作為**催產或墮胎藥**
・Iloprost	為 PGI_2 類似劑，治療末梢血管血栓
・Epoprostenol (Flolan®)	為 PGI_2 類似劑，可治療**肺性高血壓**
・Latanoprost (Xalatan®)	為 **$PGF_{2\alpha}$ 類似劑**，可**治療青光眼**

(二) 合成酶抑制劑

大多數為 NSAIDs 藥物，能同時**抑制** COX-1 和 COX-2，所以具有**解熱**、**鎮痛**和**抗發炎**的效果。

1. 抑制 COX-1
   (1) 胃保護作用減少，易引起胃潰瘍。
   (2) **抑制血小板凝集**。
   (3) 腎血流減少，易引起**腎傷害**、腎衰竭，造成需洗腎。
   (4) 抑制噬細胞分化，**減少發炎反應**。

2. 抑制 COX-2：**使前列腺素製造減少**，所以具有解熱、鎮痛和抗發炎的效果。

藥物	作用機轉與臨床用途	副作用
· Aspirin	為環氧化酶(COX)抑制劑，水溶性好，抑制胃壁細胞 PGE_2 的合成，易導致消化性潰瘍 · 低劑量（100mg／天）：Aspirin 大都分布在血中，使血小板內的 COX-1 受到乙醯化，產生不可逆抑制作用，因此抑制血小板合成前列腺素(TXA_2)的能力。所以**低劑量 Aspirin 可用於預防栓塞性中風及心肌梗塞** · **高劑量**：除影響血小板外，血中高 Aspirin 濃度，**會影響血管內皮細胞合成 PGI_2 的量減少**，反而使血管平滑肌舒張及抑制血小板凝集的能力下降。但**高劑量** Aspirin 具有解熱、鎮痛、**抗發炎**的能力	· **兒童因病毒感染引起的發燒**，如水痘、B 型流行性感冒，**不宜使用** Aspirin，以免產生**雷氏症候群**(Reye's syndrome)，導致病童肝臟及腦病變而急性死亡（死亡率 20~40%） · 病人如需手術，術前 1~2 週應停止使用 Aspirin，避免術後易出血不止
· Celecoxib (Celebrex®) · Meloxicam (Mobic®)	選擇性 **COX-2 抑制劑，可阻斷前列腺素之生合成**	只抑制 COX-2，對 COX-1 無作用，故較**無胃潰瘍及腎傷害之副作用**

藥物	作用機轉與臨床用途	副作用
糖皮質素 (glucocorticoids) 或類固醇	抑制 PLA_2 酵素，使花生四烯酸無法產生，則其後環氧化酶(COX)及脂氧化酶(LO)皆無原料可加工產出前列腺素(PGs)、血栓素 A_2 (TXA_2) 和白三烯素(LTs)。因此類固醇具有抑制免疫反應、抑制氣喘反應、解熱鎮痛和抗發炎活性	易造成胃潰瘍、腎傷害（月亮臉、水牛肩）
· Dazoxiben	抑制血栓素合成酶，用於治療抗血小板凝集之血栓症	
· Zileuton (Zyflo®)	**抑制脂氧化酶，用於治療氣喘**（自三烯素調節劑）	

(三) 受體拮抗劑（藥名字根-lukast）

Zafirlukast (Accolate®)及 Montelukast 是**白三烯素 D_4 (LTD_4) 受體的拮抗劑，能用來治療氣喘**。

4-4 血管收縮素

一、生合成與作用

1. 當腎血流不足時，會刺激腎元近腎絲球器分泌腎素(Renin)，腎素會將肝臟製造的血管收縮素原(angiotensinogen)水解成血管收縮素 I (angiotensin I, Ag I)，而血管收縮素 I 再經由肺臟及腎臟內皮細胞內的血管收縮素轉換酶(angiotensin converting enzyme, ACE)再水解成血管收縮素 II (angiotensin II, Ag II)（圖 4-2）。

2. 血管收縮素 II 隨著血液循環到各器官，與各器官的血管收縮素 II 受體結合，引發後續生理反應，包括：促使周邊小動脈血管收縮作用、促進腎上腺醛固酮(aldosterone)的釋出、刺激腦下腺抗利尿激素(ADH)的分泌、增加交感神經活性等。導致體內水分滯留增加、收縮周邊小動脈和增加心跳速率。整體結果：增加血容積及血壓上升，暫時改善周邊的血液循環。

3. 接著血管收縮素 II 被分解成活性較弱的血管收縮素 III 與 IV。

4. 血管收縮素 II (Ag II)也會抑制腎素的釋出，因此提供此系統的負迴饋作用。從腎素經過血管收縮素到醛固酮的循環及其相關的負迴饋路徑，即為腎素－血管收縮素－醛固酮系統(renin-angiotensin-aldosterone system, RAAS）。

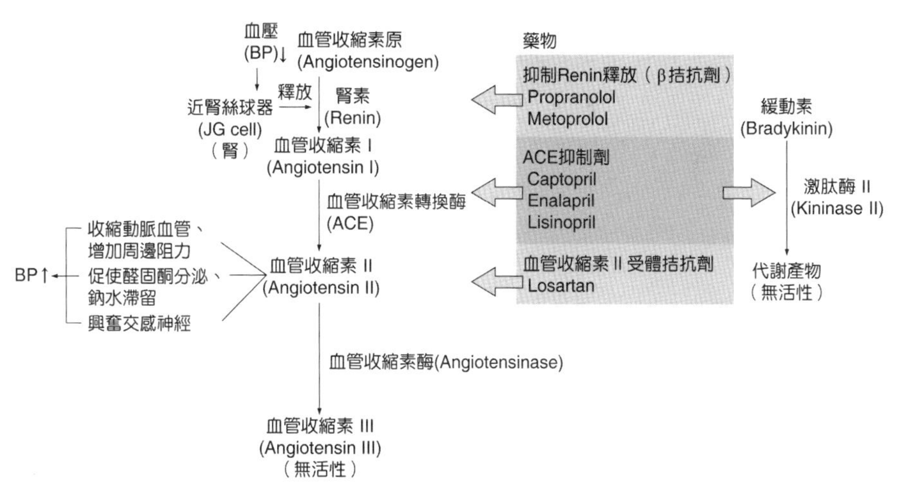

圖 4-2 腎素－血管收縮素－醛固酮系統及藥物

二、影響腎素－血管收縮素－醛固酮系統的藥物

(一) 腎素抑制劑

藥物	作用機轉與臨床用途	副作用
· Aliskiren	· 作用機轉： A. 直接抑制血中腎素(renin)轉化血管收縮素原(angiotensinogen)轉換成血管收縮素 I (Ag I)的作用，降低血管收縮素 I 的形成，即可抑制血管收縮素 II (Ag II)，達到降血壓作用。 B. 所有抑制 RAA 系統的藥物（包含腎素抑制劑），會壓制負迴饋路徑，會使腎臟分泌腎素的總量上升，進一步使得血漿中的腎素活性上升，此種腎素活性上升現象亦可見於利尿劑使用之後，而已知血漿腎素活性與心肌梗塞和腎臟衰竭呈正相關。 · 臨床用途：降血壓	腹痛、腹瀉、噁心
· **Propranolol** (Inderal®)（β 拮抗劑） · **Metoprolol** (Lopressol®) · **Atenolol** (Tenormin®)（如選擇性 β_1 拮抗劑）	近腎絲球器的 β_1 受體拮抗劑，藉由減少腎素釋放，而抑制 R-A-A 系統，臨床用於治療高血壓	

(二) 血管收縮素轉化酶抑制劑(Angiotensin-Converting Enzyme Inhibitors, ACEI)

藥物	作用機轉與臨床用途	副作用
· Captopril (Capoten®) · Enalapril (Vasotec®) · Benazepril (Lotensin®) · Lisinopril (Zestril®)	· 作用機轉：抑制血管收縮素轉換酶(ACE)的作用，使(Ag I)轉變成(Ag II)的作用減少，減少血管收縮素 II (Ag II)的產量；另外，可抑制血管收縮素轉化酶 II(Kininase II)，減慢緩動素的代謝，增強血管擴張作用。本類藥物之藥名稱以"pril"（音似「普立爾」）為字尾 · 臨床用途：用於治療高血壓、充血性心衰竭及心肌梗塞	咳嗽（乾咳）、急性腎衰竭

(三) 血管收縮素 II 受體拮抗劑

藥物	作用機轉與臨床用途	副作用
· Lo<u>sartan</u> (Cozaar®) · Val<u>sartan</u> (Valzaar®) · Telmi<u>sartan</u> (Telminorm®) · LIrbe<u>sartan</u> (Aprovel®) · Olme<u>sartan</u> (Benicar®)	· 作用機轉：**選擇性血管收縮素 II 受體(AT_1)受體拮抗劑**，阻斷 Ag II 與 AT_1 受體結合。降低血管收縮素 II 生理反應 · 臨床用途：用於治療高血壓及充血性心衰竭	頭痛、暈眩、腹瀉，但不會有咳嗽的現象

4-5 緩動素(Bradykinins, BK)

一、生合成及分解

當血管受傷，緩動素(BK)之前驅物動素原(kininogen)經一連串酵素活化，**使血液凝固，並釋出 BK，引起發炎反應**，最後 BK 被迅速分解。分解酶有兩種：(1)動素酶 I (kininase I)存在血漿中；(2)kininase II 又稱為血管收縮素轉化酶(ACE)。

二、生理作用

1. 血管擴張引起血壓下降，bradykinin 是自泌素中最強力的血管擴張劑。
2. 增加微血管的通透性，造成水腫；bradykinin 也是發炎媒介物之一。
3. 刺激神經末梢產生痛覺，緩動素對內臟及皮膚而言是強力引痛劑。
4. 可能是某些 ACEI 使用者，會產生乾咳的原因物質。

三、影響緩動素的藥物

藥物	作用機轉與臨床用途	副作用
‧ Captopril (Capoten®) ‧ Enalapril (Vasotec®)	屬於血管收縮素轉化酶抑制劑(ACEI)，用於治療高血壓	乾咳、噁心
‧ Aprotinin (Trasylol®)	緩動素的拮抗劑。臨床用於治療急性胰臟炎釋出緩動素(BK)及增滲素(kallidin)引起之低血壓休克	嚴重腎臟及心血管毒性

QUESTION 題｜庫｜練｜習

1. 下列何者是治療蕁麻疹之抗組織胺藥物？(A) Cimetidine (B) Diphenhydramine (C) Doxepin (D) Triamcinolone （94士檢一）

解析 (A) Cimetidine：H_2受體抑制劑，抑制胃酸分泌；(B) Diphenhydramine：H_1受體抑制劑，抗組織胺；(C) Doxepin：三環抗鬱劑，減輕精神或神經精神障礙所引起的憂鬱和焦慮不安，亦可阻斷H_1和H_2接受體，具強力抗組織胺的作用；(D) Triamcinolone：類固醇。

2. Astemizole與erythromycin一起服用會產生嚴重的心律不整，是因為erythromycin：(A)抑制astemizole的代謝 (B)促進astemizole的代謝 (C)抑制astemizole的吸收 (D)促進astemizole的吸收

解析 會抑制肝臟細胞色素P-450活性，降低活性者應記5個藥物：Cimetidine、Isoniazid、Erythromycin、Chloramphenicol及葡萄柚汁。 （94四技）

3. 下列何者是用於墮胎之前列腺素衍生物？(A) Alprostadil (B) Dinoprostone (C) Latanoprost (D) RU486 （94師檢一）

解析 (A) Alprostadil：PGE_1，治療陽萎；(B) Dinoprostone （PGE_2的類似物）可作為催產或墮胎藥；(C) latanoprost ：$PGF_{2\alpha}$類似物，收縮睫狀肌，治療青光眼；(D) RU486：墮胎藥。

4. 下列何種抗組織胺藥物最無中樞鎮靜作用？(A) Brompheniramine (B) Diphenhydramine (C) Loratadine (D) Promethazine

解析 Loratadine為H_1受體抑制劑，屬抗組織胺，為第二代藥物，不會通過BBB，較無嗜睡的副作用。(A)(B)(D)為第一代藥物，會通過BBB，有嗜睡的副作用。 （94師檢二）

5. 下列鎮吐劑，何者是屬於抗組織胺類藥物？(A) domperidone (B) meclizine (C) metoclopramide (D) ondansetron （94專普一）

解析 (A) domperidone：多巴胺受體拮抗劑：作用於腦部，鎮吐作用。阻斷胃腸壁多巴胺接受器，促進胃腸道的蠕動；(B) Meclizine：第一代H_1受體抑制劑；(C) Metoclopramide：多巴胺受體拮抗劑；(D) Ondansetron：$5\text{-}HT_3$受器拮抗劑。

解答： 1.B 2.A 3.B 4.C 5.B

6. 下列何種抗組織胺藥物與紅黴素(erythromycin)併用會產生致命的心律不整？(A) brompheniramine (B) diphenhydramine (C) promethazine (D) terfenadine （94專普一）

解析 紅黴素(erythromycin)與Astemizole或Terfenadine過敏藥物合用的話，則可能會產生嚴重心律不整。Terfenadine已下市。

7. 抗組織胺(Antihistamine)最常見副作用是：(A)中樞抑制作用 (B)血壓下降 (C)過敏潮紅 (D)水腫 （95專普一）

8. 下列何種藥物對暈車無效？(A) Chlorpromazine (B) Cyclizine (C) Hyoscine (Scopolamine) (D) Diphenhydramine （95專普一）

解析 (A) Chlorpromazine：三環抗憂鬱劑；(C) Hyoscine (Scopolamine)：抗膽鹼，唯一非屬抗組織胺有效的暈車暈船藥；(B)(D) Cyclizine與Diphenhydramine皆為抗組織胺，可治療動暈症。

9. 下列何種 H_1 抗組織胺藥物產生嗜睡的副作用最低？(A) Acrivastine (B) Promethazine (C) Cyclizine (D) Chlorpheniramine （96專普一）

解析 (A) Acrivastine：第二代 H_1 抗組織胺，有較低的鎮靜作用；(B)(C)(D)為第一代，會通過BBB。

10. H_1 抗組織胺無法有助於緩解下列何種病症或症狀？(A)失眠症 (B)梅尼爾氏症(Meniere's disease) (C)暈車、暈船 (D)蕁麻疹

解析 梅尼爾氏症候群是一種內耳病變所導致的平衡功能失調，是一影響聽力及平衡的「內耳疾病」，以陣發性眩暈、耳鳴為主要特徵性表現，伴隨有進行性聽力喪失。 （96專普二）

11. 服用組織胺 H_1 接受體拮抗劑造成食慾增加的副作用，其作用機轉來自於抑制：(A)血清素接受體 (B)膽鹼素接受體 (C)多巴胺接受體 (D) α-腎上腺素接受體 （97專高二）

解析 拮抗血清素(5-HT)接受體可刺激食慾而增加體重（幫助記憶觀念：5-HT與情緒有關，腦中5-HT濃度高，情緒比較好。拮抗5-HT受體，憂鬱作用增強，食慾增加）。

解答： 6.D 7.A 8.A 9.A 10.B 11.A

12. 有關第二代H_1抗組織胺藥物的敘述，下列何者正確？(A)會進入中樞神經系統　(B)會產生口乾的副作用　(C)較不會產生嗜睡作用　(D)不經肝臟P450酵素代謝　(97專普二)

解析 第二代H_1抗組織胺具有較低的脂溶性，因此較不易進入大腦，比較不會造成鎮靜、嗜睡、口乾舌燥等副作用。

13. Eicosanoids在合成prostaglandins的過程中需要何種酵素的參與？(A) Lipoxygenase　(B) Phospholipids　(C) Cyclooxygenase-1　(D) Cyclooxygenase-2　(93專普二；98專高二)

14. 有關Promethazine的敘述，下列何者錯誤？(A)屬於弱效H_1抗組織胺藥物　(B)具有抗嘔吐作用　(C)避免與酒類併服　(D)廣用於枯草熱、蕁麻疹　(98專普一)

解析 Promethazine為強效H_1抗組織胺藥物。

15. 有關興奮Histamine H_1受體所造成的症狀，下列何者錯誤？(A)產生血管收縮　(B)產生支氣管平滑肌收縮　(C)引起搔癢及疼痛　(D)增加鼻腔黏膜分泌　(98專普二)

解析 會產生血管舒張，造成低血壓。

16. 第一代H_1抗組織胺較常見的副作用為何？(A)食慾不振　(B)高血壓　(C)視力模糊　(D)嗜睡　(99專普一)

17. 下列何種組織胺H_1接受體拮抗劑的中樞神經毒性較小？(A) Fexofenadine　(B) Chlorpheniramine　(C) Hydroxyzine　(D) Promethazine　(99專高一)

解析 Fexofenadine為第二代H_1抗組織胺，有較低的鎮靜作用。其他皆為第一代，會通過BBB。

18. 有關使用H_1抗組織胺藥物的注意事項之敘述，下列何者錯誤？(A)禁止駕駛　(B)禁止飲用酒類　(C)哺乳期間婦女可放心服用　(D)避免與葡萄柚汁併用　(99專普二)

解答： 12.C　13.C　14.A　15.A　16.D　17.A　18.C

19. 服用H_1抗組織胺產生口乾、尿滯留、心跳加快等現象，是來自於下列何種作用？(A)抗腎上腺作用 (B)抗膽鹼作用 (C)抗多巴胺作用 (D)抗血清作用 （99專普二）

20. 下列何種藥物最常用於預防暈車或暈船症？(A)Promethazine (B) Doxylamine (C) Chlorpheniramine (D) Cyclizine （99專高二）

21. 下列何者不是前列腺素E_2(PGE_2)的作用機轉？(A)抑制胃酸分泌 (B)具有催產作用 (C)具血管舒張作用 (D)具支氣管收縮作用 （99專高二）

22. 下列何種第一代H_1抗組織胺藥物具有較明顯的抗副交感神經作用？(A) Brompheniramine (B) Chlorpheniramine (C) Diphenhydramine (D) Promethazine （100專普一）

23. 下列何物質會抑制血小板的活化凝集？(A) ADP (B) Epinephrine (C) Thrombin (D) Prostacyclin (PGI_2) （100專普一）

24. 有關Histamine受體的敘述，下列何者正確？(A) H_1受體與胃酸分泌有關 (B) H_2受體與過敏有關 (C) H_3受體與中樞神經傳導有關 (D) H_1、H_2、H_3受體皆與過敏有關 （100專普二）

解析 H_1受體與發炎、過敏反應有關，H_2受體與胃酸分泌有關，H_3受體與中樞神經傳導有關。

25. 青光眼患者應避免使用下列何種藥物？(A) Fexofenadine (B) Cimetidine (C) Loratadine (D) Cyclizine （100專普二）

解析 Cyclizine是第一代抗組織胺，有抗膽鹼的副作用（口乾、舌燥），能通過BBB，也能通過眼球構造，造成抗膽鹼作用（散瞳），不利眼房水的排出。

26. Diphenhydramine為第一代抗組織胺藥物，與第二代抗組織胺藥物的差別在於diphenhydramine：(A)對H_2受體親和力較大 (B)不具anticholinergic作用 (C)有較強的鎮靜作用 (D)不具局部麻醉作用 （101專高一）

解答： 19.B 20.D 21.D 22.D 23.D 24.C 25.D 26.C

27. 有關Fexofenadine的敘述，下列何者錯誤？(A)為Terfenadine活性代謝物 (B)具心臟毒性 (C)適用於肝功能不全的病人 (D)腎功能不良者須減量 （101專普一）

28. 下列藥物可用於新生兒心臟手術之前，以維持動脈導管開放(patent ductus arteriosus)之作用？(A) dinoprostone (B) latanoprost (C) misoprostol (D) alprostadil （101專高二）

解析 Alprostadil(PGE_1)，PGE_1有弛緩血管平滑肌的作用，可增加血流量。

29. 市售感冒成藥通常含有下列何種藥物？(A) H_1抗組織胺藥物 (B) H_2抗組織胺藥物 (C) epinephrine (D) corticosteroids （101專普二）

30. 下列何種第一代H_1抗組織胺藥物兼具抗血清素作用？(A) cyproheptadine (B) triprolidine (C) meclizine (D) brompheniramine （101專普二）

解析 Cyproheptadine：第一代H_1抗組織胺藥，因其也拮抗5-HT受體可刺激食慾而增加體重（兒科感冒常用藥）。

31. 某病人陳述因飲食不當，誘發全身過敏性蕁痲疹。其治療之口服處方為Fexofenadine，此藥物為下列何種自泌素之拮抗劑？(A)血清素(serotonin) (B)組織胺(histamine) (C)前列腺素(prostaglandin) (D)緩激肽(bradykinin) （104專高二）

解析 Fexofenadine為第二代抗組織胺藥物。

32. 自泌素(autacoids)相關用藥Misoprostol可誘發子宮強烈收縮，其主要作用機制為何？(A)阻斷thromboxane (TX) A_2的生合成 (B)阻斷前列腺素I_2的生合成 (C)刺激前列腺素E_1的受體 (D)刺激前列腺素F_2的受體 （104專高二）

解答： 27.B 28.D 29.A 30.A 31.B 32.C

解析 (A) TXA_2（血栓素A_2）：血小板內產生，可促進血小板凝集及血管收縮；(B)前列腺素I_2(PGI_2)：血管壁細胞分泌PGI_2，可使血管擴張及抑制血小板的凝集；(C)前列腺素E_1(PGE_1)：胃合成可抑制胃酸分泌、子宮收縮、Misoprostol：為PGE_1類似劑；(D)子宮內有PGF_2受體，在妊娠子宮、PGE_1與$PGE_{2\alpha}$皆會造成子宮收縮，Misoprostol為PGE_1類似藥。

33. 自泌素(autacoids)相關之白三烯素(leukotriene)，其受體拮抗藥物montelukast與zafirlukast，目前在臨床上主要治療之適應症為何？(A)過敏性氣喘 (B)高血壓 (C)心律不整 (D)蕁麻疹 （105專高一）

34. 下列何者不屬於組織胺H_1受體拮抗劑的臨床用途？(A)過敏反應 (B)胃潰瘍 (C)暈車、暈船 (D)噁心、嘔吐 （105專高一）

解析 治療胃潰瘍為H_2受體拮抗劑的臨床用途。

35. 前列腺素的衍生物中，哪一個對改善男性陽痿(impotence)最有效？(A) Epoprostenol (B) Alprostadil (C) Dinoprostone (D) Latanoprost （105專高二）

36. 下列何者不是組織胺H_1受體拮抗劑的治療用途？(A)動暈症 (B)失眠症 (C)季節性鼻炎 (D)心絞痛 （105專高二）

37. 下列何者屬於thromboxane A_2的藥理作用？(A)抑制血小板聚集 (B)促進支氣管舒張 (C)抑制子宮平滑肌收縮 (D)促進血管收縮 （106專高一）

解析 thromboxane A_2又稱血栓素A_2，屬於血栓素的一種，其功能可促進血小板凝集及血管收縮。

38. 下列何種抗胃潰瘍藥物有抑制肝臟細胞色素P450 (cytochrome P450)的作用？(A) Ondansetron (B) Cimetidine (C) Nizatidine (D) Ranitidine （106專高一）

解析 Cimetidine、Isoniazid、Erythromycin、Chloramphenicol及葡萄柚汁等，會抑制細胞色素P-450之數量，降低藥物代謝，而增加藥物之濃度及藥效，也可能增加其毒性。

解答： 33.A 34.B 35.B 36.D 37.D 38.B

39. 神經內科病人陳述時常嚴重單側頭痛，確診後為偏頭痛(migraine)。其治療處方為sumatriptan，可使腦血管收縮，緩解頭痛。此藥物為下列何種自泌素之致效劑(agonist)？(A)前列腺素(prostaglandin) (B)組織胺(histamine) (C)血清素(serotonin) (D)緩激肽(bradykinin) （106專高二）

解析 sumatriptan屬麥角生物鹼類，為5-HT_{1B}（血清素）受體作用劑，可使顱內小血管收縮並抑制P物質等釋放，用於治療偏頭痛。

40. 在耳鼻喉科與家醫科門診，針對過敏性鼻炎與氣喘患者，處方以Zileuton治療，此藥物主要抑制下列何種酵素？(A) cyclooxygenase (COX) (B) angiotensin-converting enzyme (ACE) (C) lipoxygenase (LOX) (D) adenylate cyclase (AC) （107專高一）

解析 Zileuton能抑制脂氧化酶(lipoxygenase, LOX)，用於治療氣喘。

41. 有關第一代H_1組織胺(histamine)受體拮抗劑（如Chlorpheniramine與Diphenhydramine），其主要副作用之敘述，下列何者錯誤？(A)口乾舌燥 (B)嗜睡或精神不濟 (C)排尿不順或尿液滯留 (D)高血壓 （107專高一）

42. 血管緊縮素轉換抑制劑(ACE inhibitor)，除可降血壓外亦可用於鬱血性心臟衰竭(CHF)，下列敘述何者錯誤？ (A)會減少緩激肽(bradykinin)的代謝 (B)抑制aldosterone分泌而增加血中K^+濃度 (C)降低全身血管及肺臟血管阻力 (D) losartan屬於此類的代表藥物 （107專高二）

43. 有關H_1組織胺受體拮抗藥物(anti-histamine)的治療用途，下列何者錯誤？(A)過敏性疾病 (B)動暈症(motion sickness) (C)器官排斥作用 (D)失眠症 （108專高二）

44. 關節炎之發炎反應可用celecoxib加以治療，其較少引發胃腸道出血。此藥物主要阻斷何種自泌素之生合成？(A)緩激肽(bradykinin) (B)前列腺素(prostaglandin) (C)白三烯素(leukotriene) (D)組織胺(histamine) （109專高一）

解析 Celecoxib為選擇性COX-2抑制劑，抑制COX-2使前列腺素製造減少，所以具有解熱、鎮痛和抗炎的效果，較無胃腸道之副作用。

解答： 39.C 40.C 41.D 42.D 43.C 44.B

45. Buspirone治療慢性泛焦慮症，主要透過下列何種受體？(A)多巴胺1型(D_1) (B)血清素3型($5\text{-}HT_3$) (C) $GABA_A$ (D)血清素1_A型($5\text{-}HT_{1A}$) (111專高一)

解析〉為$5\text{-}HT_{1A}$受體致效劑，興奮突觸前的$5\text{-}HT_{1A}$受體，產生自體迴饋抑制作用，降低5-HT的釋放，緩解焦慮症狀。

46. 下列有關aspirin的作用中，何者所需要的劑量最高？(A)抗發炎 (B)止痛 (C)抗凝血 (D)退燒 (111專高一)

47. 下列抗組織胺藥物中，何者可用於改善蕁麻疹(Urticaria)症狀，亦常用於預防暈車暈船？(A) diphenhydramine (B) loratadine (C) fexofenadine (D) cetirizine (112專高二)

48. 下列藥物中，何者可以拮抗第一型angiotensin II (AT_1)受體，使小動脈及靜脈舒張，達到降血壓的效果？(A) Captopril (B) Felodipine (C) Aliskiren (D) Irbesartan (112專高三)

解析〉(A)可抑制血管收縮素轉化酶II (Kininase II)，減慢緩動素的代謝，增強血管擴張作用；(B)為鈣離子通道阻斷劑，使血管舒張；(C)直接抑制腎素活性(renin)而降壓。

解答：　45.D　46.A　47.A　48.D

作用於中樞神經系統的藥物

CHAPTER 05

出題率：♥♥♥

- 中樞神經傳遞物質
  - 中樞神經傳遞物質
  - 神經系統藥物之作用原理
- 中樞神經興奮劑
  - 致痙攣劑
  - 呼吸興奮劑
  - 精神興奮藥物
  - 致精神病藥物
- 鎮靜安眠藥與焦慮解除劑
  - 鎮靜安眠藥
  - 抗焦慮藥
- 抗精神病藥物
  - 疾病簡介
  - 藥物治療
  - 臨床用途
- 抗憂鬱症及躁症藥物
  - 疾病簡介
  - 抗憂鬱劑
  - 躁症治療劑
- 癲癇治療藥物
  - 疾病簡介
  - 藥物治療
- 帕金森氏病治療藥物
  - 疾病簡介
  - 藥物治療
- 阿茲海默氏病治療藥物
  - 疾病簡介
  - 藥物治療

Pharmacology

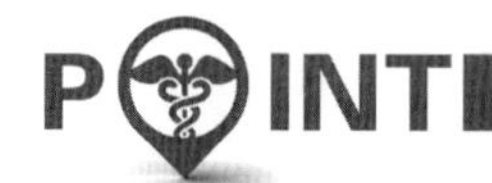

重｜點｜彙｜整

5-1 中樞神經傳遞物質

一、中樞神經傳遞物質

中樞神經藉由神經傳遞物質在突觸間傳遞訊息，中樞神經傳遞物質依化學結構可分為單胺類(monoamine)、胺基酸類(aminoacid)及胜肽類(peptides)三種（表 5-1）。

二、神經系統藥物之作用原理

神經系統的藥物即是藉由改變神經傳遞物質的傳遞作用，藉刺激或抑制細胞膜電位，以使神經系統出現興奮或抑制的情形。

表 5-1 重要之中樞神經傳遞物質及其主要的功能

分類	神經傳遞物質	主要功能
單胺類		
Dopamine **（有興奮性及抑制性作用）**		· **動作協調性之控制，抑制泌乳素分泌** · 與**帕金森氏病**、思覺失調症有關 · 負責大腦的情慾、感覺，也與成癮有關
5-HT (Serotonin) （有興奮性及抑制性作用）		· 與情緒控制、鎮痛、體溫調節、食慾、性活動、幻覺、睡眠、攻擊、暴力有關 · 可防止偏頭痛
NE (Norepinephrine) （興奮性作用）		· 情緒控制、清醒、自我表現、血壓調節

表 5-1 重要之中樞神經傳遞物質及其主要的功能（續）

分類	神經傳遞物質	主要功能
其他類		
Ach（興奮性為主，在心臟為抑制性）		·動作協調控制、與老年失智及學習記憶有關
胺基酸類		
抑制性	GABA	·與**癲癇、鎮靜安眠有關**
	Glycine	·與**痙攣有關**
興奮性	Glutamate	·與學習有關
	Asparate	·與神經受損有關
	Histamine	·與食慾、體溫調節有關
胜肽類		
P 物質(Substance P)		·與致痛物質有關
Endogenous opioid peptides		·與止痛、欣快感有關
Somatostatin		·可加強對 ACh 之抑制，與失智症有關

5-2 中樞神經興奮劑

中樞神經興奮劑能非選擇性地興奮中樞神經系統，提高其機能。使用時機為中樞神經處於抑制狀態或功能低下、紊亂時使用。臨床主要用途包括**甦醒藥**、**精神興奮劑**。根據其藥用部位可分為：

1. 興奮脊髓的藥物，即致痙攣劑，臨床用途不大。
2. 興奮延腦呼吸中樞的藥物，又稱呼吸興奮藥。
3. 興奮大腦皮層的藥物，屬精神興奮藥物，如咖啡因等。

這些藥隨著劑量的增加，中樞作用也隨之增強，過量會引起中樞廣泛興奮而導致驚厥。

中樞神經興奮作用的機轉，一般有二種：(1)阻斷神經末端的抑制作用，如致痙攣劑；(2)直接興奮神經，如呼吸興奮劑、精神興奮藥物。

一、致痙攣劑

藥物	作用機轉與臨床用途	副作用與禁忌
· Strychnine（馬前子鹼）	作用在脊髓，能拮抗甘胺酸(glycine)突觸後抑制作用，使運動神經的興奮性增加	中毒症狀有角弓反張
· Picrotoxin（印度防己鹼）	主要作用部位在腦幹，抑制GABA 釋放，拮抗 GABA 突觸前抑制作用，產生不對稱性的痙攣	

二、呼吸興奮劑

藥物	作用機轉與臨床用途	副作用與禁忌
· Doxapram (Dorpam®)	· 作用機轉：小量時會通過刺激頸動脈竇化學感受器，反射地興奮呼吸中樞而生效；大量時才直接作用於延腦呼吸中樞，使潮氣量加大，呼吸頻率增快 · 臨床用途：**全麻醉所引起的呼吸抑制或暫停**（刺激麻醉後病人之呼吸以加速甦醒，又稱**甦醒劑**），或自發呼吸強度弱，每分鐘通氣量不足者	頭痛、高血壓、呼吸困難、心律不整

三、精神興奮藥物

藥物	作用機轉與臨床用途	副作用與禁忌
Amphetamin (Dexedrine®)（安非他命）	‧作用機轉 A. 具**中樞及周邊興奮作用**。興奮中樞會產生興奮與欣快感、警覺心增強、不易疲勞、**食慾降低**；興奮周邊交感神經會產生**血壓上升**、心跳加快、支氣管擴張及散瞳 B. 促使中樞 Dopamine（多巴胺）釋放會增強邊緣系統活性，**易導致思覺失調症** C. 促使 NE 釋放 ‧臨床用途：過去用於治**昏睡病、注意力不足／過動症**及降低食慾，現已禁用	**欣快感**，長期服用會產生**耐藥性**、依賴性及**成癮性**。**為弱鹼性藥物，中毒時，可使用 NH_4Cl（氯化銨）或 Vitamin C 酸化尿液可加速排泄**
Methylphenidate (Ritalin®)	‧主要作用於大腦皮質，中樞興奮作用較弱，為 Amphetamine 衍生物 ‧臨床用途：用於**昏睡病、注意力不足／過動症**	
Cocaine（古柯鹼）	‧作用機轉：具中樞及周邊興奮作用。其機轉為**抑制神經傳遞物質**（Dopamine、NE (Norepinephine) 及 5-HT (serotonin)）**再回收**。興奮交感神經，產生心跳過速、血管收縮、高血壓等 ‧臨床用途：會**產生血壓上升之局部麻醉劑**及血管收縮劑	產生欣快感，長期使用會產生顫抖、驚厥、痙攣。濫用者會出現妄想、幻覺、譫妄等精神症狀。易成癮且被濫用，已禁用。孕婦使用會使胎盤血管收縮，造成胎兒體重過輕及腦部發育受損

藥物	作用機轉與臨床用途	副作用與禁忌
Methylxanthines （甲基黃嘌呤類） · 中樞神經興奮作用之比較：caffeine>theophylline>theobromine · 支氣管擴張作用之比較：theophylline>theobromine>caffeine	· 作用機轉 A. 此類主要成分有**咖啡鹼**(caffeine)、**茶鹼**(theophylline)及**可可鹼**(theobromine) B. 為**磷酸二酯酶抑制劑**(phosphodiesterase inhibitor, PDEI)，**增加細胞內 cAMP**，產生**中樞興奮**（咖啡鹼最強）、**心跳加快**(β_1)與**支氣管擴張**(β_2)（茶鹼類最強） C. 為**腺苷酸**(adenosine)**受體拮抗劑**，本藥拮抗 adenosine 在 A_1 受體所產生的抑制作用，故產生興奮作用，增強心臟興奮與利尿作用（其利尿作用是因心收縮力增加，腎絲球過濾速率(GFR)增加，尿液自然就會增加） · 臨床用途：用於治療氣喘（茶鹼）、頭痛（咖啡鹼，可收縮腦血管）、充血性心衰竭 A. 為茶類、咖啡等飲料中的中樞興奮成分，提神劑 B. 刺激胃黏膜及胃酸分泌，消化性潰瘍者應避免飲用 C. 會過胎盤，孕婦慎用	焦慮、緊張、心悸及胃酸分泌增加。使用劑量大於 10g 會引發心律不整致死

四、致精神病藥物(Psychotomimetics)

致精神病藥物又稱迷幻藥(hallucinogens)，指服用該類藥物後會引起精神和心智的改變，出現知覺或感覺障礙，有如思覺失調症。無臨床用途，列為管制性藥品。

藥物	作用機轉與臨床用途	副作用與禁忌
· Lysergic acid diethylamide (LSD)	LSD **為血清素受體 5-HT_{2A} 致效劑，影響腦部的血清素神經系統**。為強效迷幻藥，造成幻視、幻聽、時間、空間錯亂及欣快感。長期服用會產生耐藥性及依賴性。**Haloperidol 可消除幻覺症狀**	
· Mescaline（墨西哥仙人掌鹼）	為血清素受體 5-HT_{2A} 致效劑。藥效類似 LSD，會出現噁心、顫抖、幻覺，具耐藥性及心理依賴性	
· Tetrahydro-cannabinol（THC；四氫大麻酚）	存在於印度大麻(*Cannabis sativa*)中，為大麻的主要成分，屬 Cannabinoids 類化合物，**主要作用於 Cannabinoid CB_1 受體**。使用後會產生輕微鎮靜、幻覺作用	包括：心跳增快、血壓上升、頭暈、口渴、頻尿、幻覺及妄想
· Phencyclidine（PCP；天使塵）	**類似** Ketamine，會產生**解離型麻醉**，失去定向感及產生幻覺。可與類鴉片 σ 受體結合，又可**阻斷 NMDA 受體通道**	
· **Toluene（甲苯）**	為**強力膠的主成分**（約 70~80%）	
· Methylene-dioxymethamphetamine（**MDMA；搖頭丸；快樂丸**）	為**安非他命衍生物**，具有安非他命的興奮作用及 Mescaline 之迷幻作用	

5-3 鎮靜安眠藥與焦慮解除劑

一、鎮靜安眠藥

鎮靜安眠藥物具有中樞神經抑制作用，低劑量時，可放鬆肌肉、緩解情緒緊張，當作**鎮靜劑**及抗焦慮劑。高劑量時則可誘導睡眠，當作**安眠藥**。

(一) 巴比妥類(Barbiturates, BAR)

藥物	作用機轉與臨床用途	副作用與禁忌
· 超短效型：Thiopental (Pentothal®)、Thiamylal · 短效型：Pentobarbital (Nembutal®)、Secobarbital (Seconal®) · 中效型：Amobarbital (Amytal®) · 長效型：Phenobarbital (Luminal®)、Barbital	· 作用機轉 A. 中樞抑制作用：與 $GABA_A$ 受體接合，增加**氯離子流入細胞內**，引起神經**過極化**而**降低神經興奮性**。與 Benzodiazepine 類藥物一樣增強 GABA 抑制作用，但作用位置不同且較不具專一性。低劑量有**鎮靜**作用，高劑量用於**改善失眠** B. 治療指數低(LD_{50}/ED_{50})：大劑量會**抑制呼吸而致死**，安全性低。臨床上，已**被 BZD 類藥物取代** C. 易產生耐藥性、依賴性、易成癮而被濫用 D. **抑制呼吸**：最主要致死原因，降低延腦對血液中 CO_2 的敏感性，造成呼吸衰竭（**不可與**其他中樞神經抑制劑，如**酒精併服**）	· 副作用：嗜睡、注意力無法集中。易產生習慣性、依賴性、**易成癮**被濫用，突然停藥會出現**戒斷症狀**，如顫抖、不安、噁心 · 中毒特徵：呼吸淺且弱、血壓下降、昏迷，最後死於呼吸麻痺 · 解毒：急救時，先洗胃清除胃中的藥物，再給予人工呼吸及氧氣，維持血壓

藥物	作用機轉與臨床用途	副作用與禁忌
	E. 可**增加肝臟微粒體酶活性，代表藥物：**Phenobarbital。增加其他藥物之代謝速率，降低其他合併使用藥物之藥效 F. 高劑量會抑制延腦的心血管中樞，導致心跳減慢，血壓下降甚至心血管衰竭 G. **重分布現象**：本類藥脂溶性高，很容易通過 BBB（血腦障壁），例如 Thiopental（屬超短效巴比妥類藥物）。一般巴比妥類藥物經由肝臟代謝、腎臟排出。Thiopental 藥效消失的原因為發生**重分布**(redistribution)至骨骼肌和脂肪組織，並非藥物被排泄或代謝掉 · 臨床用途：用於全身麻醉之誘導麻醉作用（如 Thiopental）及抗癲癇藥物（如 Phenobarbital，癲癇大發作及兒童熱性痙攣的首選藥物）	及體溫，並**使用碳酸氫鈉**($NaHCO_3$)**鹼化尿液**或血液透析加速巴比妥鹽排出（說明：巴比妥類為弱酸性藥物）

(二) Benzodiazepines（苯二氮平，BZD）類

此類藥物藥名字尾有-zepam、-zolam 或-lam。

藥物	作用機轉與臨床用途	副作用
1. 短效（小於 6 小時）： · Triazolam (Halcion®) · **Midazolam** (Dormicum®) 2. 中效（6~12 小時）： · Lorazepam (Ativan®) · Alprazolam (Xanax®) · Estazolam (Eurodin®) 3. 長效（大於 12 小時）： · **Diazepam** (Valium®)（**青光眼**禁用，因有抗副交感作用） · **Flunitrazepam** (Hipnosedon®、Rohypnol®)（俗稱 **FM2**，約會強暴丸） · **Flurazepam** (Dalmane®)	· 作用機轉 A. 與 **GABA$_A$ 受體特定部位結合**（與巴比妥類藥物作用在不同位置），增加氯離子的通透性，造成細胞過極化，達到抑制性的作用 B. 脂溶性高，易通過胎盤，孕婦及授乳婦女禁用；易散布累積在脂肪組織，故不能以透析法解毒 C. 為**臨床上使用最普遍的藥物，安全性高**，具有**抗焦慮、鎮靜催眠、抗痙攣**及**肌肉鬆弛**的四大作用。**不易發生呼吸抑制作用** · 臨床用途：治療**睡眠障礙**、**抗焦慮**、**骨骼肌鬆弛**、**抗癲癇**、驚厥、**酒精戒斷症候群**、**麻醉前給藥**	A. 嗜睡。會有**依賴性**、耐藥性及成癮性，易被濫用，突然停藥會有**戒斷症狀（短效 Triazolam 最嚴重）** B. **Flurazepam** 可明顯縮短入睡時間及減少睡眠中醒來次數，但會造成病人有白天中樞抑制 (daytime sedation) 之副作用 · **中毒急救**：**Flumazenil** (Anexate®) 為專一性 **BZD 受體拮抗劑**，用於 BZD 類藥物中毒之急救

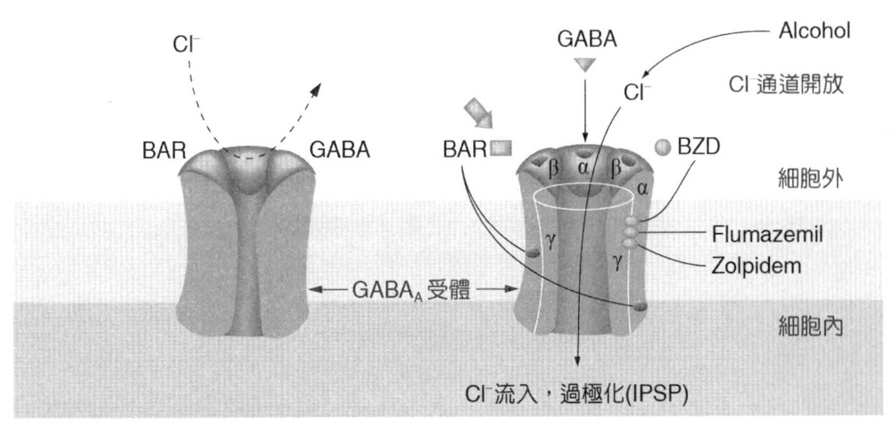

● BZD (Benzodiazepines)

$\alpha_1\gamma_2$：與鎮靜、抗焦慮有關

$\alpha_1\beta_2$：與肌肉鬆弛、認知、記憶、精神、運動功能有關

圖 5-1　GABA 受體有不同作用部位，圖中顯示有 GABA、Benzodiazepines、Barbiturates、Flumazenil 之作用位置，不同位置可同樣打開氯離子(Cl^-)管道，但生理反應結果不盡相同。Flumazenil 為專一性作用於 Benzodiazepine 受體之拮抗劑

(三) 抗組織胺藥物

抗組織胺藥物主治過敏疾病，部分藥物的鎮靜作用較強，臨床上利用其嗜睡的副作用來誘導睡眠。代表藥物為 Diphenhydramine (Vena®)。

(四) 抗憂鬱藥物

治療憂鬱症的部分藥物具有鎮靜催眠作用，可用於治療因憂鬱引起之失眠。代表藥物為 Trazodone (Mesyrel®) 及 Amitriptyline。

(五) 其他類藥物

藥物	作用機轉與臨床用途	副作用
· **Zolpidem** (Stilnox®) · Zopiclone (Imovane®)	· 作用機轉：作用與 BZD 相似，但化學結構不同，作用在 $BZD_{\omega 1}$ 受體，**無抗痙攣及肌肉鬆弛作用，對認知、記憶功能較無影響，不易產生耐受性** · 臨床用途：誘導睡眠	惡夢、頭痛、健忘、失憶、夢遊
· Melatonin（褪黑激素）	· 作用機轉：作用於下視丘褪黑激素受體，可調節睡眠週期	
· Ramelteon (Rozerem®)	· 作用機轉：為合成之褪黑激素(melatonin)受體 MT1 及 MT2 促效劑，脂溶性高，治療入睡困難型失眠	困倦、頭昏眼花及疲勞；肝臟損傷者慎用

(六) 酒精(Alcohol)

作用機轉	副作用與中毒	戒酒治療
· 作用於 GABA 受體結合（見圖 5-1）。屬**中樞神經抑制劑**，小量可緩解壓力、抗焦慮和鎮靜；大量飲用將出現酒醉現象，呈現失去自我控制的興奮感；過量飲用會抑制心血管及呼吸系	· 副作用 A. 急性症狀：宿醉感及中樞神經抑制症狀，如運動失調、口齒不清、呼吸抑制 B. 慢性症狀：周邊神經病變、具**成癮性**、酗酒行為出現、**脂肪肝**、肝炎、營養不良、貧血、**血壓上升** · 交互作用 A. 使用 Metronidazol（抗厭氧菌抗生素、抗阿米巴蟲	A. 輔助戒酒藥物 a. **Disulfiram**，其機轉如下：酒精先代謝成**乙醛**，然後經乙醛去氫酶 (acetaldehyde dehydrogenase) 代謝成**乙酸，Disulfiram 可抑制乙醛去氫酶的作用**，造成體內**乙醛蓄積，產生嚴重宿醉不舒服感覺**，如噁心、嘔吐、低血壓、潮紅、頭痛等症

作用機轉	副作用與中毒	戒酒治療
統引起昏迷甚至死亡 ・長期不當飲用會產生成癮性，突然禁酒會有戒斷症狀 ・因會**刺激胃酸分泌，易導致胃潰瘍；抑制抗利尿激素**(ADH)的分泌而有**利尿現象**；抑制肝功能，易造成**脂肪肝**	藥、抗陰道滴蟲、預防治幽門螺旋桿菌胃潰瘍治療引起的厭氧菌感染）、Cephalosporin（頭孢子菌素類抗生素，抑制細菌細胞壁的合成）及Sulfonylureas（磺脲類降血糖藥物）時，不要同時喝酒，否則易出現Disulfiram 症候群 ・假酒中毒 A. 假酒成分為**甲醇**(Methanol)。甲醇氧化後成**甲醛**，甲醛會傷害視網膜引起**失明**；甲醛再轉化成甲酸後會造成組織傷害及酸中毒 B. **假酒中毒急救：用乙醇**（喝更高濃度真酒）或Formepizole（為乙醇去氫酶抑制劑），**減少甲醇代謝機會，而使血中甲醛濃度減少**	狀，稱為 Disulfiram 症候群（厭酒反應），有肝毒性 b. Calcium carbamide: 與 Disulfiram 機轉類似，不具肝毒性 B. 抑制飲酒的慾望 a. **Naltrexone**：為鴉片類拮抗劑，抑制腦內鴉片受器，減少腦內啡產生，使飲酒後較不會有欣快感 b. Acamprosate：GABA 類似物，可調節 GABA 及 glutamate 之平衡而減輕戒酒的戒斷症狀，及抑制對酒精的慾望。肝功能不良可使用 C. 預防因戒酒造成的戒斷症狀：Benzodiazepine (BZD) 類，如 Diazepam

二、抗焦慮藥

藥物	作用機轉與臨床用途	副作用
· Benzodiazepines（苯二氮平，BZD）類	與 $GABA_A$ 受體特定部位結合，同前述	有嗜睡、倦怠、反應遲鈍、運動失調等副作用
· **Buspirone** (Buspar®)	A. 為 **$5\text{-}HT_{1A}$ 受體致效劑**，興奮**突觸前**的 **$5\text{-}HT_{1A}$ 受體**，產生**自體迴饋抑制作用**，降低 5-HT 的釋放，**緩解焦慮症狀**（記憶關鍵：腦中 5-HT 與情緒有關，腦中濃度太少，易憂鬱。太多，易焦慮，Buspirone 聯想記法，坐巴士(Bus)打屁(pi)聊天無焦慮症狀 B. 無鎮靜安眠、抗痙攣、肌肉鬆弛之作用，不具依賴性、成癮性 C. 抗焦慮症之首選藥	頭痛、噁心、暈眩
· **Propranolol** (Inderal®)	β-腎上腺素性阻斷劑，抑制交感神經亢進之警覺、緊張不安等症狀，或改善恐慌症及恐懼症患者出現之焦慮狀態	

5-4 抗精神病藥物

一、疾病簡介

精神病依病因可分為兩類：器質性精神病（由腦部病變所導致，如失智、譫妄）、功能性精神病（思覺失調症、情緒性疾患）。

思覺失調症（原稱精神分裂病(schizophrenia)），病因可能由於遺傳、神經傳導物質濃度等複雜原因所致。症狀有**正性症狀（妄想、幻覺、敵意、暴力等）**、**負性症狀（社交能力喪失、情緒冷漠與社交能力退縮）**、**認知缺乏**等。

二、藥物治療

(一) 第一代－傳統典型抗精神病藥物

藥物	作用機轉與臨床用途	副作用
· Haloperidol (Haldol®) · Chlorpromazine (Thorazine®) · Prochlorperazine Droperidol · Thioridazine Mesoridazine Pimozide（可能造成 QT 波延長） · Domperidone（止吐）	· 作用機轉 A. **阻斷 dopamine (DA)路徑，特別是 D_2 受體**，以加速 dopamine 代謝轉換率，**Haloperidol 為第一線用藥** B. 可同時抑制多種傳遞物質，如 DA、5-HT、正腎上腺素(NE)、乙醯膽鹼 (Ach) 及組織胺 (histamine)等之受體，造成副作用較大 C. **阻斷**錐體外之**多巴胺性神經傳遞**，導致**錐體外徑症候**(EPS)及運動障礙	第一代抗精神病藥物以 **Haloperidol 之錐體外徑症候(EPS)副作用最強** A. 錐體外徑症候群 (extrapyramidal symptoms, EPS)：急性不自主運動、肌張力不全（斜頸、張口吐舌、眼球上吊、動作失調等）。**類巴金森氏症狀** (Pseudoparkinsonism)、靜坐困難(akathisia)、遲發性不自主運動(tardive dyskinesia, TD)

藥物	作用機轉與臨床用途	副作用
	D. **止吐**作用：阻斷延髓化學嘔吐區之 **D_2 受體** E. **泌乳素分泌增加**：阻斷下視丘 DA 路徑之抑制泌乳素作用，導致泌乳素分泌增多 · 臨床用途 A. **預防嘔吐**及**治療頑固性打嗝**：Chlorpromazine B. 麻醉前給 Droperidol，**有止吐、鎮靜作用** C. Haloperidol 可治亨汀頓氏舞蹈症 (Huntington's chorea)、**妥瑞氏症** (Tourette's syndrome) 及急性躁症	B. 抗精神病藥物惡性症候群 (NMS)：高燒、盜汗、心跳過速、血壓升高、意識改變、肌肉僵硬等 C. 痙攣、鎮靜、**姿勢性低血壓**、**口乾**、視力模糊、排尿困難、**便祕**、**乳房溢乳**、**男性女乳症**、月經不規則、白血球數目減少（Chlorpromazine 長期服用會**造成嚴重的顆粒性白血球減少**）、皮膚過敏反應

(二) 第二代以上－非典型抗精神病藥物

藥物	作用機轉與臨床用途	副作用
· Risperidone (Risperdal®)	· 作用機轉：對多巴胺的 **D_2 受體**親和力較低，**減少 EPS 效應**及泌乳素上升的不良反應；又可阻斷 D_3、D_4、5-HT_{2A} 等受體，可治療正性和負性症狀，例如：不語、表情淡漠、社交退縮等	· Risperidone：若劑量 > 6mg/day 易出現錐體外徑症候群、姿勢性低血壓

藥物	作用機轉與臨床用途	副作用
· **Clozapine** (Clozaril®)	· 臨床用途 A. 抗思覺失調症。第二代非典型抗精神病藥物對正負症狀的效果較佳，**因對多巴胺 D_2 受體具低親和力，故產生較少的中樞副作用（錐體外症狀，extrapyramidal syndromes）** B. **Sulpiride** 兼具**抗正性症狀**、**抗鬱**及**抗胃潰瘍**（加速潰瘍部位之癒合）效能 C. **狂躁症**或**躁鬱症之躁期**：**Risperidone**、Olanzapine、Quetiapine 有鎮靜作用	· Clozapine：**顆粒性白血球減少症**、**體重增加**和癲癇發作
· Olanzapine (Zyprexa®)		· Olanzapine：昏昏欲睡、體重增加
· Quetiapine (Seroquel®)		
· Aripiprazole (Abilify®)	· 多巴胺 D_2 和血清素 $5\text{-}HT_{1A}$ 受體部分作用劑；血清素 $5\text{-}HT_{2A}$ 受體的拮抗劑	

5-5 抗憂鬱症及躁症藥物

一、疾病簡介

情緒障礙(affective disorders)意指情感和情緒出現失控，甚而影響到社交及職業功能，造成現實感的障礙。可分為雙相情緒障礙症(bipolar disorders)及憂鬱症(depressive disorders)。

雙相情緒障礙症患者會交替出現狂躁與憂鬱兩種情緒，是精神疾病中遺傳機率最高的疾病。躁症發作時會出現話多、說話速度急且快、意念飛躍、愛爭辯、精力旺盛、活動量增加、亂花錢、情緒高昂、易怒、攻擊、誇大妄想等。

憂鬱症的病因可能是腦中**正腎上腺素**(norepinephrine)及**血清素**(serotonin)、多巴胺(dopamine)**缺乏**、季節（秋、冬季）、內分泌、遺傳等因素。

憂鬱症患者的症狀有低落的情緒（例如：流淚、悲傷、空虛感）、食慾減低、體重明顯下降、失眠、無法集中注意力、**有自殺的意念**，嚴重患者常伴隨出現**幻覺和妄想**。

二、抗憂鬱劑

(一) 單胺再吸收抑制劑

◆ 三環抗鬱藥(Tricyclic antidepressant, TCA)

藥物	作用機轉與臨床用途	副作用
· Amitriptyline (Elavil®)（三環抗鬱藥代表藥） · Imipramine (Tofranil®)（可用於改善**小孩夜尿症**） · Clomipramine · Desipramine (Norpramin®) · Nortriptyline (Aventyl®) · Protriptyline (Vivactil®)	**抑制血清素(5-HT)及正腎上腺素(NE)回收**：阻斷神經末梢對單胺類(5-HT 與 NE)之再攝取作用，增加突觸 NE、5-HT 含量，**須服藥 2~4 週始見效**	A. MAOIs 與 TCAs 禁止合用，因會出現高血壓危象(hypertensive crisis)症狀：血壓突然升高、劇烈頭痛、頸部僵硬、心悸、心律不整 B. 阻斷毒蕈鹼受體(muscarinic receptor) (mACh)受體：周邊抗膽鹼作用：類 Atropine 作用，口乾、尿滯留、視覺模糊等，前列腺肥大病人不宜服用 TCA。中樞抗膽鹼作用：記憶力及學習力退化 C. 阻斷 H_1 受體：鎮靜、嗜睡 D. 阻斷 α_1 受體：產生姿勢性低血壓

◆ 5-HT及NE回收抑制劑(Serotonin–Norepinephrine reuptake inhibitor, SNRI)

藥物	作用機轉與臨床用途	副作用
· Venlafaxine (Effexor®) · Duloxetine（千憂解） · Mianserine (Norval®)	**阻斷血清素**(serotonin)**與正腎上腺素**(norepinephrine)**再吸收**	噁心、思睡及失眠

◆ 選擇性血清素再吸收抑制劑(Serotonin-Specific reuptake inhibitor, SSRI)

藥物	作用機轉與臨床用途	副作用
· Fluoxetine（Prozac®、百憂解®） · Paroxetine (Paxil®) · Sertraline (Zoloft®)	**選擇性的抑制突觸前**神經細胞對**血清素**(serotonin)**再吸收**，促使血清素神經傳導物的使用。對恐慌症、暴食症、社交畏懼症、創傷壓力等引起**憂鬱症**有效，也用於治療**強迫症**。**少有姿態性低血壓**、心悸、**抗膽鹼**及嗜睡等副作用	**噁心**、頭痛、腹瀉、**胃腸不適**、**體重下降**、性功能障礙

◆ NE及DA回收抑制劑(Norepinephrine-Dopamine reuptake inhibitor, NDRI)

藥物	作用機轉與臨床用途	副作用
· Bupropion (Wellbutrin®)	**抑制多巴胺再吸收及正腎上腺素**(NE)**再吸收**。用於治**憂鬱症**、暴食症、**戒菸輔助用藥（降低菸癮者對尼古丁的渴求）**、注意力不足／過動症(ADHD)、巴金森氏病	食慾減低、抽筋。沒有抗膽鹼作用與嗜睡，不影響性功能；癲癇患者禁用

◆ 選擇NE回收抑制劑(Selective norepinephrine reuptake inhibitor, Selective NRI)

藥物	作用機轉與臨床用途	副作用
· Reboxetine (Edronax®)	**抑制正腎上腺素(norepinephrine)再吸收**，不影響 5-HT 的回收。可治療憂鬱症、恐慌症、焦慮症及注意力不集中	口乾、流汗、便祕及失眠

(二) 單胺氧化酶抑制劑(Monoamine oxidase inhibitors, MAOIs)

藥物	作用機轉與臨床用途	副作用
非選擇性單胺氧化酶抑制劑 · Phenelzine (Nardil®) · Tranylcypromine (Parnate®) · Isocarboxazide (Marplan®)	Tranylcypromine 屬於不可逆且非選擇性抑制單胺氧化酶，因副作用大，服藥者**不可併服含有 tyramine 之食物(如乳酪、紅酒、雞肝等)，以免發生高血壓危象**。現臨床已少用	副作用少。不可與 **TCAs** 及 **SSRIs** 等抗鬱藥同時服用，以免發生血清素症候群如震顫、精神狀態變化、激動、大量出汗、抽筋、腹瀉等
可逆、選擇性 A 型單胺氧化酶抑制劑(reversible inhibitor of monoamine oxidase A, RIMA; MAO_AI) · Moclobemide (Aurorix®)	RIMA 可選擇性**抑制 A 型單胺氧化酶**，並**提升** 5-HT、NE **含量**，不需特別飲食限制	

(三) 單胺接受器調整劑

藥物	作用機轉與臨床用途	副作用
Mirtazapine (Remeron®)	·作用機轉：阻斷 α_2-腎上腺素性受體與 $5\text{-}HT_2$、$5\text{-}HT_3$ 受體，增加 NE 及 $5\text{-}HT_1$ 的傳遞，因此稱為 NE 及 5-HT 專一抗鬱藥 (noradrenergic and specific serotonergic antidepressants, NaSSA)，起效作用快 ·臨床用途：抗憂鬱	鎮靜、食慾與體重增加
Trazodone (Desyrel®; Mesyrel®)	·作用機轉：抑制血清素再回收；**抑制 $5\text{-}HT_{1A}$**、$5\text{-}HT_{1C}$、$5\text{-}HT_{2A}$、$5\text{-}HT_{2C}$ 受體、**H_1 受體**、α_1-腎上腺素阻斷作用 ·臨床用途：用於抗憂鬱症、焦慮症、鎮靜安眠	鎮靜、暈眩、低血壓、腸胃不適

(四) 其他

藥物	作用機轉與臨床用途	副作用
Agomelatine (Valdoxan®)	·作用機轉：褪黑激素類似物，作用於下丘腦視交叉上核 MT_1 及 MT_2 受體；抑制 $5\text{-}HT_{2C}$ 受體 ·臨床用途：調節睡眠周期、抗憂鬱症	頭暈、頭痛、胃腸不適、有肝毒性需監測肝功能指數

三、躁症治療劑

躁症治療劑即情緒穩定劑，**目前使用最普遍且療效佳的情緒穩定劑為鋰鹽**、抗痙攣藥物、第二代抗精神病藥物。在此僅介紹鋰鹽，抗痙攣藥物見 5-6 節。

藥物	作用機轉與臨床用途	副作用
· 鋰鹽 (Lithium)	鋰鹽可抑制兒茶酚胺之釋放並促進其再吸收，當作鈉離子的交換劑，也可阻斷 IP turnover，**減少細胞內之 IP_3 及 DAG 合成**	· 副作用 A. **手抖**、疲倦、嗜睡及運動協調障礙 B. 可分多次服藥，或與食物併用 C. 稀便、多尿、口渴、**甲狀腺功能低下**、粉刺 D. 若病人於服藥後出現副作用，不需立刻停藥，一般會消失 · 禁忌症：**腎臟疾病**、心臟疾病者、孕婦及孩童**禁用** · 注意事項 A. 服用鋰鹽 30 分鐘到 2 小時小時後即可達血中濃度之高峰。療效通常在服藥 7~14 天後出現 B. 鋰鹽**治療指數窄**，血中濃度一般維持在 0.6~1.4mEq/L，躁症急性期時，鋰鹽治療濃度應為 1.0~1.4mEq/L；一般治療濃度為 0.6~1.0mEq/L；>2.0mEq/L 會出現中毒症狀 C. 治療急性躁症初期，**藥效尚未發揮時常與強力抗精神病藥(Haloperidol)併用**

藥物	作用機轉與臨床用途	副作用
		D. **如對鋰鹽耐受性差**，替代藥為 Carbamazepine E. 服用鋰鹽後半小時至 2 小時，最容易產生中毒的症狀，中毒的前兆會出現手抖、噁心、嘔吐、腹瀉、嗜睡、口齒不清、步態不穩等

5-6 癲癇治療藥物

一、疾病簡介

癲癇為腦部病灶區神經異常放電，使其所控制之肌肉同時發生抽搐症狀（痙攣）或感覺區意識暫時喪失。造成原因與 GABA 不足、麩胺酸(glutamate)過多有關。

依癲癇影響區域不同，分不同類型：

1. 全身性發作(generalized seizure)：異常放電影響整個大腦。再細分類如下：
   (1) **強直性－陣攣性發作**(tonic-clonic seizure)：俗稱**大發作**(grand mal)，發作過程為無預警與先兆的意識喪失→全身僵直進入強直期(tonic phase)→進入陣攣期(clonic phase)，病人全身肌肉呈規則且急促收縮與鬆弛、咬緊口唇。主要治療藥物 Phenytoin (Dilantin®)、Carbamazepine (Tegretol®)、Phenobarbital (Luminal®)、Primidone (Mysoline®)。
   (2) **失神性發作**(absence seizure)：即**小發作**(petit mal)，病人突然短暫的意識喪失，主要治療藥物有 Ethosuximide (Zarontin®)、Valproic acid。

(3) **肌陣攣性發作**(myoclonic seizure)：病人大肌肉群出現快速短暫性攣縮、運動不能性、無張力性，主要治療藥物有 Valproic acid。

2. 局部性發作：異常放電僅影響局部腦部，只於放電區域有痙攣症狀，通常不會喪失意識。主要治療藥物有 Carbamazepine (Tegretol®)、Phenytoin (Dilantin®)、Valproic acid 及 Phenobarbital。

3. **癲癇重積症**(status epilepticus)：病人大發作且反覆持續進行，意識無恢復現象。主要治療藥物有 Diazepam (Valium®)。

二、藥物治療

抗癲癇藥物的作用機轉，以阻斷腦部神經異常興奮及傳導為主，**藉由阻斷鈉離子通道、增強抑制性傳遞物質 GABA、減弱鈣離子之通透性及阻斷興奮性麩胺酸(glutamate)受體等方式**，使神經細胞膜穩定不易去極化，降低異常興奮波之產生與傳播。

1. 需要監測血中濃度藥品：Phenytoin, Carbamazepine, Phenobarbital, Valproic acid。

2. 孕婦用藥等級為 D 級：Phenytoin, Carbamazepine, Phenobarbital, Valproinc acid, Vigabatrin；其他為 C 級。

(一) 阻斷鈉離子通道，降低麩胺酸神經元活性

藥物	作用機轉與臨床用途	副作用
· Phenytoin (Dilantin®)	A. 單獨或與 Carbamazepine 併用，可治療**大發作**、局部發作 B. 亦為第 IB 型抗心律不整藥物，尤其是由**毛地黃誘發之心室心律不整** C. 誘導肝微粒體酶，加速其他藥物的代謝 D. 若誤用於小發作反而會加重病情	**齒齦增生**、多毛症（因雄性素分泌增加所致）、**眼球震顫**、**複視**、**運動失調**、**巨胚紅血球貧血**、體重減輕、**Steven-Johnson 症候群**、增加肝臟微粒體酶 CYP450-3A4 活性、尿液紅棕色
· Carbamazepine (Tegretol®)	A. 用於治療**大發作**、局部發作、**三叉神經痛**、**躁鬱症（替代鋰鹽）** B. 誘導肝微粒體酶，**加速其他藥物的代謝** C. 複雜性局部發作（即精神運動性發作）之首選藥物	**複視**、過敏性皮膚反應（嚴重者包括 Stevens-Johnson 症候群）、增加肝臟微粒體酶 CYP450-3A4 活性

藥物	作用機轉與臨床用途	副作用
· Oxcarbazepine (Trileptal®)	A.化學結構與 Carbamazepine 類似 B.成人局部癲癇發作之單一或輔助治療 C.大於 1 個月孩童癲癇局部發作之輔助治療	過敏性皮膚反應（嚴重者包括 Stevens-Johnson 症候群）、抑制 CYP2C19、增加 CYP3A4 及 CYP3A5 的作用
· Lamotrigine (Lamictal®)	A.治療局部性發作及失神性癲癇 B.癲癇（泛發性強直陣攣性發作、簡單性或複雜性局部發作）成人與 12 歲以上兒童之單獨用藥治療 C.成人與 2 歲以上兒童之輔助性治療 D.成人與 2 歲以上兒童 Lennox-Gastaut syndrome 徵候群癲癇發作之輔助治療 E.情感症狀之預防與治療	複視、頭痛、噁心、失去味覺及食慾、噬血球性淋巴組織球增多症 (HLH)、過敏性皮膚反應（嚴重者包括 Stevens-Johnson 症候群）

(二) 增強抑制性傳遞物質 GABA

藥物	作用機轉與臨床用途	副作用
· Phenobarbital (Luminal®)	與 $GABA_A$ 受體結合，增強 GABA 作用，用於治療**大發作**、**局部發作**，也是治療兒童痙攣性癲癇藥物	**鎮靜、嗜睡**，如突**然停藥會誘發反彈性發作**、增加肝臟微粒體酶 CYP450-3A4 活性
· Primidone (Mysoline®)	此藥為 Phenobarbital 的衍生物。在**肝臟代謝成** Penylethylmalonamide 以及 **Phenobarbital**，三者皆可用於抗痙攣，用於治療**大發作**，對失神性小發作無效	**鎮靜、嗜睡**
· Valproic acid (Depakine®)	A. 廣效型抗癲癇藥物，可增加 GABA 及減少麩胺酸，用於治療**多種類型之發作，如小發作、大發作、兒童癲癇**等，為治療**肌陣攣性發作之首選藥物** B. Lennox-Gastaut syndrome 徵候群癲癇發作之首選藥 C. **可治療躁症**	腸胃不適、有肝毒性需監測肝功能
· Diazepam (Valium®)	BZD 類鎮靜安眠藥，與 $GABA_A$ 受體結合，增強 GABA 作用，靜脈注射**治療癲癇重積狀態之首選藥物**	**鎮靜、嗜睡、運動失調**
· Gabapentin (Neurontin®) · Pregabalin (Lyrica®)	A. GABA 衍生物 B. 與其他抗癲癇藥物併用，治療局部性發作及輔助治療 C. **治療帶狀疱疹神經痛**及糖尿病病人神經損傷引起的疼痛	暈眩、嗜睡、運動失調

藥物	作用機轉與臨床用途	副作用
· Tiagabine (Gabitril®)	GABA 再攝回抑制劑，用於局部發作之輔助治療	嗜睡、抑鬱
· Vigabatrin (Sabril®)	GABA 轉氨酶(transaminase)抑制劑，抑制 GABA 代謝，用於頑固性癲癇之輔助藥物，不應單獨使用	頭痛、疲倦、暈眩、視野障礙

(三) T-type 鈣離子通道阻斷劑

藥物	作用機轉與臨床用途	副作用
· Ethosuximide (Zarontin®)	治療**小發作之首選藥物**	腸胃不適感、嗜睡

(四) 其 他

藥物	作用機轉與臨床用途	副作用
· Acetazolamide (Diamox®)	A. 為**碳酸酐酶抑制**，屬**弱效利尿劑** B. 使腦中 CO_2 蓄積呈現酸性，減弱神經去極化興奮，抑制腦部異常放電 C. 易產生耐藥性 D. 治療**青光眼**、**預防高山症**及輔助**治療小發作**	代謝性酸中毒
· Corticotropin (ACTH)	A. 有些嬰兒癲癇的病因之一為下視丘釋放過量皮質釋放激素(CRH)所致 B. 應用內分泌負迴饋抑制機制，用 ACTH 迴饋抑制下視丘 CRH 的釋放	

藥物	作用機轉與臨床用途	副作用
· Zonisamide (Zonegran®)	A. 抑制鈉離子通道、抑制 T 型鈣離子通道，減少腦神經興奮性傳導 B. 弱碳酸酐酶抑制劑 C. 結構類似磺胺類	A. 可能產生 Stevens-Johnson 症候群 B. 對磺胺類藥品過敏者禁用
· Topiramate (Topamax®)	A. 可阻斷鈉離子通道並增強 GABA B. 可用於治療成人及兒童癲癇局部性發作，原發性大發作之輔助治療	頭昏、疲倦、運動失調
· Levetiracetam (Keppra®) · Brivaracetam (Briviact®)	對突觸囊泡蛋白 Synaptic Vesicle Protein 2A (SV2A)有親和力，與 SV2A 結合後降低興奮性神經傳導物質的胞吐作用	嗜睡、暈眩、疲勞、頭痛、噁心

表 5-2 各種癲癇症的首選用藥

癲癇的類型	首選用藥
大發作（強直性－陣攣性發作）	Phenytoin、Carbamazepine
小發作（失神性發作）	Ethosuximide、Valproic acid
癲癇重積症	Diazepam
肌陣攣性發作	Valproic acid、Clonazepam
兒童熱性痙攣	Phenobarbital
單純性局部發作	Carbamazepine、Phenytoin
精神運動性發作（複雜性局部發作）	Carbamazepine、Valproate

5-7 帕金森氏病(Parkinson's disease)治療藥物

一、疾病簡介

大腦中負責運動協調的**黑質體與紋狀體內，抑制性神經元**（其神經傳遞物為**多巴胺(dopamine, DA)**）**功能降低**；相對的**興奮性神經元（其神經傳遞物為乙醯膽鹼**(acetylcholine, Ach)）功能增強。使得肌肉發生僵硬、不自主震顫等現象。

帕金森氏病的特徵包括靜止性震顫、四肢僵硬、動作遲緩、步態不穩。其藥物治療目標在黑質體與紋狀體內，**重建 dopamine 與 acetylcholine 兩者間的平衡**（圖 5-2），即：

1. **增強腦部紋狀體 dopamine 之抑制性作用**。
2. **降低腦部紋狀體 acetylcholine 之興奮性作用**。

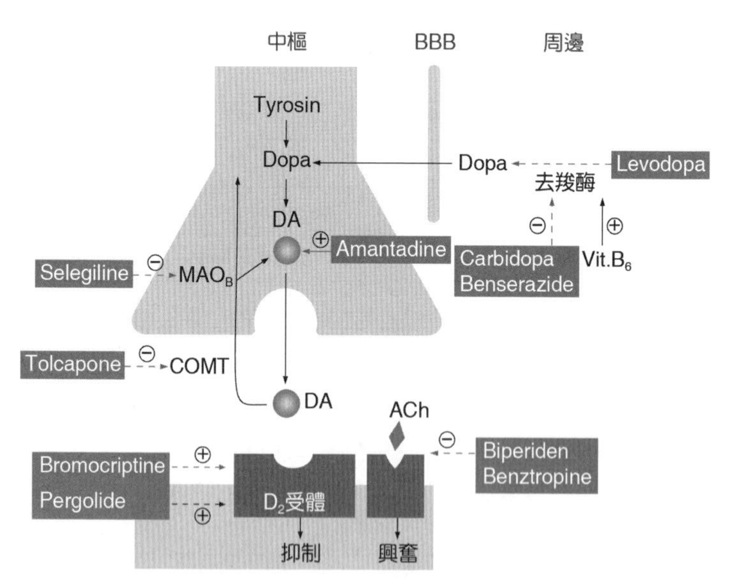

圖 5-2 抗帕金森氏病藥物的作用圖示及代表性藥物

二、藥物治療

(一) 增強腦部多巴胺的藥物

◆ Dopamine前驅物

藥物	作用機轉與臨床用途	副作用與禁忌	製劑
· Levodopa (L-dopa®)	A. Dopamine 水溶性較好，無法通過 BBB，故無法直接當作治療帕金森氏病的藥物。所以使用其**前驅藥** Levodopa（脂溶性較好），讓其通過 BBB 後再被代謝轉變為 Dopamine，可增強紋狀體 Dopamine 之抑制性作用 B. 因 Levodopa 進入中樞前，容易被周邊的**脫羧基酶**代謝成 Dopamine，造成周邊副作用增加，中樞抗帕金森氏病效果減少 C. 因此服用 Levodopa 時，常併服**周邊脫羧酶抑制劑** Carbidopa 或 Benserazide，不僅可增加藥效並降低周邊副作用的發生	噁心、嘔吐、胃腸不適、厭食、味覺改變、姿勢性**低血壓**、**心跳加速**、精神充沛、**精神疾病**的症狀（如譫妄、幻覺）、失眠、異動症（不自主運動）、尿液呈黑色	· Sinemet®：L-dopa + Carbidopa（**屬多巴脫羧酶 (DOPA decarboxylase) 抑制劑**） · Madopar®：L-dopa + Benserazide（屬脫羧酶抑制劑）

藥物	作用機轉與臨床用途	副作用與禁忌	製劑
· Levodopa (L-dopa®)（續）	D. Pyridoxine (Vitamin B_6)會**促進周邊脫羧酶**的作用，促進 Levodopa 在周邊的代謝，使藥效減少，因此服用 Levodopa 時，**應避免併用** Vitamin B_6 E. 半衰期短，藥效呈現續斷效應 (on/off effect)		

◆ Dopamine受體致效劑

藥物	作用機轉與臨床用途	副作用
· Bromocriptine (Parlodel®) · Pergolide (Permax®)	A. 屬於麥角生物鹼衍生物，可直接**活化紋狀體內 D_2 受體**，治療帕金森氏病 B. 活化腦下腺前葉的 dopamine 受體，反而**抑制泌乳素 (prolactin) 的分泌**，治療**男性女乳症**、**乳漏症**及產後高泌乳素血症（即**退奶藥**） C. Bromocriptine **可降低生長激素的血中濃度，治療肢端肥大症**	噁心、嘔吐、幻覺、譫妄
· Apomorphine (APO-go®pen)	A. 是催吐藥，非嗎啡類 B. 屬於非麥角生物鹼衍生物，為 D_1 及 D_2 受體致效劑	噁心、嘔吐、失眠

藥物	作用機轉與臨床用途	副作用
	C. Levodopa 等藥物無效時可使用；亦可作為催吐劑 D. 記憶藥名：阿婆吃摩啡會吐（台語發音）	

◆ 抑制Dopamine代謝

藥物	用途	副作用	類似藥
· Selegiline; **Deprenyl** (Jumexal®)	屬於 **B 型單胺氧化酶 (MAO_B) 抑制劑**。以**減少 dopamine 代謝**，增加突觸 dopamine 濃度為主。與 levodopa 合併使用，當作輔助用藥	失眠、暈眩、頭痛	
· Entacapone (Comtan®)	為 COMT 抑制劑，減少突觸間 Dopamine 的代謝。可改善運動功能，需與 Levodopa 合併使用	噁心、嘔吐	Tolcapone (Tasmar®)

◆ 刺激Dopamine釋放

藥物	作用機轉與臨床用途	副作用
· Amantadine (PK- Merz®)	A. **促進中樞 dopamine 合成**、釋放與抑制 dopamine 再攝取，增加突觸 dopamine 濃度 B. 另可抑制病毒脫殼而穿透宿主細胞，可**預防 A 型流行性感冒**	暈眩、噁心、嘔吐、**口乾、姿位性低血壓、周邊水腫、尿液滯留**

(二)中樞抗膽鹼性藥物

藥物	用途	副作用	類似藥
· Trihexyphenidyl (Artane®)	為乙醯膽鹼(蕈毒鹼性)受體拮抗劑，**降低紋狀體區乙醯膽鹼性神經元之興奮性**，因此改善帕金森氏病之肌肉興奮過度症狀，使 Dopamine 神經元恢復作用	視力模糊、口乾、便祕、類似 Atropine 作用	· Biperiden (Akineton®) · Benztropine (Cogentin®)

5-8 阿茲海默氏病(Alzheimer's disease, AD)治療藥物

一、疾病簡介

阿茲海默氏病為老年失智症最常見的類型。屬進行性神經退化疾病，影響認知、記憶與學習能力。

1. **負責學習認知之腦細胞(其神經傳遞物為乙醯膽鹼)**，因神經細胞死亡而腦細胞數量減少，造成學習能力降低。→治療方向：增強乙醯膽鹼的功能。
2. 麩胺酸神經系統過度活化後，可經由 N-methyl-D-aspartate(NMDA)受體導致興奮性毒性，誘發其他神經系統退化及干擾認知功能。→治療方向：使用 NMDA 受體拮抗劑，降低神經細胞受損之速度。

二、藥物治療

(一) 膽鹼酯酶抑制劑

藥物	用途	副作用	類似藥
· Donepezil (Aricept®)	**乙醯膽鹼解解酶(AchE)抑制劑**，能抑制乙醯膽鹼(Ach)被 AchE 分解，增加大腦 Ach 濃度。可改善阿茲海默氏病患者的記憶力	噁心、嘔吐、頭暈	· Rivastigmine (Exelon®) · Galantamine (Reminyl®)

(二) NMDA 受體拮抗劑

藥物	作用機轉與臨床用途	副作用
· Memantine (Ebixa)	為 NMDA 受體拮抗藥，能抑制神經傳遞物麩胺酸(glutamate)之激活毒性，防止神經元死亡。用於治療中至重度阿茲海默氏病	腹瀉、頭暈、失眠

QUESTION 題庫練習

1. 下列何種藥物可治療因服用高劑量的benzodiazepine之中毒？(A) Zaleplon (B) Chloral hydrate (C) Flumazenil (D) Caffeine
   解析 Benzodiazepine中毒的解毒劑為Flumazenil（GABA受體拮抗劑）。 (98專高二)
2. 下列何者為甲醇(methanol)中毒時的解毒劑？(A)乙醇 (B)乙二醇 (C)丙醛 (D)嗎啡 (94士檢一；92、98專普一)
   解析 因甲醇經體內酒精脫氫酶代謝產物成甲醛和甲酸引起眼部損傷及代謝性酸中毒。可用乙醇可和甲醇競爭酒精脫氫酶因而使身體內甲醇代謝速度降低，降低甲醛濃度，傷害程度可降低。
3. 下列何者屬於專一作用於抑制正腎上腺素回收的抗憂鬱製劑？(A) Fluoxetine (B) Imipramine (C) Trazodone (D) Reboxetine (98專普一)
4. 三環類抗憂鬱藥因為具有拮抗交感神經α_1的功能，所以易造成病患的何種症狀？(A)自主神經亢奮 (B)血壓上升 (C)心搏減慢 (D)姿態性低血壓 (98專普一)
   解析 拮抗交感神經α_1受體，會使血管無法收縮，導致低血壓。
5. 抗精神病藥物主要的作用標的是下列何者？(A)血清素5-HT_2受體致效劑 (B)多巴胺D_2受體拮抗劑 (C)正腎上腺素α_1受體拮抗劑 (D)類鴉片受體之μ受體致效劑 (98專普一)
   解析 腦部多巴胺過多：思覺失調症、妥瑞氏症；腦部多巴胺過少：帕金森氏病，抗精神病藥物主要是抑制多巴胺D_2受體。
6. 下列何者之中樞神經興奮作用最強？(A)咖啡鹼(Caffeine) (B)茶鹼(Theophylline) (C)可可鹼(Theobromine) (D)麥角胺鹼(Ergotamine) (98專普一)
7. Primidone可在體內被代謝成下列何者？(A) Phenytoin (B) Phenobarbital (C) Valproic acid (D) Carbamazepine (98專普二)

解答： 1.C 2.A 3.D 4.D 5.B 6.A 7.B

8. 長期服用巴比妥藥物(Barbiturates)所產生之耐藥性(tolerance)，係因下列何者所造成？(A)腎臟清除率(clearance)增加 (B)肝臟酵素誘導作用 (C)腦部神經退化 (D)藥物再分布(redistribution)現象 (98專普二)
9. 長期使用diazepam藥物突然停頓會產生憂鬱、失眠或情緒激昂等現象，此現象稱之為：(A)耐藥性(tolerance) (B)戒斷症狀(withdrawal syndrome) (C)中樞反射(central reflex) (D)外錐體症狀(Extrapyramidal syndrome) (98專普二)
10. 酒精可快速的通過血腦屏障而作用於腦部組織，其作用機轉機轉應歸屬於：(A)中樞神經興奮劑 (B)全身麻醉劑 (C)中樞神經抑制劑 (D)迷幻藥 (93士檢一；98專普二)
11. 個體因為酒精中毒而產生的幻覺與妄想症狀，可以下列何種藥物做急性症狀治療？(A) chlorpromazine (B) barbiturate (C) imipramine (D) nortriptyline (99專普一)
12. 長期使用抗躁鬱症用藥lithium，最容易對下列哪兩種器官造成功能不足？(A)腎臟與肝臟 (B)胰臟與腎臟 (C)甲狀腺與腎臟 (D)扁桃腺與肝臟 (99專普一)
13. 注射下列何者可加速巴比妥藥物(barbiturates)之排除？(A)碳酸氫鈉(sodium bicarbonate) (B)氯化鈉(sodium chloride) (C)氯化銨(ammonium chloride) (D)氯化鉀(potassium chloride) (99專普一)

解析 巴比妥藥物屬於酸性，所以給予碳酸氫鈉鹼化尿液，加速藥物排出體外。

解答： 8.B 9.B 10.C 11.A 12.C 13.A

14. 下列何者為治療癲癇重積狀態(status epileptics)之最佳藥物？(A) Phenobarbital (B) Diazepam (C) Ethosuximide (D) Carbamazepine (99專普一)

解析 (A)治療大發作及局部發作；(C)治療小發作；(D)治療大發作。

癲癇的類型	首選用藥
大發作（強直性－陣攣性發作）	Phenytoin、Carbamazepine、Phenobarbital
小發作（失神性發作）	Ethosuximide、Valproic acid
癲癇重積症	Diazepam
肌陣攣性發作	Valproic acid、Clonazepam
兒童熱性痙攣	Phenobarbital
單純性局部發作	Carbamazepine、Phenytoin
精神運動性發作（複雜性局部發作）	Carbamazepine、Valproate

15. Levodopa併用下列何者會導致藥效降低？(A) Carbidopa (B) Pyridoxine (C) Pramipexole (D) Bromocriptine (99專高一)

解析 Pyridoxine為Vit. B_6若與Levodopa併用會使L-dopa在周邊代謝成Dopamine而減低藥效。

16. 抗精神病藥clozapine因為具有阻斷血清素5-HT_{2A}受體的功能，所以和典型(typical)抗精神病藥物相比，比較不易產生下列何種中樞副作用？(A)憂鬱症 (B)焦慮症狀 (C)錐體外症狀(extrapyramidal syndrome) (D)藥物成癮 (99專高一)

17. 抗憂鬱藥物Bupropion主要抑制腦部對下列哪兩種神經傳導物質的回收？(A)多巴胺與血清素 (B)正腎上腺素與血清素 (C)多巴胺與正腎上腺素 (D)腎上腺素與GABA (99專普二)

18. 抗焦慮症用藥Benzodiazepine在腦部主要的作用機轉為何？(A)作用於GABA-A受體，活化後使細胞膜產生過極化(hyperpolarization)而安定神經活性 (B)抑制多巴胺D_3受體的下游功能 (C)血清素5-HT_3受體，活化後使動作電位的頻率下降 (D)抑制NMDA受體，使細胞不易產生興奮現象 (99專普二)

解答： 14.B 15.B 16.C 17.C 18.A

19. 下列何者為Levodopa之臨床適應症？(A)高血壓(hypertension) (B)憂鬱症(depression) (C)帕金森氏症(Parkinson disease) (D)阿滋海默症(Alzheimer disease) (99專普二)

解析 Levodopa是Dopamine的前驅藥物，用於治療帕金森氏症，增加多巴胺濃度。

20. 齒齦增生(gingival hyperplasia)為下列何者之副作用？(A) Phenobarbital (B) Carbamazepine (C) Phenytoin (D) Diazepam (99專普二)

21. 下列何種抗精神病藥(neuroleptics)於臨床上主要用以治療妥瑞氏症(Tourette disorder)？(A) chlorpromazine (B) haloperidol (C) promethazine (D) pimozide (99專高二)

22. 長期服用sertraline，容易產生下列何種生理功能的障礙？(A)容易導致心肌梗塞 (B)喪失性慾、無法勃起 (C)無法入睡、日夜周期紊亂 (D)腎功能受損 (99專高二)

解析 Sertraline是屬於SSRI（選擇性血清素回收抑制劑），主要治療憂鬱症的藥物，副作用有射精異常、性慾減退、便秘、口乾、腹脹、食慾不振等。

23. 利用disulfiram治療酒癮患者的作用機制為何？(A) Disulfiram抑制胃腸道對酒精的吸收速率 (B) Disulfiram是乙醇脫氫酶(alcohol dehydrogenase)的活化劑，可加速酒精的代謝 (C) Disulfiram是乙醛脫氫酶(aldehyde dehydrogenase)的抑制劑，個體會因頭痛噁心和胃腸不適等症狀而停止飲酒 (D) Disulfiram可抑制中樞的成癮迴路(addiction pathway) (100專高一)

24. Bupropion除可當作抗憂鬱藥物外，亦可用於治療下列何者？(A)菸癮 (B)阿滋海默症 (C)帕金森氏症 (D)精神分裂病

解析 Bupropion除可當作抗憂鬱藥物外，也可幫助戒菸者克服戒菸時期情緒的不安定，達到戒菸效果。 (100專高一)

解答： 19.C 20.C 21.B/D 22.B 23.C 24.A

25. 專一性的血清素(Serotonin)回收抑制劑除可以治療憂鬱症外，尚可治療下列何種症狀？(A)強迫症　(B)厭食症　(C)阿茲海默症　(D)精神分裂症　（100專高二）

26. 躁鬱症患者長期服用Lithium，須定期檢測何種器官的生理功能？(A)甲狀腺　(B)副甲狀腺　(C)胰臟　(D)肝臟　（100專高二）

解析 Lithium可能會產生甲狀腺低下的副作用，須定期監測甲狀腺功能。

27. 長期使用抗精神病藥物造成帕金森氏症(Parkinson's disease)副作用，其最主要的原因為何？(A)易傷害多巴胺(Dopamine)神經細胞　(B)產生過多的自由基　(C)破壞乙醯膽鹼的神經活性　(D)阻斷多巴胺受體　（100專高二）

28. 下列何種酵素之抑制劑可增強levodopa的藥效？(A) A型單胺氧化酵素(MAO-A)　(B) B型單胺氧化酵素(MAO-B)　(C)第一型環氧酵素(COX-1)　(D)第二型環氧酵素(COX-2)　（100專普一）

解析 MAO-A主要代謝Epinephrine、Norepinephrine、及serotonin等與憂鬱症相關的單胺物質；MAO-B 的抑制劑可以阻礙腦部的多巴胺被分解，延長多巴胺的作用。

29. Trazodone除具有抑制血清素回收的作用，並可以有拮抗5-HT_2受體的功能，故臨床上除了治療憂鬱症外，尚具有何種功效？(A)降低血壓　(B)促使釋乳激素(prolactin)的釋放　(C)降低焦慮與鎮靜作用　(D)減緩胃腸蠕動　（100專普一）

30. 用於治療憂鬱症的單胺氧化酶(monoamine oxidase)抑制劑之主要功效是抑制何種酵素型態？為什麼？(A) MAO-B；可以減少腦部多巴胺的含量　(B) MAO-A；可以減少血清素和正腎上腺素的代謝　(C) MAO-B；可以促進血清素的生合成　(D) MAO-A；可以增加腦部GABA的合成　（100專普一）

解答：　25.A　26.A　27.D　28.B　29.C　30.B

31. 使用典型(typical)抗精神病藥物chlorpromazine，容易發生致死性血液方面的副作用為何？(A)血小板數量急遽減少 (B)造血功能受到抑制 (C)顆粒性白血球數目減少 (D)淋巴球數目增加
(100專普一)

32. 帕金森氏症(Parkinson's disease)係因腦部黑質紋狀體之何種神經傳遞物質含量太低所致？(A)多巴胺(Dopamine) (B) γ-胺丁酸(GABA) (C)血清素(Serotonin) (D)乙醯膽鹼(Acetylcholine)
(100專普一)

33. 下列何者為phenytoin之臨床用途？(A)解熱鎮痛 (B)抗發炎 (C)抗癲癇 (D)抗焦慮 (100專普一)

解析 Phenytoin可阻斷鈉離子通道，降低大腦的不正常放電，治療癲癇。

34. 下列何者適用於治療帕金森氏症(Parkinson disease)？(A)多巴胺(Dopamine)抑制劑 (B) γ-胺丁酸(GABA)促進劑 (C)中樞抗膽鹼(Anticholinergic)藥物 (D)中樞神經興奮劑 (100專普二)

解析 抗膽鹼藥物可降低紋狀體區乙醯膽鹼性神經元之興奮性，因此改善帕金森氏病之肌肉興奮症狀，使dopamine神經元恢復作用。

35. Sodium valproate可增加腦中何種神經傳遞物質濃度？(A) GABA (B) Glycine (C) Acetylcholine (D) Glutamate (100專普二)

36. 針對不孕症的婦女，下列何種藥物可透過抑制泌乳素的分泌而增加女性生育能力？(A) HCG (B) Clomiphene (C) HMG (D) Bromocriptine (100專普二)

解析 Bromocriptine能抑制腦下垂體前葉的催乳激素分泌，並增進女性受精的能力增強，因而增高懷孕機率。

37. 下列何者為國內合法之減肥藥？(A) Orlistat (B) Amphetamine (C) Tegaserod (D) Haloperidol (100專普二)

解析 (A) Orlistat是目前我國唯一合法的減肥藥，為胰臟脂肪抑制劑，可在腸道中抑制食物脂肪的吸收，而達到減肥的效果；(B)安非他命可抑制食慾，但易成癮，為二級毒品。

解答： 31.C 32.A 33.C 34.C 35.A 36.D 37.A

38. Carbidopa治療帕金森氏症的主要目的為何？(A)抑制周邊decarboxylase的活性 (B)會通過血腦屏障，進入腦部合成多巴胺 (C)會拮抗體內自由基的產生 (D)會抑制多巴胺的回收

(101專高一)

39. 下列何種藥物可以治療大發作癲癇症、三叉神經炎及躁鬱症？(A) Ethosuximide (B) Trimethadione (C) Carbamazepine (D) Phenobarbital (101專高一)

40. 有關巴比妥藥物(Barbiturates)之敘述，下列何者錯誤？(A)長期使用易產生耐藥性 (B)長期使用易產生藥物依賴性 (C)只能以靜脈注射給藥 (D)過量時會抑制呼吸 (101專普一)

41. 下列何者可用於治療三叉神經痛？(A) Carbamazepine (B) Phenobarbital (C) Phenytoin (D) Diazepam (101專普一)

42. 下列有關lithium之代謝的敘述，何者正確？(A) lithium的半生期長，對腎功能不良者須定期檢查 (B) lithium的半生期短，所服劑量在半日內可以廓清 (C) lithium在血液中與球蛋白結合，故半生期很長 (D) lithium經由肝臟代謝後，產生具有活性的代謝產物 (101專普一)

解析 (B) lithium半衰期約1天；(C)(D) lithium會分布於體液中，由腎臟代謝。

43. 臨床上用以戒斷酒癮的disulfiram，其主要的作用機轉為何？(A)快速使酒精於肝臟內代謝 (B)減少胃腸道對酒精的吸收 (C)抑制乙醛的代謝，使個體因頭痛和胃腸不適而停止使用 (D)抑制中樞的多巴胺成癮路徑 (101專普一)

44. 長期服用lithium，最易導致下列何種症狀？(A)男性巨乳症 (B)甲狀腺功能過低 (C)血糖過高 (D)產生便秘 (101專高二)

解析 lithium會抑制甲狀腺功能，長期服用會導致甲狀腺功能低下。

45. benzodiazepines類藥物不適合應用於下列何種治療用途？(A)抗焦慮 (B)鎮靜安眠 (C)抗癲癇 (D)抗利尿 (101專高二)

解答： 38.A 39.C 40.C 41.A 42.A 43.C 44.B 45.D

46. Venlafaxine被稱之為SNRI，主要是因為這藥物可以同時抑制何種神經傳導物質的回收功能？(A)血清素和多巴胺 (B)多巴胺和正腎上腺素 (C)血清素與正腎上腺素 (D)腎上腺素與GABA

解析 SNRI全文Serotonin-Norepinephrine reuptake inhibitor，血清素-正腎上腺素再回收抑制劑。 (101專普二)

47. 鋰鹽(lithium)是最常使用的抗躁鬱症用藥，對於中樞正腎上腺素的調控為何？(A)增進正腎上腺素的釋出 (B)抑制正腎上腺素的釋出 (C)減少對正腎上腺素的回收 (D)具有活化α_2受體的功能 (101專普二)

48. 老年人較適合選用下列何種性質之苯二氮平類藥物(benzodiazepines)治療失眠？(A)起效作用慢，作用時間長 (B)起效作用慢，作用時間短 (C)起效作用快，作用時間長 (D)起效作用快，作用時間短 (101專普二)

49. 下列何者可提高中樞levodopa的濃度？(A) carbidopa (B) amantadine (C) vitamin B_6 (D) apomorphine (101專普二)

解析 Carbidopa為周邊脫羧酶抑制劑，使levodopa進入中樞的濃度上升。

50. 下列何者藥效最短？(A) diazepam (B) midazolam (C) flurazepam (D) nitrazepam (101專普二)

解析 (A)(C)(D)為長效；(B)短效。

51. 帕金森氏症(Parkinson disease)係因腦中多巴胺(dopamine)與下列何者之含量失去正常平衡所致？(A)麩胺酸(glutamate) (B)乙醯膽鹼(acetylcholine) (C) γ-胺丁酸(GABA) (D)血清素(serotonin) (101專普二)

52. 長期服用抗精神病藥haloperidol導致個體的運動功能障礙（假性帕金森氏症），是因為何種腦部功能受損？(A)邊緣區系統(limbic system) (B)外錐體系統(extrapyramidal system) (C)小腦萎縮 (D)大腦運動皮質 (102專高一)

解答： 46.C 47.B 48.D 49.A 50.B 51.B 52.B

53. 下列何者可減少levodopa的周邊副作用？(A) carbidopa (B) amantadine (C) bromocriptine (D) ropinirole （102專高一）

解析 Carbidopa為周邊脫羧酶抑制劑，可降低Levodopa在周邊代謝，減少周邊副作用。

54. 抗精神病藥chlorpromazine不宜使用於癲癇病患，其原因為何？(A)藥物會引起體內電解質的不平衡 (B)藥物會降低癲癇的閾質(threshold) (C)藥物會增強腦部麩胺酸的釋放 (D)藥物會抑制中樞神經GABA的神經活性 （102專高二）

55. 長期使用長效性抗焦慮用藥flurazepam，突然停止後所出現的靜坐不能(restlessness)、焦慮、困惑感與失眠等症狀，稱之為：(A)藥物耐藥性(tolerance) (B)藥物致敏化現象(sensitization) (C)戒斷症狀(withdrawal syndrome) (D)藥物中毒(intoxication) （102專高二）

56. 單胺氧化酶(monoamine oxidase)抑制劑如果同時服用含高tyramine的食物或飲料，最易造成下列何種副作用？(A)血糖過低 (B)甲狀腺功能過高 (C)帕金森氏症 (D)高血壓 （103專高一）

解析 Tyramine會促使神經末梢釋放catecholamines（兒茶酚胺），引起頭痛、心博過速、噁心、高血壓、心律不整。

57. 巴比妥類(barbiturates)鎮靜安眠藥在體內主要作用標的為何？(A) adenosine受體 (B) dopamine受體 (C) GABA受體 (D)鈉離子通道 （103專高一）

58. Disulfiram治療酒癮患者的主要作用機轉為何？(A)增加酒精的代謝 (B)抑制乙醛脫氫酶(aldehyde dehydrogenase)的活性 (C)抑制單胺氧化酶(monoamine oxidase)的活性 (D)與酒精競爭P450酵素 （103專高二）

解答： 53.A 54.B 55.C 56.D 57.C 58.B

59. 有關levodopa藥物交互作用之敘述，下列何者錯誤？(A)與Phenelzine併用，易導致高血壓危象(hypertensive crisis) (B) Selegiline可降低其用藥劑量 (C) Vitamin B_6可增強其藥效 (D) Entacapone可增加其進入腦中的量 （103專高二）

解析 (A)(B) MAO抑制劑：Phenelzine、Selegiline。Levodopa在體內會代謝成Dopamine。Dopamine一部分會被MAO代謝，如與Phenelzine（MAO抑制劑）併用，則周邊Dopamine的濃度會增加，易造成高血壓危象；(C) Vitamin B_6會促進周邊脫羧基酶的作用，促進Levodopa在周邊的代謝，使藥效減少；(D) Entacapone（COMT抑制劑）：抑制COMT酵素而減少了levodopa代謝成3-O-methyldopa (3-OMD)的損失，而增加levodopa的生體可用率，也使腦中可以使用的levodopa增加。。

60. 抗焦慮用藥benzodiazepine對於安定神經細胞的作用機轉為何？(A)活化GABA-A受體，使氯離子流入細胞內造成細胞的過極化(hyperpolarization)而安定神經活性 (B)活化GABA-B受體，抑制中樞麩胺酸的分泌 (C)活化中樞神經麩胺酸的神經活性 (D)阻斷鈣離子通道，降低細胞的生理活性 （103專高二）

61. L-dopa治療巴金森氏病(Parkinson's disease)的主要作用機轉為何？(A)阻斷多巴胺的受體 (B)抑制多巴胺神經活性 (C)為合成多巴胺的前驅物質 (D)增強正腎上腺素的功能 （104專高一）

解析 巴金森氏病為病人腦中多巴胺(Dopamine)活性降低。Dopamine無法通過BBB，故只能給合成多巴胺的前驅物質L-dopa。L-dopa能通過BBB，等L-dopa通過BBB後，在腦部再代謝成Dopamine。

62. 百憂解(Fluoxetine)抗憂鬱的作用，最主要是抑制：(A)多巴胺的回收 (B)正腎上腺素的回收 (C)血清素的回收 (D) GABA的回收 （104專高一）

解答： 59.C 60.A 61.C 62.C

解析 憂鬱症與腦中血清素(5HT)、正腎上腺素(NE)濃度低有關。抗憂鬱藥的主要目的是：要增強血清素、正腎上腺素的活性。神經細胞分泌5HT、到神經突觸後，部分5HT能與受體短暫結合，產生活性，後5HT與受體分開，換其他5HT分子再與受體短暫結合，再產生活性。於此同時，突觸前神經細胞會開始回收突觸間的5HT，然後重新裝填入神經末梢的小泡，等下次神經刺激分泌5HT。所以5HT的活性產生時間與5HT被回收完畢的時間有關。百憂解(Fluoxetine)為5HT回收抑制劑，延長5HT回收的時間，故其5HT與受體作用時間長，生理活性時間延長。

63. 下列何種藥物使用後，最容易產生幻覺現象？(A) Lysergic acid diethylamide (B) Ergotamine (C) Ketanserin (D) Sumatriptan

解析 (A) Lysergic acid diethylamide(LSD)為迷幻藥；(B) Ergotamine：常與Caffeine合併使用，治療偏頭痛；(C) Ketanserin $5HT_2$受體拮抗劑，亦有較弱的α和H受體拮抗作用，用於用降高血壓。(D) Sumatriptan：$5\text{-}HT_{1D}$接受體（主要分布於腦部血管）作用劑，腦部血管收縮，治療急性偏頭痛。 **（104專高一）**

64. Disulfiram因作用於何種酶，而用於治療酒精成癮(alcohol dependence)？(A)乙醯膽鹼酶(acetylcholinesterase) (B)腺苷酸環化酶(adenyl cyclase) (C)乙醛脫氫酶(aldehyde dehydrogenase) (D)單胺氧化酶(monoamine oxidase) **（104專高二）**

65. 年紀大的partial seizure（癲癇）患者使用下列何種藥物後，易產生牙齦增生(gingival hyperplasia)之副作用？(A) Gabapentine (B) Phenobarbital (C) Phenytoin (D) Valproic acid **（104專高二）**

66. 多巴胺D_2受體致效劑不適用於下列何種症狀？(A)低泌乳血症(hypoprolactinemia) (B)退奶藥(physiologic lactation) (C)肢端肥大症(acromegaly) (D)巴金森氏症(Parkinson’s disease)

（104專高二）

解析 與腦中多巴胺受體作用呈正比者：精神病與嘔吐。與腦中多巴胺受體作用呈反比者：泌乳激素、巴金森氏症、生長激素。

解答： 63.A 64.C 65.C 66.A

67. 下列有關單次靜脈注射thiopental的敘述，何者正確？(A)必須以靜脈輸注(IV infusion)方式給藥，以防中毒 (B)其水溶性極高，因而具有超快速的起始作用(onset) (C)注射後，該藥會再分布(redistribution)至骨骼肌和脂肪組織 (D)其再分布的現象使藥效得以維持長達24小時 (105專高一)

解析 (A)必須以靜脈滴注(IV drip)方式給藥，以防中毒；(B)其脂溶性極高，因而具有超快速的起始作用(onset)；(D)其再分布的現象使藥效短。

68. 下列何者對中樞神經系統中乙醯膽鹼酯酶(acetylcholinesterase)活性的影響最小？(A) neostigmine (B) physostigmine (C) rivastigmine (D) galantamine (105專高一)

69. 下列哪一藥物不用於巴金森氏症之治療？(A) Amantadine (B) Carbidopa (C) Galantamine (D) Selegiline (105專高一)

解析 Galantamine其作用機轉為使乙醯膽鹼不被分解而維持腦中濃度，故不適用於巴金森氏症。

70. 三環抗憂鬱藥(Tricyclic antidepressants)常見之副作用，如視力模糊、口乾、便秘等，主要是因為阻斷何種受體(receptor)所致？(A) alpha-交感神經受體 (B) beta-交感神經受體 (C)毒蕈鹼受體(muscarinic receptor) (D)菸鹼受體(nicotinic receptor) (105專高一)

71. 興奮性飲料所含的咖啡因(Caffeine)主要的作用標的為何？(A) Dopamine受體 (B) Glutamate受體 (C)單胺氧化酶(monoamine oxidase) (D) Adenosine受體 (105專高二)

72. 大部分的抗精神病藥物均具有止吐的功能，其原因為何？(A)藥物活化位於周邊胃腸道上的血清素5-HT_3受體 (B)抑制迷走神經的活性 (C)藥物作用於腦幹化學感應區(chemoreceptor trigger zone)抑制多巴胺D_2受體 (D)藥物有效抑制小腦的平衡功能 (105專高二)

解答： 67.C 68.A 69.C 70.C 71.D 72.C

73. 下列何者不適用於治療帕金森氏症？(A)抗蕈毒性(antimuscarinic)藥物 (B)抗精神病(antipsychotic)藥物 (C) B型單胺氧化酶(MAO B)抑制劑 (D)兒茶酚甲基轉換酶(COMT)抑制劑

解析 (B)抗精神病藥物作用多半為阻斷Dopamine，帕金森氏症的治療需加強Dopamine。 **(105專高二)**

74. 長期使用抗精神病藥Haloperidol，最易造成哪種副作用？(A)錐體外症候群(extrapyramidal syndrome) (B)躁鬱症 (C)阿茲海默症 (D)妥瑞氏症(Tourette syndrome) **(106專高一)**

解析 第一代抗精神病藥物以Haloperidol之錐體外徑症候(EPS)副作用最強，症狀如：急性不自主運動、肌張力不全（斜頸、張口吐舌、眼球上吊、動作失調等）。

75. 抗焦慮用藥benzodiazepine的藥理作用機轉為何？(A)抑制中樞多巴胺的神經活性 (B)阻斷鉀離子通道 (C)活化GABA-A受體造成細胞過極化(hyperpolarization) (D)抑制腺苷(adenosine)的神經活性 **(106專高一)**

解析 Benzodiazepine的作用機轉為與$GABA_A$受體特定部位結合（與巴比妥類藥物作用在不同位置），增加氯離子的通透性，達到抑制性的作用。

76. 帕金森氏症(Parkinson disease)之治療目標，在於重建病人腦中哪兩種神經傳遞物質之正常平衡？(A) Dopamine和Glutamate (B) Serotonin 和 Glutamate (C) Dopamine 和 Acetylcholine (D) Serotonin和Acetylcholine **(106專高一)**

解析 帕金森氏病藥物治療目標在黑質體與紋狀體內，重建dopamine與acetylcholine兩者間的平衡：(1)增強腦部紋狀體dopamine之抑制性作用；(2)降低腦部紋狀體acetylcholine之興奮性作用。

77. 下列哪一藥物適用於阿茲海默症之治療？(A) apomorphine (B) bromocriptine (C) galantamine (D) rotigotine **(106專高二)**

解析 阿茲海默症的藥物治療有：Donepezil（類似藥有：Rivastigmine、Galantamine）、Memantine。

解答： 73.B 74.A 75.C 76.C 77.C

78. Carbidopa與levodopa併用於巴金森氏症患者之治療，主要是因為carbidopa抑制下列何種酶所致？(A)乙醯膽鹼酶(acetylcholine esterase) (B)多巴脫羧酶(DOPA decarboxylase) (C)多巴胺羧化酶(dopamine beta-hydroxylase) (D)單胺氧化酶(monoamine oxidase) （106專高二）

解析 服用Levodopa時，常併服周邊脫羧酶抑制劑Carbidopa或Benserazide，不僅可增加藥效並降低周邊副作用的發生。

79. 下列用於sleep disorders之藥物，何者可明顯縮短入睡時間及減少睡眠中醒來次數，但會造成病人有白天中樞抑制(daytime sedation)之副作用？(A) clonazepam (B) diazepam (C) flurazepam (D) temazepam （106專高二）

解析 鎮靜安眠用藥的長效型藥物有：Nitrazepam、Flunitrazepam、Flurazepam、Clonazepam、Diazepam、Chlordiazepoxide，因其半衰期太長，會有不預期的中樞抑制作用及白天嗜睡現象。其中又以Flurazepam有2種長效活性代謝物。

80. Rivastigmine最適用於治療下列何種疾病？(A)老年癡呆症 (B)重症肌無力 (C)廣角型青光眼 (D)帕金森氏症 （106專高二補）

解析 屬於膽鹼酯酶抑制劑的Donepezil是治療阿茲海默氏症的用藥，與其類似的藥物有Rivastigmine及Galantamine。

81. 三環類抗憂鬱藥(Tricyclic antidepressants)的藥理作用機轉為何？(A)拮抗血清素受體 (B)抑制血清素和正腎上腺素的回收 (C)增進多巴胺的神經活性 (D)抑制GABA的合成 （106專高二補）

解析 三環抗憂鬱藥物藥理作用機轉為：抑制血清素(5-HT)及正腎上腺素(NE)回收：阻斷神經末梢對單胺類（5-HT與NE）之再攝取作用，增加突觸NE、5-HT含量。

82. 濫用藥物phencyclidine在體內的藥理作用機轉，類似於下列何種藥物？(A)抗精神病藥sulpride (B)抗憂鬱症藥imipramine (C)抗癲癇藥carbamazepine (D)痲醉藥ketamine （106專高二補）

解析 Phencyclidine會產生解離型痲醉，失去定向感及產生幻覺，類似藥物為Ketamine。

解答：　78.B　79.C　80.A　81.B　82.D

83. 下列何者最能產生肝臟酵素誘導作用(enzyme induction)？(A) phenobarbital (B) cimetidine (C) ketoconazole (D) erythromycin （107專高一）

84. Diazepam與GABA受體結合後，會增加何種離子的傳導，使細胞膜穩定，而作為抗焦慮藥(anxiolytic drug)？(A)鈣 (B)氯 (C)鉀 (D)鈉 （107專高一）

85. 下列何者是治療恐慌症(panic disorders)之首選用藥？(A) Alprazolam (B) Buspirone (C) Flumazenil (D) Thiopental （107專高一）

86. Buspirone用於廣泛性焦慮症(generalized anxiety disorder)之慢性治療(chronic treatment)，是因為該藥主要作用於何種受體所致？(A) Acetylcholine (B) Alpha-adrenoceptor (C) GABA (D) Serotonin (5-HT) （107專高一）

解析 該藥品是屬5-HT_{1A}受體部分致效劑，用於抗焦慮和抗憂鬱藥。

87. Clozapine比典型抗精神病藥產生較少的中樞副作用（錐體外症狀，extrapyramidal syndromes），其原因為何？ (A)抑制NMDA受體下游訊息 (B)對多巴胺D_1受體具高親和力 (C)可以平衡腦部血清素與正腎上腺素的神經活性 (D)對多巴胺D_2受體具低親和力 （107專高二）

88. 下列何種抗癲癇藥物對突觸小泡蛋白(synaptic vesicle protein, SV2A)的親和力最高？ (A) oxcarbazepine (B) levetiracetam (C) phenytoin (D) felbamate （107專高二）

89. 下列何種抗精神病藥物最容易導致心電圖QT波延長？ (A) thioridazine (B) haloperidol (C) aripiprazole (D) olanzapine （107專高二）

解答： 83.A 84.B 85.A 86.D 87.D 88.D 89.A

90. 下列何種抗癲癇藥物，其結構類似GABA？(A) Carbamazepine (B) Gabapentin (C) Phenytoin (D) Valproic acid （108專高一）

解析 Gabapentin的化學結構與GABA類似，但並不會與GABA接受器結合，與Carbamazepine、Phenytoin、Valproic acid、Phenobarbital等均不會產生交互作用。還可用於治療疱疹後神經痛及糖尿病周邊神經病變。

91. 下列抗精神病藥物中，何者的錐體外症狀(Extrapyramidal symptoms)副作用最強？(A) thioridazine (B) olanzapine (C) clozapine (D) haloperidol （108專高一）

解析 第一代抗精神病藥物易導致EPS的副作用。第二代對多巴胺的D_2受體選擇性較佳，EPS副作用較少。本題(B)(C)為第二代抗精神病藥物，(A)雖為第一代，但haloperidol的EPS副作用最強。

92. 下列何種苯二氮平(benzodiazepine)藥物，最易引起較嚴重之戒斷症狀（如：焦慮）？(A) clorazepate (B) triazolam (C) diazepam (D) lorazepam （108專高一）

93. 下列安眠藥中，何者不具有抗痙攣或肌肉鬆弛之特性，且長期使用較不易產生耐受性(tolerance)？(A) eszopiclone (B) ramelteon (C) hydroxyzine (D) zolpidem （108專高二）

解析 Zolpidem (Stilnox®)作用與BZD相似，但化學結構不同，作用在$BZD_{\omega 1}$受體，無抗痙攣及肌肉鬆弛作用，對認知、記憶功能較無影響，不易產生耐受性。

94. 迷幻藥LSD主要影響腦部的何種神經系統？(A) Glutamate神經系統 (B) GABA神經系統 (C)膽鹼神經系統 (D)血清素神經系統 （109專高一）

解析 LSD為血清素受體致效劑，主要影響腦部血清素。

95. 下列何者為目前唯一可用於治療肌萎縮性側索硬化症之藥物？(A) Riluzole (B) Selegiline (C) Pramipexole (D) Apomorphine

解析 Riluzole對麩胺酸(glutamic acid)在運動神經細胞毒性有阻斷作用，可遏止對運動神經細胞的破壞。 （109專高一）

解答： 90.B 91.D 92.B 93.D 94.D 95.A

96. 下列何者為大麻之主要成分THC在腦部主要的結合受體？(A) Cannabinoid CB_1受體 (B)多巴胺D_2受體 (C)血清素5-HT_3受體 (D)麩胺酸AMPA受體 (109專高二)

97. 下列何種抗癲癇藥物也可用於治療帶狀疱疹後神經痛？(A) Felbamate (B) Lamotrigine (C) Gabapentin (D) Topiramate

解析 Gabapentin可降低神經傳導及增加GABA釋放，故可以治療神經痛。 (109專高二)

98. 下列何種藥物不用於治療帕金森氏症？(A)多巴胺受體致效劑 (B)多巴胺代謝前驅物，如levodopa (C)抗毒蕈鹼藥物 (D)乙醯膽鹼酯酶抑制劑 (109專高二)

解析 治療帕金森氏症為抗乙醯膽鹼劑。

99. 下列何者不是抗癲癇藥物的作用機轉？(A)影響特定離子通道的通透性 (B)阻斷興奮性麩胺酸(glutamate)受體 (C)活化抑制性γ-胺基丁酸(GABA)受體 (D)阻斷正腎上腺素(norepinephrine)受體 (110專高一)

100. 下列何者不是phenytoin的副作用？(A)牙齦增生 (B)複視 (C) Steven-Johnson症候群 (D)體重增加 (110專高一)

解析 Phenytoin的副作用包含眼球震顫、複視、運動失調、暈眩、Steven-Johnson症候群、齒齦增生、多毛症、巨母紅血球性貧血等，並無造成體重增加的現象。

101. 下列何種安眠藥物被濫用的可能性較低，而未被列為管制藥品？(A) Zolpidem (B) Zaleplon (C) Eszopiclone (D) Ramelteon (110專高一)

解析 Ramelteon口服吸收良好，可快速誘導睡眠，不會造成反彈性失眠及戒斷，因此較不會被濫用，屬於非管制藥品。

解答： 96.A 97.C 98.D 99.D 100.D 101.D

102. 下列何種藥物是經由抑制多巴胺受體(dopamine receptor)而產生止吐作用，可用以治療化療藥物所造成之噁心嘔吐？(A) Aprepitant (B) Dexamethasone (C) Ondansetron (D) Prochlorperazine （110專高一）

103. Carbamazepine主要作用於下列何種離子通道(ion channel)，而用於partial seizure之治療？(A)鈣 (B)氯 (C)鉀 (D)鈉 （110專高二）

解析 Carbamazepine可阻斷鈉離子通道，降低神經活性，用於治療大發作、局部發作、三叉神經痛、躁鬱症（替代鋰鹽）。

104. 非典型抗憂鬱藥物，下列何者可降低菸癮者對尼古丁的渴求？(A) Nefazodone (B) Mirtazapine (C) Bupropion (D) Vortioxetine （110專高二）

解析 Bupropion可抑制多巴胺再吸收及正腎上腺素再吸收，可用於戒菸輔助用藥。

105. 成癮性物質中，下列何者之身體依賴性相對較高？(A)咖啡因 (B)麥角酸二乙胺(LSD) (C)大麻 (D)安非他命 （110專高二）

106. 使用左多巴(levodopa)治療帕金森氏症時，不會產生下列何種副作用？(A)厭食 (B)心搏過慢 (C)精神疾患 (D)血壓降低

解析 Levodopa的副作用會心搏過快。 （111專高一）

107. Amantadine具有抗巴金森氏症的作用，有關其副作用，下列敘述何者錯誤？(A)口乾 (B)高血壓 (C)周邊水腫 (D)尿液滯留

解析 副作用包含口乾、噁心、失眠、頭暈、姿位性低血壓、周邊水腫、情緒低落與幻覺等。 （111專高二）

108. 下列何者為Ethosuximide治療失神性癲癇(absence seizures)的主要作用機轉？(A)抑制L型鈣離子通道 (B)抑制P型鈣離子通道 (C)抑制T型鈣離子通道 (D)抑制N型鈣離子通道 （111專高二）

解析 作用機轉以阻斷腦部神經異常興奮及傳導為主，為T型鈣離子通道阻斷劑。

解答： 102.D 103.D 104.C 105.D 106.B 107.B 108.C

109. 下列何者不是短效性鎮靜安眠藥？(A) Amobarbital (B) Pentobarbital (C) Phenobarbital (D) Secobarbital （112專高一）

解析 Phenobarbital屬於長效性鎮靜安眠藥。

110. 下列何種酶可被咖啡因抑制？(A)磷酸雙酯酶(phosphodiesterase) (B)磷脂質脂解酶(phospholipase) (C)鹼性磷酸酶(alkaline phosphatase) (D)酪氨酸激酶(tyrosine kinase) （112專高一）

解析 咖啡因為Methylxanthines（甲基黃嘌呤類），屬於磷酸雙酯酶抑制劑，可增加細胞內cAMP，產生中樞興奮。

111. 下列何種成癮性物質是透過血清素受體來產生幻覺？(A)古柯鹼 (B)安非他命 (C)麥角酸二乙胺(LSD) (D)大麻 （112專高一）

解析 LSD為血清素受體5-HT_{2A}致效劑，影響腦部的血清素神經系統。

112. Bupropion除可當抗憂鬱藥物外，尚具有何項藥理功能？(A)抑制乙醯膽鹼的代謝，可以治療阿茲海默症(Alzheimer's Disease) (B)與lithium合併使用，治療雙極性躁鬱症 (C)具有抗流感病毒的功效 (D)抑制個體對nicotine的渴求，用以治療菸癮 （112專高二）

解析 Bupropion可抑制多巴胺再吸收及正腎上腺素(NE)再吸收。用於治療憂鬱症、暴食症、戒菸輔助用藥（降低菸癮者對尼古丁的渴求）、注意力不足／過動症(ADHD)、巴金森氏病。

113. 下列對於毒品搖頭丸之敘述，何者最不適當？(A)可抑制血清素之再回收 (B)結構類似安非他命 (C)可能引起高熱症 (D)英文簡稱NMDA （113專高一）

解析 搖頭丸英文為Methylene dioxymethamphetamine (MDMA)。

114. 下列何者不屬於類鴉片藥物戒斷症候群？(A)體溫過低 (B)噁心、嘔吐 (C)顫抖 (D)流鼻涕 （113專高一）

解析 類鴉片藥物戒斷症候群的症狀有：煩躁、噁心或嘔吐、肌肉痛、流鼻水、打噴嚏、腹瀉、出汗和發燒。

解答： 109.C 110.A 111.C 112.D 113.D 114.A

疼痛治療劑

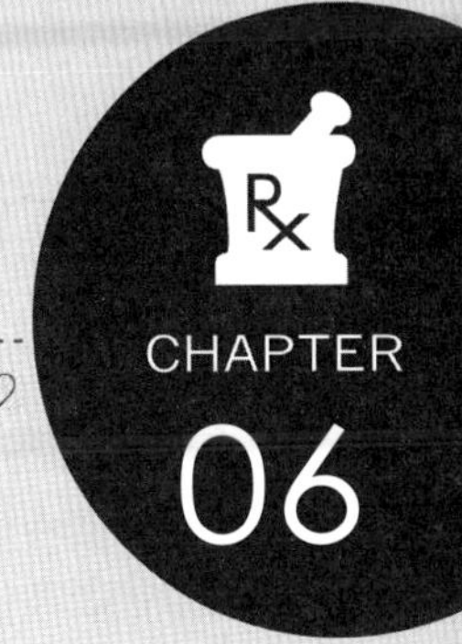

出題率：♥♥♡

- 成癮性鎮痛劑
  - 成癮性鎮痛劑簡介
  - 嗎啡的作用機轉
  - 成癮性類似藥品
- 非成癮性鎮痛劑
  - 非成癮性鎮痛劑簡介
  - 非成癮性鎮痛劑的作用及藥物
- 治療痛風的藥物
  - 痛風簡介
  - 痛風治療藥物
- 治療偏頭痛的藥物
  - 偏頭痛簡介
  - 偏頭痛治療藥物
- 治療類風濕性疾病的藥物
  - 類風濕性疾病的簡介
  - 類風濕性關節炎治療的方式
  - 類風濕性關節炎治療的藥物

Pharmacology

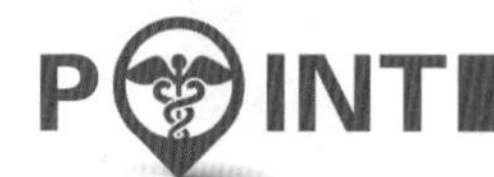

重點彙整

疼痛治療劑分為成癮性（麻醉性）鎮痛劑與非成癮（非麻醉）性鎮痛劑，使用範圍極廣，舉凡任何病理性或功能性的疼痛皆可運用之。

6-1 成癮性鎮痛劑(Narcotic Analgesics)

一、成癮性鎮痛劑簡介

通常指類似嗎啡的止痛劑，效果佳、易被濫用，此類藥物的作用機轉多半類似嗎啡，且以嗎啡(morphine)為其代表。鴉片類(opioids)物質，因長期使用後會產生上癮的現象故稱之，有些典籍將類似鴉片類的止痛物質稱之為「麻醉性」，易使人誤會，此類藥通常是易產生成癮的鴉片類物質，故以成癮性鎮痛劑(narcotics)來稱呼比較恰當，通常以嗎啡為其代表用來解說它的作用機轉。通常在人類大腦的邊緣系統，中丘腦、下丘腦、腦幹及脊髓等處，有很多鴉片的受體(receptor)，會與嗎啡等藥物結合而產生一些嗎啡的作用機轉，其中以 μ、κ、δ、σ 四種較常見。其中 μ 受體主要是產生成癮、欣快，而且也與鎮痛有關。δ 受體與周邊作用有關，對止痛作用也極佳，κ 與鎮痛及不快感有關。δ 則與不快感有很大的關聯。

表 6-1 嗎啡受體的作用

受體類型	μ	κ	δ	σ
止痛	++	+	++	無
抑制呼吸	++	+	++	無
瞳孔	收縮	收縮	收縮	擴張

表 6-1 嗎啡受體的作用（續）

受體類型	μ	κ	δ	σ
胃腸蠕動	減弱	無	減弱	無
消化道平滑肌	收縮++	無	收縮++	無
情感	欣快++	不快感+	欣快++	不快感++
成癮性	++	+	++	無

二、嗎啡的作用及副作用

1. 中樞止痛作用：多因與腦內 μ (mu)受體結合而得，同時也會產生欣快、鎮定、止咳等作用，過量時會**抑制呼吸**。
2. 鎮咳：以 Codeine 為代表，可抑制咳嗽中樞。
3. **縮瞳**(miosis)：為 Morphine、Heroin 中毒的表徵之一，縮瞳通常不會產生耐受性。
4. 胃腸道：抑制腸胃道平滑肌蠕動，會造成**便祕**(constipation)，可當止瀉藥。
5. 嘔吐、噁心；因為 Morphine 刺激 CTZ 區而引起。
6. 促進 ADH 分泌，使尿量減少。
7. 有時會刺激細胞放出組織胺(histamine)而造成過敏。
8. 造成口乾。
9. 造成排尿困難。

三、成癮性鎮痛劑

藥物	作用機轉與臨床用途
· Heroin	比 Morphine 更易上癮，**更欣快**。Heroin 為 Morphine 類似品，因結構加上兩個醋酸根，故又叫二乙醯嗎啡，因對 BBB 穿透力強，故鎮痛、成癮性比 Morphine 更強，因此容易成為濫用藥物，俗稱白麵，故不得作為醫療用途

藥物	作用機轉與臨床用途
· Methadone (Dolophine®)	結構與海洛因或嗎啡無關、半衰期長之合成鴉片類藥物，作用在 μ 受體，且作用與 Morphine 相似，然而其他作用小（較小的呼吸抑制，較少的成癮性，且較不會有欣快感），故常用於海洛英或嗎啡上癮後的代用解癮劑（戒癮劑），Methadone 的戒斷症狀較輕微
· Fentanyl (Sublimaze®)	A. 止痛效果強為 Morphine 的 50 倍，有貼片製劑 (TTS) 方便癌症病人使用。常與 Droperidol (Innovar®)合用，以靜脈注射給藥做為麻醉前給藥 B. 藥物結構屬於 Phenylpipendine，結構類似 Meperidine
· Codeine	A. **止咳好，止痛差**，為管制藥。Codeine 是甲基化的 Morphine，鎮痛效果僅 Morphine 的 1/3，故較少單獨用於止痛方面，而其他方面如**成癮性**、呼吸抑制等均**較 Morphine 低**，唯獨止咳方面與 Morphine 相當，故臨床上是極佳的止咳劑。當作止咳劑時多短期使用，**止咳劑量低於止痛劑量** B. 副作用：暈眩、嗜睡、噁心或嘔吐、**便祕**
· Meperidine (Demerol®、Pethidine®)	比 Morphine 的止痛弱。Meperidine 是一種合成的**類鴉片止痛劑**，其作用機轉為與腦內鴉片受體結合，而產生鎮痛的作用。其作用機轉如下： A. 止痛：與 Morphine 腦內受體結合 B. 在中樞神經具興奮性，大量易引發驚厥、癲癇發作，過量抑制呼吸，具成癮性 C. 心血管方面：Meperidine 會降低周邊血管阻力，使腦血管擴張，增加 CSF 壓力 D. Meperidine 會降低腸胃道蠕動，故大量**易造成便祕**，臨床上可作解痙劑治療內臟絞痛

藥物	作用機轉與臨床用途
· **Naloxone** (Narcan®)	Morphine 完全拮抗劑，可解除 Morphine 大部分作用。Naloxone 作為 Morphine 類的拮抗劑，且比同類的 Nalorphine 更強，本品可同時對抗 Morphine 的 μ、κ、δ 受體。故可當成 **Morphine 中毒很好的解毒劑**，經 IV 後可解除 Morphine 的呼吸抑制。此外 Naloxone 可用於診斷毒癮，當毒癮者使用 Naloxone 後會出現脫癮症狀
· Nalorphine (Nubain®)	Morphine 部分拮抗劑（解毒劑）。Nalorphine 可對 Morphine 類 μ 受體產生拮抗，故可當成 Morphine 中毒之解毒劑，然而本品又為 κ、δ 受體的部分致效劑，且大量注射恐引起呼吸抑制及產生依賴性，並會使 Morphine 成癮者產生戒斷症狀，故非為理想的 Morphine 解毒劑，現臨床少用
· Natrexone (Depade®)	**Morphine、Heroin 中毒解毒劑**。Natrexone：為新型的 Morphine 拮抗劑，可同時拮抗 μ、κ、δ 三種受體，效價比 Naloxone 更高，且作用時間(duration)更長，半衰期可達 12 小時，實驗中可能成為未來理想的 Morphine 中毒解毒劑
· Pentazocine (Talwin®)	**為 κ 受體致效劑**，弱 μ 受體拮抗劑，會使嗎啡成癮者產生戒斷症狀，可能會導致幻覺
· **Tramadol** (Ultram®)	A. 弱效、低成癮性止痛劑，抑制呼吸作用小，但仍可能發生呼吸抑制作用，禁止用於發生顯著呼吸抑制之病人 B. Tramadol 作用於 μ 受體，且可抑制血清素的回收，可當成手術後的止痛

四、不具成癮性之其他鴉片類似藥物

藥物	作用機轉與臨床用途
· Diphenoxylate (Lomotil®) · Loperamide (Imodium®)	作用在腸道平滑肌，抑制乙醯膽鹼釋放，降低腸道肌肉張力，使腸道蠕動減少，減少糞便中水分與電解質的含量；並增強括約肌的收縮，進而改善腹瀉的症狀
· Dextro-methorphan (Medicon®)	作用於延腦的咳嗽中樞，抑制引發咳嗽之反射
· Apomorphine	嗎啡衍生物、也是多巴胺 D_2 受體致效劑，可以催吐

6-2 非成癮性鎮痛劑

一、非成癮性鎮痛劑簡介

此類藥物與 Morphine 不同，不會成癮、不抑制呼吸，常具有退燒、止痛或抗炎之作用。作用機轉如下：

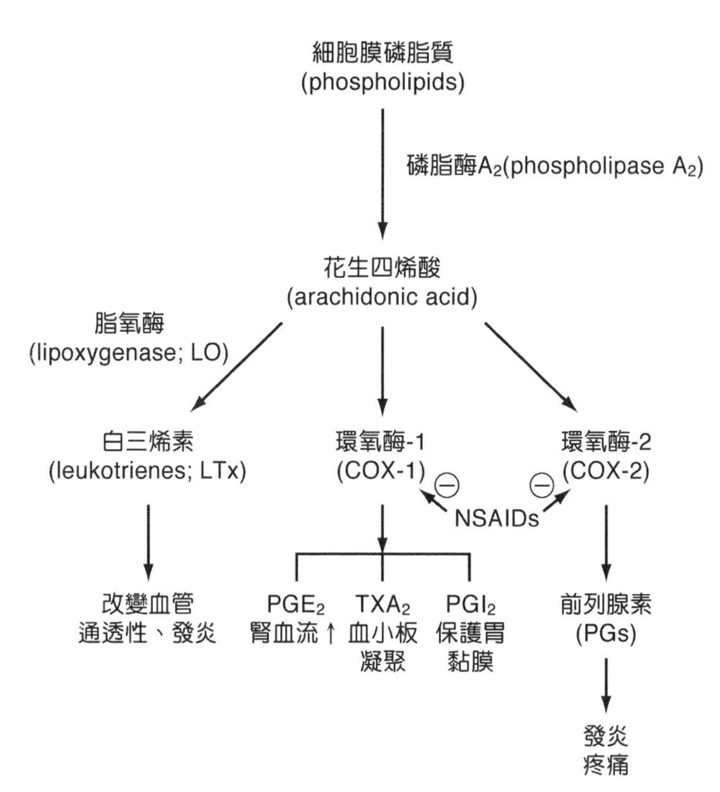

圖 6-1 非成癮性鎮痛劑的作用機轉

二、非成癮性鎮痛劑的作用及藥物

1. **非固醇類抗炎藥**(NSAIDs)：**抑制環氧酶**(cyclooxygenase, COX)，減少前列腺素(prostaglandins, PGS)及血栓素(thromboxane, TXA_2)生成，最終抑制發炎。
2. NSAIDs 藥物：通常以 Aspirin 代表。
3. NSAIDs 藥物副作用：消化道潰瘍、腎損傷（間質性腎炎）。

藥物	作用機轉與臨床用途	副作用
· **Aspirin** (acetyl salicylic acid, ASA)	A. 水楊酸類(salicylates)藥物，可**非選擇性抑制環氧酶(COX)，減少前列腺素合成**，可以**止痛、抗炎、退燒（解熱）** B. **抑制血栓素(TXA_2)有抗血小板功能**，小量使用（每日80~120mg）可用於預防心臟血管疾病 C. 抑制 PGs、LTx，可**減少腸癌發生率**	· 副作用：**消化性潰瘍**、水楊酸中毒症（耳鳴、眩暈、神智不清、嘔吐、嗜睡）、酸鹼平衡異常（引起**代謝性酸中毒**）、抑制血小板凝集及延長流血時間（**與 Warfarin 併用會使出血的危險性提高**）、加重氣喘發作、用於濾過性病毒感染的兒童（尤其 20 歲以下），容易引起雷氏症候群(Reye's syndrome)、引起腎臟損害、引起乙醯水楊酸過敏反應、增加痛風的發生率（因為 **Aspirin 會抑制尿酸的排除**） · 禁忌：藥物過敏、患有出血性疾病、腸胃道出血患者、**孕婦、水痘與病毒流行性感冒之病童（可能引起雷氏症候群）**、G-6-PD 缺乏者禁用

4. 其他 NSAIDs 類藥物：

藥物	作用機轉與臨床用途	副作用
· Indomethacin (Indocin®)	抗炎效力強，常用於各類關節炎，亦具有解熱的作用，尤其是用於何杰金氏症(Hodgkin's disease)的發燒	雖無直接刺激胃壁，但經血液循環後，仍有傷胃的可能

藥物	作用機轉與臨床用途	副作用
· **Diclofenac** (Voren®) (Voltaren®)	具有解熱、鎮痛、抗炎之作用，其抗炎效果屬於 NSAIDs 類較強者，為臨床上常用藥物。因不引發兒童的雷氏症候群(Reye's syndrome)，故可做為兒童退燒止痛栓劑	消化道潰瘍、腎損傷
· Sulindac (Clinoril®)	口服吸收佳，常用於治療類風濕關節炎及各類的關節發炎，在肝中代謝，其代謝產物仍有活性，不影響口服降血糖藥。副作用類似 Aspirin	
· Tolmetin (Tolectin®)	具有解熱、鎮痛、抗炎等作用，化學結構異於一般的鎮痛劑，故可用於一般常用止痛劑無效時使用	
· Ibuprofen (Brufen®)	解熱、鎮痛、抗炎作用極佳。止痛效果為 Aspirin 的 25 倍，且過敏性較 Aspirin 小，是常用的 NSAIDs 類藥物，**Ibuprofen 會干擾 Aspirin 的抗血小板作用**	
· Ketoprofen (Orudis®)	解熱、鎮痛、抗炎效力佳，常用於神經痛與各類關節發炎疼痛的常用藥，其抗炎效力比 Ibuprofen 強 5~7 倍，故為各類炎性疼痛的首選藥物	
· Naproxen (Naposin®)	與 Aspirin 有相同的解熱、鎮痛、抗炎的作用，但鎮痛效果比 Aspirin 強約 6~8 倍，且副作用較 Aspirin 小，少有過敏現象	

藥物	作用機轉與臨床用途	副作用
· Mefenamic acid (Ponstan®)	屬 NSAIDs 類，具有解熱、鎮痛、抗炎的作用	易造成腸胃的刺激，故不得長期使用，以免引發消化性潰瘍及腹瀉
· Piroxicam (Feldene®)	為 NSAIDs 類較長效的止痛藥，口服吸收佳，半衰期長達 36 個小時左右，故每日口服一次。	會取代抗凝血劑，口服降血糖藥物及 Dilantin 的血漿蛋白結合，造成抗凝血劑、降血糖及 Dilantin 的藥效過強烈等副作用
· Celecoxib (Celebrex®)	**選擇性的抑制 COX-2**，解熱、鎮痛、抗炎作用，比較**不傷胃、不抑制血小板功能**（因為不會抑制 COX-1）	

5. 對胺酚類(para-Aminophenol)：此類藥物無法抑制 COX 故無法產生抗炎及血小板抑制等功能，故臨床上無法用於治療結締組織發炎、風濕關節炎及預防心血管疾病。

藥物	作用機轉與臨床用途	副作用
· Acetaminophen (Panadol®) (Scanol®) (Tylenol®)也常被稱為 paracetamol	僅有解熱、鎮痛，無抗炎作用，目前為兒童退燒常用藥品	大量使用（一天超過 4gm）有**肝毒性**，解毒劑：Acetylcysteine、Methionine

6-3 治療痛風的藥物

一、痛風簡介

痛風(gout)為人類常見的代謝性疾病，當人體內嘌呤(purine)代謝異常使尿酸(uric acid, UA)生成過多，體內的尿素積逐漸累積，在血中甚至成為結晶，會刺激人體關節，造成關節發炎，就會產生所謂的痛風。尿酸結晶在血液中積存過久易形成尿酸小球或痛風石，易造成腎臟結石、心肌梗塞的副作用，臨床上急性發作多以抗炎類藥物壓制痛風關節炎，慢性痛風則以排尿酸藥物或抑制尿酸生成的藥物為主。

二、痛風治療藥物

1. 痛風的治療原則：分成急性治療、慢性排除尿酸，與抑制尿酸的生成。

2. 急性痛風治療

藥物	作用機轉與臨床用途	副作用
· Colchicine	預防與**治療急性痛風**最佳的藥物，由百合科秋水仙植物提煉的生物鹼，與微管蛋白結合，具有抑制細胞核的有絲分裂作用，故亦可用於抗癌方面。其抗炎作用係因可減少痛風發炎部位白血球的趨化作用及吞噬作用，故常用於治療急性痛風的發炎	傷害胃腸（嘔吐、腹瀉），抑制細胞的增生，造成白血球、紅血球、血小板皆減少，甚至長期使用造成禿髮
· Indomethacin (Indocin®)	屬 NSAIDs 類，抑制 COX，故可抑制痛風的關節發炎	

3. 排尿酸藥物

藥物	作用機轉與臨床用途
· **Probenecid** (Benemid®)	尿酸排除劑，在腎小管抑制（競爭）尿酸的再吸收，而促使尿酸排除，可治療慢性尿酸過高，或高尿酸血症。**Probenecid 也可競爭性的抑制青黴素 (Penicillin)由腎小管的分泌，使青黴素變長效**
· **Sulfinpyrazone** (Supyzon®)	利尿酸作用與 Probenecid (Benemid®)類似，可抑制尿酸在腎小管再吸收，用於治療慢性痛風關節炎，也可以抑制血小板的凝集作用，作為抗血小板藥物
· Benzbromarone (Bromarone®)	可同時阻斷尿酸的形成與再吸收，促使尿酸排除，常用於治療慢性痛風及高尿酸血症，無法用於急性痛風的治療

4. 抑制尿酸 (UA) 生成的藥物：正在使用 Azathioprine 或 Mercaptopurine 治療的患者禁止使用。

藥物	作用機轉與臨床用途
· **Allopurinol** (Zyloric®)	A. 可抑制體內黃嘌呤氧化酶 (xanthine oxidase)，使體內尿酸生成減少。結構與黃嘌呤(hypoxanthine)類似，常用於慢性痛風的治療，或用於高尿酸血症及尿酸性結石 B. 可能引起過敏性皮膚反應（嚴重者包括 Stevens-Johnson 症候群）、噁心、嘔吐、腹瀉
· Febuxostat	A. 黃嘌呤氧化酶抑制劑 B. 較少引起皮膚過敏反應；心血管副作用發生率較 Allopurinol 高

6-4 治療偏頭痛的藥物

一、偏頭痛簡介

偏頭痛的原因甚複雜，主要原因是由於前期血小板大量放出 5-HT，引起腦內小動脈快速搏動，減少血流量，造成疼痛敏感，後期因 5-HT 濃度太低，而造成腦血管擴張，血管通透性增加因而壓迫周邊神經元，而致使患者感受麻痛。

二、偏頭痛治療藥物

藥物	作用機轉與臨床用途
· Ergotamine (Ergomat®)	可使人體腦血管及**周邊血管收縮**，終止偏頭痛以及其他的血管性頭痛，Caffeine 也具有腦血管收縮、降腦壓的作用，可加強偏頭痛的治療效果。Ergotamine 常與 Caffeine 共用（商品名 Cafergot®），使腦血管收縮，也可阻止三叉神經的傳導。孕婦及哺乳禁用
· Methylsergide (Sansert®)	是麥角生物鹼的衍生物，為 $5\text{-}HT_2$ 受體的拮抗劑，可使腦血管收縮而治療偏頭痛
· Sumatriptan (Imigran®)	為 $5\text{-}HT_{1B/1D}$ 受體致效劑，可抑制腦血管的擴張使腦血管收縮。臨床用於治療急性偏頭痛

另外，止痛藥、抗憂鬱劑、Propranolol 可預防或輔助治療偏頭痛。

6-5 治療類風濕性疾病的藥物

一、類風濕性疾病的簡介

類風濕性關節炎的發生率約 1%，好發於 40 歲以上的女性，通常與遺傳有關。其主要症狀為關節僵硬、四肢關節有發炎性反應，長期反覆發作會造成關節變形、肌肉萎縮、關節滑膜會因發炎而增厚、軟骨變形，骨頭也會出現溶骨性破壞的病理症狀。

(一) 類風濕性關節炎治療的方式

該疾病的治療方式主要是以藥物治療以及適度的運動、休息，嚴重者甚至須配合手術治療。

(二) 類風濕性關節炎治療的藥物

藥物治療可分為三類：

1. NSAIDs 類藥物：為治療類風濕性關節炎的第一線藥物，可抑制體內的前列腺素(prostaglandin)生成而產生抗炎、止痛、解熱的效果。
2. DMARDs 類藥物（疾病修飾性抗風濕藥物）：為治療風濕性關節炎的第二線藥物，可藉由改變病程而達到病情的緩解。
3. 新型生物製劑：此類藥物與標靶產生專一性的結合而阻止或抑制免疫反應。

表 6-2 類風濕性關節炎治療藥物

分類	藥物	作用機轉及用途	副作用
NSAIDs 類	. Indomethacin (Indocin®) . Mefenamic acid (Ponstan®) . Diclofenac (Voren®) . Piroxicam (Feldene®) . Sulindac (Clinoril®)	· 抑制**環氧酶**(cyclooxygenase, COX)，抑制前列腺素(prostaglandins; PGs)及血栓素(thromboxane)的生成，最終抑制發炎 · 可治療類風濕性關節炎與骨關節炎等	常見的副作用為胃潰瘍
DMARDs 類	**金製劑** · Auranofin(Ridaura®) · Aurathioglucose (Solgand®) · Sodium aurothiomalate (Shiosol®)	抑制白血球吞噬作用。用於 NSAIDs 類無效時的類風濕關節炎治療	周邊神經病變、過敏、蛋白尿等
	抗瘧疾藥物 · Chloroquine(Aralan®) · Hydroxychlorquine (Plaquenil®)	抑制體內白血球數量，降低炎性反應，可改善慢性及類風濕關節炎	心律不整、耳鳴頭痛、低血壓、視網膜傷害、血液毒性等
	免疫抑制劑 · Azathioprine (Imuran®) · Cyclophosphamide (Endoxan®) · Methotrexate (Trexan®) · Leflunomide (Arava®) · Cyclosporine (Sandimmun®)	請參考 14-2 免疫抑制劑	請參考 14-2 免疫抑制劑

表 6-2 類風濕性關節炎治療藥物（續）

分類	藥物	作用機轉及用途	副作用
DMARDs 類（續）	**免疫調節劑** · Etanercept (Enbrel®)	**Etanercept 可專一性的與 TNF-α 結合**使 TNF-α 無法激發免疫反應，可運用於慢性及類風濕關節炎治療	易有呼吸道感染及注射部位紅腫、可能導致潛在性結核病復發
	· Sulfasalazine (Azulfidine®)	藥物於腸胃道分解成 5-aminosalicylic acid 與 sulfapyridine 具有抗炎、免疫抑制作用，可用於減低類風濕關節炎的發炎反應	皮膚過敏及胃腸功能障礙
	銅螯合劑 · D-penicillamine (Cuprimine®) （為銅中毒的解毒劑）	抑制 T-cell 數量、減少 IL-1 的產生與巨噬細胞的功能，可作為免疫抑制劑用於治療類風濕關節炎	噁心、嘔吐、食慾不振
	類固醇 · Glucocorticoids	減少白血球趨化作用、抑制磷脂酶-A_2 因而減少前列腺素與白三烯酸等發炎物質的產生，並可減少 Interleukins 的生成可運用於慢性及類風濕關節炎治療	主要是 Cushing's syndrome。症狀多為月亮臉、軀幹肥大、水腫、骨質疏鬆、免疫系統受抑制、消化性潰瘍

表 6-2 類風濕性關節炎治療藥物（續）

分類	藥物	作用機轉及用途	副作用
新型生物製劑	**分子標靶治療藥物** · Adalimumab (Humira®) · Infliximab (Remicade®) · Golimumab (Simponi®)	藥物與 TNF-α 結合使 TNF-α 無法與 P55、P75 等蛋白質受體結合，因而改善發炎現象	· 易呼吸道感染、噁心、嘔吐、腹瀉等胃腸功能障礙及注射部位紅腫 · **Infliximab 會降低免疫，易致潛在結核病復發**
	· Rituximab (MabThera®)	可選擇性的對抗 B 淋巴球特有的抗原 CD-20 再激發出細胞凋零作用將大部分 B 細胞耗損，因而減少發炎現象；也有報告對紅斑狼瘡及乾燥症有效	噁心、嘔吐、皮疹、咽喉痛感、低血壓等
	· Abatacept (Orencia®)	透過 T 細胞活化的抑制因子 CTLA4，達到調節免疫目的	
	· Tocilizumab (Actemra®)	與 IL-6 結合之單株抗體、也能改善貧血及疲倦症狀	
	· Tofacitinib (Xeljanz®)	小分子口服標靶藥物、抑制細胞內訊息傳遞分子 JAK-3，用於傳統免疫調節劑無效之類風濕性關節炎	
	· **Anakinra** (Kineret®)	**IL-1 的受體拮抗劑，結合在 IL-1 受體使其發炎反應被阻斷**	感冒樣症狀、頭痛、噁心、腹瀉、鼻竇炎

QUESTION 題庫練習

1. 下列對於cyclooxygenase-2(COX-2)抑制劑之敘述，何者正確？(A)可用於預防中風 (B)不具有鎮痛、解熱的療效 (C)對於胃腸的副作用較非選擇性COX抑制劑小 (D)可用於加速分娩 (94專高二)
2. 下列關於尿酸(uric acid)排除之敘述，何者正確？(A)尿酸於鹼性的尿液中較易被排除 (B) aspirin可促進尿酸於腎小管中排除 (C)所有利尿劑均有助於尿酸於尿道中排除 (D)促進尿酸排除為allopurinol治療痛風的最主要機轉 (94專高二)

   解析 鹼化尿液，反易使尿酸加速排出體外。
3. 下列何種抗痛風藥物是促進尿酸排泄？(A) allopurinol (B) colchicine (C) indomethacin (D) sulfinpyrazone (94專普一)

   解析 Probenecid、Benzbromarone、Sulfinpyrazone皆為排除尿酸藥物。
4. 下列何藥物之止痛作用約為morphine之50倍，且呼吸抑制作用較小，常與droperidol混合使用作為靜脈麻醉劑？(A) propoxyphene (B) oxycodone (C) meperidine (D) fentanyl

   解析 Fentanyl止痛作用強，是Morphine的50倍，常與Droperidol一起使用，商品名叫Innovar®。 (94專普二)
5. 下列何者為第II型環氧酵素(COX-II)之選擇性抑制劑，較無消化性潰瘍之副作用？(A) meloxicam (B) acetaminophen (C) diclofenac (D) aminopyrine (93士檢二；94專普二)

   解析 Meloxicam亦為抑制COX-2的NSAID藥物，但不影響COX-1，故不傷害胃。
6. 下列藥物，何者會抑制penicillin於腎小管之分泌作用，常被併用以延長penicillin之療效？(A) sulfinpyrazone (B) allopurinol (C) probenecid (D) aspirin (94專普二)

   解析 Probenecid會競爭Penicillin在腎小管的分泌作用，可延長Penicillin的效果。

解答： 1.C 2.A 3.D 4.D 5.A 6.C

7. 下列何種病患感冒發燒、頭痛時，可以使用aspirin來解熱鎮痛？(A)兒童 (B)懷孕末期的孕婦 (C)胃潰瘍的患者 (D)心肌梗塞的患者 (95四技)

解析 Aspirin同時具有解熱、鎮痛、抗血小板凝集作用，故心血管病患可在感冒時用之。

8. Opioid的止痛作用主要是作用於下列哪個接受體(receptor)？(A) μ (B) κ (C) σ (D) δ (92師檢一；95專高一)

解析 Opioid鴉片止痛，主要是μ(mu)受體的作用。

9. 下列何者常用於治療急性痛風？(A) Probenecid (B) Allopurinol (C) Colchicine (D) Sulfinpyrazone (95專普一)

解析 Colchicine是急性痛風的最佳治療劑，可抑制痛風的關節炎。

10. 下列哪一種生理反應，不屬於類鴉片物質停止使用後，所出現的戒斷現象(withdrawal syndromes)？(A)體溫高熱(hyperpyrexia) (B)流淚(lacrimation) (C)瞳孔縮小(miosis) (D)腹瀉(diarrhea) (95專普二)

解析 鴉片中毒時會縮瞳，但停止使用後，就不會有此作用了。

11. 何種藥物服用過量時，可用N-acetylcysteine解毒？(A) sodium cyanide (B) carbon monoxide (C) acetaminophen (D) physostigmine (92士檢一；94師檢二；96四技)

解析 Acetaminophen大量使用時傷肝臟，必須立刻使用N-aufylcysteine解毒。

12. 何者可抑制黃嘌呤氧化酶(xanthine oxidase)的活性，降低尿酸的生成？(A) colchicine (B) probenecid (C) sulfinpyrazone (D) allopurinol (91專普；96四技)

解析 Allopurinol可抑制黃嘌呤氧化酶(xanthine oxidase)，減少尿酸的體內生成。

13. 下列何種藥物產生抗發炎的作用最弱？(A) Aspirin (B) Acetaminophen (C) Ibuprofen (D) Sulindac (95專高一；96專高二)

解析 Acetaminophen不屬於NSAIDs類，抗炎效果極差。

解答： 7.D 8.A 9.C 10.C 11.C 12.D 13.B

14. Caffeine常與ergotamine併用治療偏頭痛，主要原因為何？(A)收縮腦血管　(B)興奮中樞　(C)阻斷α受體　(D)阻斷β受體

解析 Caffeine常與Ergotamine並用治療偏頭痛，可加強腦血管收縮、降腦壓。（92專普二；96專普二）

15. 下列何者為選擇性COX-2抑制劑？(A) Aspirin　(B) Indomethacin　(C) Sulindac　(D) Celecoxib　（93專高一；96專普二）

16. 一位25歲婦女於注射某藥物後昏迷，送達急診室時呈現呼吸抑制及瞳孔縮小的症狀，該藥物最可能為下列何者？(A) Ketamine　(B) Heroine　(C) Phenobarbital　(D) Diazepam　（92專普一；97專高二）

解析 昏迷時瞳孔縮小，常是Morphine、Heroine中毒的症狀。

17. 嗎啡過量中毒時的專一解毒劑為：(A) Atropine　(B) Pralidoxime (PAM)　(C) Naloxone　(D) Physostigmine

解析 Naloxone是Morphine類的完全拮抗劑。

（93專高一；91、96、97專普一）

18. 下列何者之鎮痛作用之強度(potency)最強？(A) Morphine　(B) Pethidine　(C) Fentanyl　(D) Codeine　（97專普一）

解析 Fentanyl的止痛效果比Morphine強50倍，Codeine止痛效果只有Morphine的1/3，Pethidine止痛效果中等，比Morphine稍弱。

19. 長期服用阿斯匹靈(Aspirin)無法預防下列何者？(A)血栓形成　(B)心肌梗塞　(C)出血性腦中風　(D)前列腺癌　（97專普二）

解析 Aspirin對出血性的疾病是絕對禁用，因會使出血性惡化。

20. 不當服用Salicylates產生輕微中毒(salicylism)時，不會出現下列何種症狀？(A)噁心　(B)耳鳴　(C)頭痛　(D)代謝性鹼中毒

解析 Salicylate中毒時，會產生代謝性酸中毒。（98專高一）

21. 有關嗎啡的作用，下列何者錯誤？(A)促進腸道蠕動　(B)抑制咳嗽　(C)抑制呼吸　(D)鎮痛　（98專高二）

解析 Morphine的作用在腸胃方面是抑制蠕動。

解答： 14.A　15.D　16.B　17.C　18.C　19.C　20.D　21.A

22. 下列何者之鎮痛作用的強度(potency)最弱？(A) Morphine (B) Pethidine (C) Fentanyl (D) Codeine （98專普一）

解析 Morphine類止痛劑，比較弱的是Codeine，僅有Morphine的1/3止痛力。

23. 非類固醇抗發炎藥(NSAIDs)可抑制下列何者之合成？(A)腎上腺素(epinephrine) (B)前列腺素(prostaglandin) (C)花生四烯酸(arachidonic acid) (D)膽固醇(cholesterol) （96專高一；98專普一）

解析 NSAIDs（如Aspirin）可抑制前列腺素(prostaglandin)合成。

24. 有關嗎啡(Morphine)之作用，下列何者錯誤？(A)縮瞳 (B)嘔吐 (C)腹瀉 (D)呼吸抑制 （94專高一；98專普二）

解析 Morphine在腸胃的作用是抑制胃腸蠕動，故會便秘。

25. 下列何者可當作戒除嗎啡(morphine)成癮之代用品？(A) Methadone (B) Fentanyl (C) Apomorphine (D) Naloxone

解析 Methadone是Morphine的戒癮代用物。 （99專普一）

26. 痛風主要是血中尿酸過高而引起，下列何者不是治療痛風的藥物？(A) Allopurinol (B) Colchicine (C) Aspirin (D) Indomethacin （99專高一）

解析 Aspirin在腎小管抑制尿酸的分泌，反而使體內尿酸增加。

27. 有關乙醯胺酚(Acetaminophen)急性中毒之敘述，下列何者錯誤？(A)易造成腎毒性 (B) Methionine可作為解毒劑 (C) Acetylcysteine可作為解毒劑 (D)必要時進行血液透析解毒

解析 Acetaminophen過量使用，會傷害肝臟功能。 （99專普二）

28. 服用低劑量的Aspirin預防動脈血栓，是因為體內何種物質的生成受到Aspirin的抑制？(A) Prostacyclin (PGI_2) (B) Leukotrienes (LTs) (C) Thromboxane A_2 (TXA_2) (D) Angiotensin II (Ag II)

解析 低劑量Aspirin抑制體內Thromboxane A_2 (TXA_2)的生成，故可預防動脈血栓。 （99專普二）

解答： 22.D 23.B 24.C 25.A 26.C 27.A 28.C

29. 下列何者常用於幫助嗎啡成癮之戒除？(A) Codeine (B) Meperidine (C) Methadone (D) Fentanyl （99專高二）

解析 Methadone是Morphine類成癮藥物的戒癮藥之一，因其戒斷症狀較輕微。

30. 有關阿斯匹靈(aspirin)的作用機轉之敘述，下列何者錯誤？(A)解熱 (B)鎮痛 (C)抗發炎 (D)促進血小板凝集 （100專普一）

解析 Aspirin藥理功能可以抑制血小板的凝集。

31. 下列何者成癮性最低？(A) Codeine (B) Pethidine (C) Morphine (D) Methadone （100專普二）

32. 下列何者無鎮痛作用？(A) Morphine (B) Apomorphine (C) Codeine (D) Pentazocine （101專普一）

解析 Apomorphine雖然也是Morphine類，但僅有催吐功效。

33. 下列何者為治療鴉片成癮的取代性藥物？(A) methadone (B) fentanyl (C) pentazocine (D) naloxone （102專高一）

解析 Methadone（美沙酮）是鴉片成癮者的戒癮藥，因其戒斷症狀較輕微。

34. 有關diflunisal之敘述，下列何者錯誤？(A)具抗發炎作用 (B)不會造成salicylate中毒 (C)止痛作用強度是aspirin的3~4倍 (D)具解熱作用 （103專高二）

解析 Diflunisal是水楊酸的衍生物，但不會引發水楊酸鹽的中毒現象，其止痛作用比Aspirin強，約為Aspirin的3~4倍，臨床用於消炎、止痛用途，因無法抑制腦內的PGE_2，故無法調節體溫，不具解熱作用。

35. 下列何種藥物用於治療急性痛風患者？(A) allopurinol (B) probenecid (C) colchicine (D) sulfinpyrazone （105專高二）

解析 (C) colchicine可減少痛風發炎部位白血球的趨化作用與吞噬作用，為預防與治療急性痛風最佳藥物。

36. 下列何者不是服用salicylates所引起的副作用？(A)嘔吐 (B)幻覺 (C)代謝性鹼中毒 (D)耳鳴 （106專高二）

解答： 29.C 30.D 31.A 32.B 33.A 34.D 35.C 36.C

解析 服用salicylates的副作用有：(1)消化性潰瘍；(2)水楊酸中毒症（耳鳴、眩暈、神智不清、嘔吐、嗜睡）；(3)酸鹼平衡異常（引起代謝性酸中毒）；(4)抑制血小板凝集及延長流血時間；(5)加重氣喘發作；(6)用於濾過性病毒感染的幼兒，容易引起雷氏症候群；(7)引起腎臟損害；(8)引起乙醯水楊酸過敏反應。

37. 嗎啡急性中毒時，不會產生下列何種症狀？(A)針狀瞳孔 (B)昏迷不醒 (C)呼吸抑制 (D)腹瀉 （106專高二補）

解析 嗎啡在腸胃道有抑制平滑肌蠕動的作用，會造成便祕，可作為止瀉劑使用。

38. 下列何種藥物可治療偏頭痛但較易產生子宮痙攣作用？(A) Sumatriptan (B) Ergotamine (C) Busprione (D) Cisapride （106專高二補）

解析 Ergotamine可使人體腦血管及周邊血管收縮，中止偏頭痛以及其他的血管性頭痛。

39. 下列何種藥物會導致阿斯匹林(aspirin)預防動脈血栓的藥效變差？(A) Heparin (B) Tirofiban (C) Ibuprofen (D) Clopidogrel （106專高二補）

40. 下列何者不是aspirin的藥理作用？(A)止痛(analgesic) (B)抗發炎(anti-inflammatory) (C) 止血 (anti-coagulation) (D) 解熱(antipyretic) （107專高二）

解析 使用aspirin時會抑制血小板活性，引起抗血小板凝集，故更不易止血。

41. 生物製劑之蛋白質藥物Etanercept可治療風濕性關節炎(Rheumatoid arthritis)，此藥物之藥理作用為何？(A)結合淋巴激素IL-2 (B)結合腫瘤壞死因子TNF-α (C)結合干擾素IFN-α (D)結合前列腺素PGs （108專高一）

解析 Etanercept可專一性的與TNF-α結合使TNF-α無法激發免疫反應，可運用於慢性及類風濕關節炎治療。

解答： 37.D 38.B 39.C 40.C 41.B

42. 下列NSAIDs藥物中，何者產生出血的機會最低？(A) celecoxib (B) ibuprofen (C) indomethacin (D) diclofenac （108專高一）

解析 Celecoxib可選擇性的抑制COX-2，不抑制血小板功能（因為不會抑制COX-1）。

43. 下列何者不是使用嗎啡類藥物(opioids)常見之副作用？(A)便秘 (B)高血壓 (C)呼吸抑制 (D)縮瞳 （108專高二）

解析 嗎啡類藥物會擴張血管引起低血壓。

44. 下列何種藥物無法幫助戒除酒癮？(A) disulfiram (B) methadone (C) naltrexone (D) acamprosate （108專高二）

解析 Methadone目前做為Morphine戒癮劑。

45. 使用下列何種藥物，最易導致潛在結核病(latent tuberculosis)復發？(A) Infliximab (B) Rituximab (C) Tocilizumab (D) Leflunomide （109專高一）

解析 Infliximab會降低免疫系統能力，增加感染機會。若為潛在結核感染者，須先接受藥物治療9個月才能使用Infliximab。

46. 下列何者不是類鴉片藥物常見的副作用？(A)低血壓 (B)尿滯留 (C)噁心 (D)腹瀉 （109專高一）

解析 類鴉片藥物會造成便秘。

47. 下列何種類鴉片藥物，對κ-受體的致效劑作用較其對μ-及δ-受體的作用強？(A) Pentazocine (B) Morphine (C) Meperidine (D) Fentanyl （109專高一）

48. 阿司匹靈(Aspirin)與下列何種藥物併用會增加血中濃度，而使危險性提高？(A) Antacids (B) Warfarin (C) Heparin (D) Probenecid （110專高一）

49. 有關可待因(codeine)的敘述，下列何者錯誤？(A)具成癮性 (B)具止咳作用 (C)止咳劑量低於止痛劑量 (D)容易出現腹瀉之副作用 （110專高一）

解析 Codeine會抑制平滑肌蠕動，會造成便祕。

解答： 42.A 43.B 44.B 45.A 46.D 47.A 48.B 49.D

50. 下列何者可藉由中和interleukin-1 (IL-1)，阻斷IL-1受體活化所導致的關節發炎疾病？(A) Anakinra (B) Infliximab (C) Rituximab (D) Tofacitinib （111專高一）

51. 非類固醇抗發炎藥物(NSAIDs)可以抑制下列何種酵素之活性，減少前列腺素生成，而產生解熱、鎮痛，以及抗發炎效果？(A) cyclooxygenase (B) angiotensin converting enzyme (C) HMG CoA reductase (D) xanthine oxidase （112專高三）

解析 NSAIDs可抑制環氧酶(cyclooxygenase, COX)，抑制前列腺素(prostaglandins, PGS)及血栓素(thromboxane, TXA_2)，最終抑制發炎。

解答： 50.A 51.A

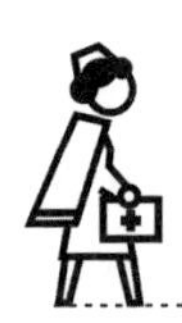

MEMO

麻醉藥物

CHAPTER 07

出題率：♥♡♡

- 全身麻醉劑
  - 全身麻醉劑簡介
  - 全身麻醉劑
  - 麻醉前給藥
- 局部麻醉劑
  - 局部麻醉劑簡介
  - 局部麻醉劑

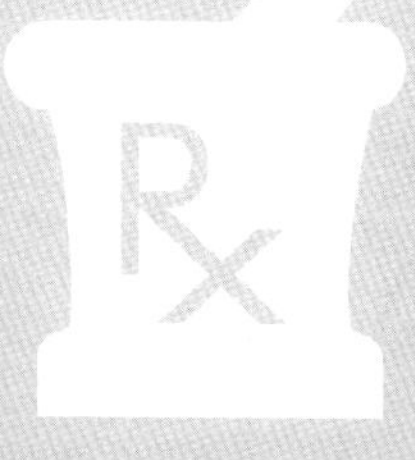

Pharmacology

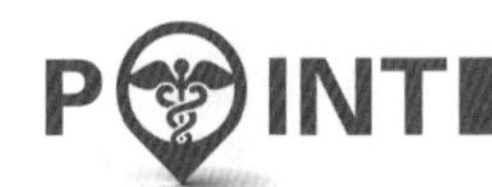

重點彙整

麻醉劑抑制中樞神經，分為全身麻醉劑(general anethetics)與局部麻醉劑(local anethetics)。

7-1 全身麻醉劑

一、全身麻醉劑簡介

全身麻醉劑可抑制中樞神經，干擾上行網狀活動系統的神經聯絡，使人暫時失去意識，以利手術的進行及插管的需求，因為是可逆的麻醉，故當藥效過後，會回復意識。

全身麻醉劑為非選擇性的中樞神經抑制劑，以劑量大小，依序由大腦皮質，向小腦、脊髓，最終至延髓麻醉，一般正常的全身麻醉其劑量不會抑制延髓的生命中樞，多半到脊髓麻醉即可開始外科手術了。

一般全身麻醉可分成四期：

1. 第一期（鎮痛期）：此時大腦皮質知覺中樞受抑制，痛覺消失、**瞳孔放大**，但意識仍存在，反射現象仍有。
2. 第二期（譫妄期）：此時抑制大腦皮質的運動區，病人意識喪失，但反射仍存在，會產生譫妄，仍不宜手術。
3. 第三期（外科手術期）：脊髓受到麻醉，反射漸消失，適於外科手術。此期又分四級：
   (1) 第一級：咳嗽與嘔吐中樞受抑制，呼吸仍規則。
   (2) 第二級：骨骼肌開始放鬆，咽喉反射消失，瞳孔放大。
   (3) 第三級：呼吸開始抑制，腹部反射消失，故可以做腹部手術，此時肌肉鬆弛明顯，大多數手術在此級時執行。

(4) 第四級：延髓開始受抑制，呼吸變淺，反射完全消失，瞳孔擴大，手術於此級需小心，且密切監測生命現象。

4. 第四期（呼吸麻痺期）：延髓抑制加重，呼吸停止、循環衰竭，生命現象明顯停止，此時不急救，即步入死亡。

二、全身麻醉劑

全身麻醉劑從簡單的氣體到複雜的化合物，其特性為：脂溶性，非極性，不帶電荷，一般製劑可分成吸入式與靜脈注射兩類，藥物簡介如下：

(一) 吸入式全身麻醉劑

為揮發性麻醉劑，又分為氣體與揮發性液體，吸入式麻醉的效價是以 MAC 值（**最小肺泡濃度**；minimum alveolan concentration value）來表示，MAC **值愈小，其藥效愈強**（呈反比）。其定義為能使 50%病人產生麻醉的最低肺泡濃度，吸入性麻醉劑在肝中部分代謝，但大部分是由肺臟排泄。使用上需注意：全身麻醉劑與骨骼肌鬆弛劑 Succinylcholine **一同使用**，有時會產生**惡性高體溫**(malignant hyperthermia)，尤其是 Halothane。相關藥物如下：

藥物	作用機轉與臨床用途	副作用
· Halothane (Fliothane®)	吸入性全身麻醉劑，麻醉**效果強**（MAC 很小），與 Epinephrine 併用易引發**心律不整**。代謝物會傷肝細胞	該藥與骨骼肌鬆弛劑 Succinylcholine 共用時，易導致惡性高體溫 (malignant hyperthenmia)
· Methoxyflurance (Penthrane®)	吸入性全身麻醉，**效果強** (MAC:0.16)	其肝臟代謝物在體內會釋放出氟離子(F^-)，產生可逆性傷腎情形，造成短暫性腎衰竭

藥物	作用機轉與臨床用途	副作用
· **Enflurane** (Ethrane®) Isoflurane	常用的吸入性全身麻醉劑	副作用小，Enflurane 在恢復期偶有痙攣現象，Isoflurane 高劑量會有呼吸抑制
· **Nitrous oxide** (N_2O)	**一氧化氮；笑氣。誘導與恢復**都很**快**，但麻醉**效力低**（MAC 很大），僅得淺度麻醉且**無肌肉鬆弛作用**，常與其他麻醉劑併用，加強止痛	當濃度超過 80%，會產生擴散性缺氧
· Cyclopropane (Trimethylene®)（環丙烷）	易爆炸，現已不用	易引發心律不整
· Ether（乙醚）(Diethyl ether)	現已不用，易爆炸，為了防止爆炸需添加 4%酒精	恢復期會產生嘔吐

(二) 靜脈注射的全身麻醉劑

藥物	作用機轉與臨床用途
· **Thiopental** (Pentothal®)	為**超短效巴比妥**安眠藥，起效快(onset)，作用短(duration)。多以 IV 做麻醉誘導。因脂溶性高，易有體內**重分布(redistribution)**，無止痛及肌肉鬆弛功效
· Innovar® (Fentanyl+Droperidol)	IV 給藥，可作麻醉前用藥，加強病人止痛及安神效果。亦用於加強 N_2O 的麻醉作用
· **Ketamine**	俗稱 K 他命，通常 IV 作為全身麻醉，有止痛、健忘、奇怪幻覺，但意識仍清醒故稱**分離性麻醉藥**(dissociative anesthesia)，副作用為**血壓上升、腦壓加大**。多用於小手術的全身麻醉，或小孩的全身麻醉誘導。副作用是產生惡夢、幻覺。使用後易引發錐體症候群(EPS)

藥物	作用機轉與臨床用途
· Etomidate (Amidate®)	對心輸出量，末梢循環或肺循環影響小
· Propofol (Diprivan®)	全身麻醉劑。副作用少、無噁心、宿醉作用。但有低血壓、心臟收縮力減弱，故心臟患者慎用
· Midazolam (Versed®)	短效鎮靜安眠藥，常作為手術前麻醉誘導給藥

三、麻醉前給藥

麻醉前給藥的目的為減少麻醉及手術時可能出現的問題而使用的一些藥物。

表 7-1 麻醉前給藥的藥物及目的

麻醉前給藥	目的
Atropine、Scopolamine	**抑制流涎、減少呼吸道分泌**
Chlorpromazine	預防噁心、嘔吐
Diazepam、Promethazine	**減少恐懼、焦慮**
Succinylcholine、Atracurium	加強肌肉鬆弛
Thiopental	產生基礎麻醉及誘導麻醉
Innovar	加強止痛、寧神

7-2 局部麻醉劑

一、局部麻醉劑簡介

局部麻醉劑**抑制鈉離子(Na^+)通道**，使神經的動作電位因而阻斷造成局部的止痛麻醉。常**與 Epinephrine（腎上腺素）併用，產生局部血管收縮，延長局部麻醉的時間，當使用在發炎組織時，因局部組織的 pH 值下降，會使藥物的脂溶性降低導致藥效降低。**

藥物依其化學功能基(function group)分為酯類(esters)與醯胺類(amides)，酯類結構易被假膽鹼酯酶分解(pseudo cholinesterase)**作用時間短**，也會產生 PABA(P-Amino benzoic acid)，易產生過敏，且與磺胺藥併用會使磺胺藥效力降低，其中 cocaine 本身有血管收縮作用，如濫用會血壓上升。

二、局部麻醉劑

(一) 酯類(Ester)

藥物	臨床用途
· Benzocaine (Americaine®)	水溶性低，不能注射給藥，臨床多做成軟膏（例如：痔瘡軟膏）
· Procaine (Novocaine®)	過去用於緩解肌肉注射青黴素所造成的疼痛及拔牙，現已少用
· Tetracaine (Pontocaine®)	局部麻醉劑

(二) 醯胺類(Amides)

藥物	臨床用途
· Lidocaine (Xylocaine®)	**不太會引起過敏**，安全。局部麻醉使用適合 IM、SC，如果 IV 反而是抑制心臟 Na^+**管道**，可**治療心律不整（心室性）**。口服反而因酸水解，完全無效。外用製劑為 Emla®，多用於兒科靜脈注射前疼痛緩解。與 Cimetidine 等肝代謝酵素抑制劑併用應減少劑量，另與 Propranolol 併用會減少肝臟血流延長代謝時間
· Bupivacaine (Marcaine®)	藥效長（約 20 小時），有**心臟毒性**，須注意不可 IV 注射，常用於脊髓麻醉、無痛分娩

表 7-2 局部麻醉劑的用途

藥物	用途	分類
· Benzocaine	常用於皮膚、耳鼻喉科局部麻醉	表面麻醉
· Tetracaine	常用於皮膚（藥物做成軟膏乳劑）	表面麻醉 脊髓麻醉
· Lidocaine	· 局部注射（皮下、皮內），作為小手術的麻醉 · 皮膚塗抹局部麻醉	浸潤麻醉 表面麻醉
· Bupivacaine	用於產科的無痛分娩	硬膜外及脊椎麻醉

QUESTION 題庫練習

1. 下列何者屬於超短效型巴比妥類藥物(barbiturates)，可做為基礎麻醉劑，以誘導麻醉？(A) Thiopental (B) Secobarbital (C) Amobarbital (D) Phenobarbital （94四技）

   解析 (B) Secobarbital 為短效；(C) Amobarbital 為中效；(D) Phenobarbital為長效。

2. 下列全身麻醉劑，何者具有肝毒性？(A) Enflurane (B) Halothane (C) Isoflurane (D) Desflurane （94師檢一）

   解析 Halothane的肝臟代謝成三氟醋酸(trifluroacetylated)型態時，會傷害肝臟。

3. 下列何種靜脈注射全身麻醉劑會有血壓上升之副作用？(A) etomidate (B) innovar (C) ketamine (D) thiopental （94專普一）

   解析 Ketamine易引發血壓上升、腦壓升高。

4. 全身麻醉前給予meperidine之目的為：(A)促進骨骼肌鬆弛 (B)抑制流涎 (C)預防嘔吐 (D)鎮痛 （94專普一）

   解析 麻醉前給予Meperidine，可用於手術前加強止痛作用，為麻醉前給藥。

5. 兼具有局部麻醉作用之抗心律不整用藥為何？(A) lidocaine (B) procainamide (C) amiodarone (D) verapamil （94專普二）

   解析 Lidocaine為局麻劑，但因為抑制心臟Na^+通道，也可作為IB抗心律不整藥物。

6. Methoxyflurane (Penthrane®)吸入後，若經代謝會釋出氟離子，因此長時間麻醉，容易造成何種副作用？(A)腎衰竭 (B)呼吸加速 (C)血壓上升 (D)體溫下降 （95四技）

   解析 Methoxyflurance吸入體內，有70%會代謝成氟化物，甚至體內放出F^{-1}離子，傷害腎，常導致短暫的腎衰竭。

解答： 1.A 2.B 3.C 4.D 5.A 6.A

7. Epinephrine與局部麻醉劑合用的目的是：(A)使血管收縮，藥物作用於局部時間延長 (B)維持血壓 (C)使局部麻醉劑可到達全身 (D)減輕焦慮緊張等中樞系統不適 (95專高一)

解析 Epinephrine與局部麻醉劑合用，可使麻醉的局部血管收縮延長麻醉時間。

8. 下列有關全身性麻醉劑的描述，何者錯誤？(A)脂溶性越高的麻醉劑，其產生麻醉作用所需要的濃度越高 (B) Ketamine會刺激交感神經活性，使心跳及血壓上升 (C)溶解度較差的氣體麻醉劑，其恢復期較短；反之，高溶解度的氣體麻醉劑恢復期較長 (D)麻醉劑的效價(potency)與最低肺泡麻醉濃度(minimum alveolar anesthetic concentration; MAC)成反比 (95專普二)

解析 麻醉劑脂溶性越高，吸收越快，作用快，效力反而大，其麻醉所需的濃度反而越小。

9. 當吸入性麻醉劑halothane合併使用下列何種肌肉鬆弛劑，較有可能產生惡性高熱症(malignant hyperthermia)？(A) Tubocurarine (B) Atracurium (C) Pancuronium (D) Succinylcholine

解析 吸入性麻醉與Succinylcholine併用時，較有可能產生惡性高體溫(malignant hyperthermia)。 (94、96專高一)

10. 何者的最低肺泡濃度(minimal alveolar concentration)值最小，麻醉效力最強？(A) halothane (B) enflurane (C) nitrous oxide (D) methoxyflurane (96四技)

解析 麻醉劑的肺泡濃度(MAC)越低，代表麻醉效力越強，其中以Methoxyflurane最低。

11. 下列何者之肝毒性最強？(A) Halothane (B) Isoflurane (C) Desflurane (D) Enflurane (96專高一)

解析 Halothane肝毒性最大，因其代謝物trifluroacetylated傷肝。

解答： 7.A 8.A 9.D 10.D 11.A

12. Thiopental為超短效巴比妥藥物(barbiturates)，最主要適用於下列何種用途？(A)抗癲癇　(B)治療失眠　(C)抗焦慮　(D)全身麻醉誘導　(96專普二)

解析 Thiopentalt常以靜脈注射作為麻醉誘導。

13. 下列何種藥物常用於麻醉前給藥，以減少支氣管、唾液腺分泌？(A) Carbachol　(B) Atropine　(C) Physostigmine　(D) Neostigmine

解析 Atropine之類的藥用於手術前（麻醉前給藥）可抑制流涎（減少手術前痰液、唾液及使支氣管順暢）。　(94、97專普二)

14. 下列何種藥物常與局部麻醉劑合用，延長麻醉時間，減少麻醉劑的用量？(A) isoproterenol　(B) epinephrine　(C) prazosin　(D) dobutamine　(94、98專普二)

15. 酯類(ester)局部麻醉藥在體內的作用時間較短，其最主要的原因為何？(A)無法有效被吸收　(B)易被膽鹼酯酶水解　(C)易被肝臟代謝　(D)不易擴散進入皮下　(100專高二)

解析 酯類(esters)局部麻醉劑，體內易被膽鹼脂酶水解，故效果短暫。

16. 鎮靜劑往往於麻醉前使用，主要的原因為何？(A)可舒緩病患緊張並增強麻醉效果　(B)可以降低術後的疼痛。　(C)此類藥物具有直接的麻醉效果　(D)可以讓病患於術後快速清醒　(100專普二)

解析 鎮靜劑用於麻醉前，可使病患減少焦慮，同時也可增強麻醉效果。

17. 手術前，進行麻醉誘導的目的，在於避免病人出現下列哪一期(stage)麻醉深度的症狀？(A) Stage I　(B) Stage II　(C) Stage III　(D) Stage IV　(101專高一)

解析 手術前給予麻醉誘導，可避免病人麻醉時的第II期（興奮期）的症狀過度發生（多半指第二期的呼吸不規則、肌肉緊張等症狀）。

解答：　12.D　13.B　14.B　15.B　16.A　17.B

18. 有關minimal alveolar concentration (MAC)之敘述，下列何者錯誤？(A)可作為吸入性(inhalation)麻醉劑作用強度之指標 (B) MAC值愈大，麻醉作用強度愈強 (C) halothane之MAC較笑氣者小 (D)脂溶性愈高之麻醉劑，其MAC值愈小 （101專高二）

解析 MAC與麻醉作用強度成反比，故MAC值越大麻醉強度越低。

19. Ketamine當作麻醉劑使用時，主要的副作用為何？(A)癲癇發作 (B)姿態性低血壓 (C)易產生幻覺 (D)產生憂鬱症狀

解析 Ketamine用於全身麻醉時，易產生奇異的幻覺。 （102專高二）

20. 下列何者為lidocaine的臨床用途？(A)全身麻醉 (B)抗癲癇 (C)抗心律不整 (D)抗心絞痛 （104專高一）

解析 Lidocaine抑制鈉離子通道，可阻斷神經動作電位的傳導，降低神經的興奮性，臨床上可當局部麻醉劑。因該藥可縮短動作電位間期，故亦可治療心律不整（為IB類）。

21. Lidocaine的作用機轉為抑制下列何種離子通道？(A)鈉離子 (B)鉀離子 (C)鈣離子 (D)氯離子 （105專高二）

22. 局部麻醉劑使用在發炎組織時其藥效降低，最主要的原因為何？(A)局部組織的pH值下降，使藥物的脂溶性降低 (B)局部組織的pH值上升，使藥物的脂溶性降低 (C)發炎因子干擾藥效 (D)藥物在發炎組織易產生抗藥性 （106專高一）

解析 當循環血流加速會使局部麻醉劑的濃度下降，藥效也減弱，pH值下降時如膿液存在，脂溶性降低，藥效會減弱。

23. 吸入性全身麻醉劑的MAC (minimal alveolar concentration)數值越小，其所代表的意義為何？(A)麻醉劑強度越大 (B)麻醉劑強度越小 (C)麻醉劑溶解度越低 (D)腦部的吸收率越差（106專高二）

解析 吸入式全身麻醉劑吸入式麻醉的效價是以MAC值來表示，MAC值愈小，其藥效愈強（呈反比）。

解答： 18.B 19.C 20.C 21.A 22.A 23.A

24. 使用下列何種吸入性麻醉劑，最易引起心律不整(cardiac arrhythmia)之副作用？(A) Desflurane (B) Halothane (C) Isoflurane (D) Sevoflurane （111專高一）

解析 Halothane麻醉效果強，與Epinephrine併用易引發心律不整。

解答： 24.B

作用於消化系統的藥物

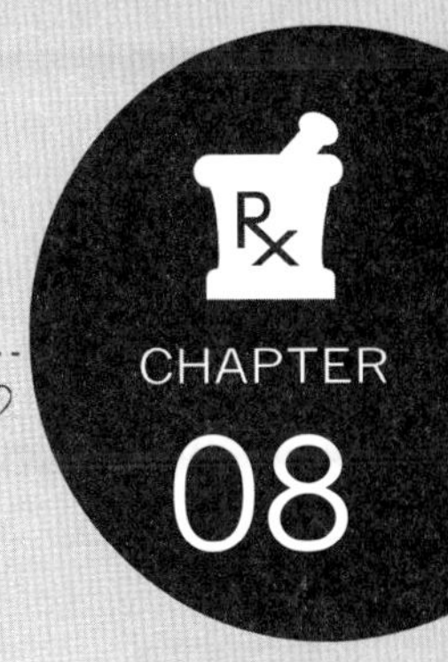

出題率：♥♡♡

- 消化性潰瘍治療藥物
  - 消化性潰瘍簡介
  - 胃酸分泌的調控機轉
  - 治療消化性潰瘍的藥物
- 消化劑
- 緩瀉劑
  - 刺激性瀉劑
  - 潤滑性緩瀉劑
  - 膨脹性緩瀉劑
  - 高張性瀉劑
- 止瀉劑
- 催吐劑或鎮吐劑
  - 催吐劑
  - 鎮吐劑
- 腸道發炎治療藥物

Pharmacology

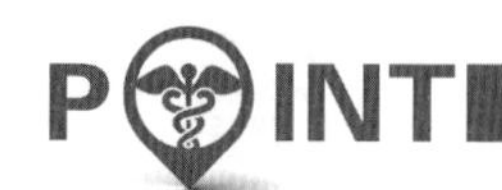

重點彙整

消化系統的藥物又分為：消化性潰瘍治療藥物、消化劑、緩瀉劑、止瀉劑，與催吐劑和鎮定劑五大類劑。

8-1 消化性潰瘍治療藥物

一、消化性潰瘍簡介

消化性潰瘍(peptic ulcer)是泛指胃潰瘍與十二指腸潰瘍，治療目標主要針對中和胃酸，抑制胃酸的分泌，以及覆蓋保護胃壁。

消化道系統常會因為壓力，或外在食物的刺激而減弱我們消化道的防禦因子，造成消化道潰瘍(peptic ulcer)，一般消化道潰瘍泛指胃潰瘍或十二指腸潰瘍。其病理上的原因往往是因胃酸或胃蛋白酶對消化道黏膜的破壞而造成，事實上消化道潰瘍原因甚為複雜，一般的治療多以增強防禦因子（保護胃壁、防禦胃酸及蛋白酶的侵蝕）另一方面則是減少破壞因子（減少胃酸或消滅幽門螺旋桿菌(*Helicobacter pylori*)等）來做治療的根據。

二、胃酸分泌的調控機轉

人體消化液中含有胃酸及胃蛋白酶，以便消化食材中的蛋白質，胃壁細胞可以分泌鹽酸(HCl)，因此胃液的 pH 值常維持在 2.0~3.0 之內，胃壁細胞分泌 HCl 又受到乙醯膽鹼(Ach)、胃泌素(gastrin)與組織胺(histamine)的影響。

其中乙醯膽鹼則受到副交感神經的興奮刺激而放出，其主要機轉為受到 Ach 的蕈毒鹼受體（M 受體）的活化，導致細胞外的鈣離子流入胃壁細胞內，而促進胃腺細胞分泌胃酸與胃蛋白酶原。

其次是胃泌素受到食物中蛋白質的刺激而分泌出來，經由血液循環運送到胃壁與胃泌素受體結合，導致鈣離子內流，進而造成胃酸與胃蛋白酶的分泌。

最後是受到組織胺的刺激。組織胺受到食物的刺激而放出，並作用在胃壁細胞內的 H_2 受體，可致使細胞內 cAMP 增加，進而活化了 H^+/K^+ ATPase，H^+/K^+ ATPase 又稱為氫質子幫浦(proton pump)，可使 H^+ 進入胃壁外造成胃酸。

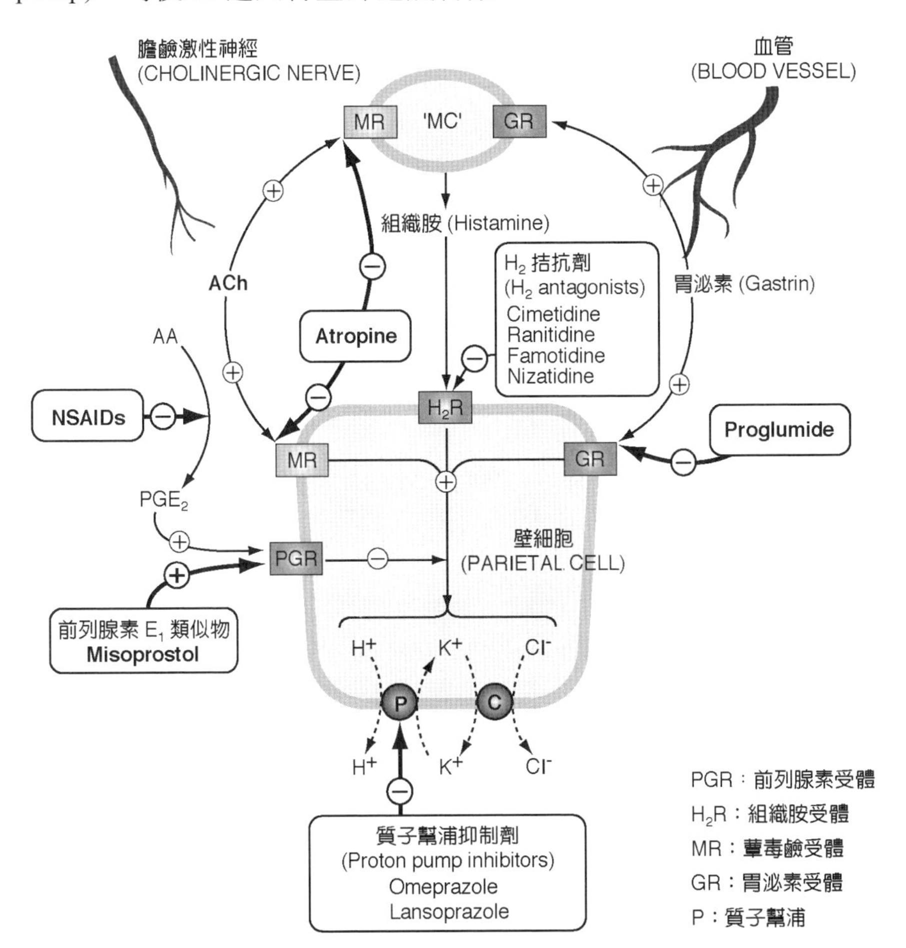

圖 8-1 胃酸調節與藥物的作用機轉

三、治療消化性潰瘍的藥物

可使用多種藥物治療，一般常見的有中和胃酸的制酸劑、抗膽鹼類藥物、抗組織胺受體 H_2 的藥物、氫離子幫浦抑制劑、胃黏膜保護劑、前列腺素類胃酸抑制劑及抗生素的潰瘍治療劑。

(一) 中和胃酸藥物

1. 鋁鹽：常用的有**氫氧化鋁**(aluminum hydroxide, $Al(OH)_3$)，是屬於制酸劑，可中和胃酸，鋁鹽 $Al(OH)_3$ 不會進入血液，故不影響全身性的酸鹼平衡。一般是被用作胃乳水的主要成分，有保護胃黏膜功效，然而會有**便祕**、**低血磷**（需補充磷酸鹽）及**妨礙四環素**(Tetracycline)**的吸收**等副作用。
2. 鎂鹽：常用的有**氫氧化鎂**($Mg(OH)_2$)，又稱做鎂乳。鎂鹽可迅速中和胃酸，形成氧化鎂 $MgCl_2$，且不造成全身性鹼中毒與酸反彈，量大則有瀉下功效，胃藥中常與 $Al(OH)_3$ 併用。副作用為**腹瀉**與**高血鎂**（腎不佳患者尤需注意高血鎂症），另有噁心、低血壓與中樞抑制作用。
3. MgO (megnesium oxide)：性質與 $Mg(OH)_2$ 類似。
4. 複方劑型：Gasgel®=$Al(OH)_3$+MgO+Dimethylpolisiloxan；Lederscon®=$Al(OH)_3$+$Mg(OH)_2$。
5. 鈉鹽：主要是碳酸氫鈉(sodium bicarbonate, $NaHCO_3$)，可迅速與胃酸中和形成氯化鈉，二氧化碳與水，然而會導致全身性鹼中毒，且會造成酸反彈，現已少用作為消化道潰瘍治療劑。
6. 鈣鹽：主要是碳酸鈣($CaCO_3$)當與胃酸結合時會產生氯化鈣、二氧化碳與水。氧化鈣會造成便祕，通常無法長期使用治療。副作用為便祕，長期使用會造成酸反彈、鹼中毒、腎結石、胃脹等副作用。

(二) 抑制胃酸分泌的藥物

此類又分成：

◆ 抗膽鹼藥物(anticholinergic drugs)

可抑制副交感神經分泌胃酸。膽鹼類物質可興奮副交感神經，尤其興奮 M 受體會導致胃腸腺體分泌；胃腸蠕動增加，增加絞痛感覺，故最早使用 Atropine 類的抗膽鹼藥物來**抑制腸胃絞痛與胃酸分泌**，後來了解 M_1 受體抑制劑可以抑制腸胃分泌胃酸，故 M_1 受體抑制劑又一時廣受醫療使用，現已被其他理論興起而少用了，目前僅多用於解除胃腸痙攣方面的治療，例如：Atropine、Buscopan 等。有時會與制酸劑併用於治療消化道潰瘍。藥物有：

藥物	作用機轉與臨床用途	副作用
· Atropine	原始的抗膽鹼藥物	口乾、視覺模糊、眩暈、心跳加速、便祕、尿瀦留等
· Buscopan	抑制胃酸及緩解腸胃痙攣	
· Pirenzepine (Gastrozepine®)	為抗膽鹼藥物，**選擇性 M_1 受體抑制劑**	口乾等副作用較小
· Propantheline (Pro-Banthine®)	可減少腸胃蠕動及輔助治療胃潰瘍	

◆ 抗組織胺H_2藥物（H_2拮抗劑）

現在已知道胃酸分泌受到組織胺受體 H_2 的作用，故對抗 H_2 受體的藥物可抑制胃酸的分泌。藥物有：

藥物	作用機轉與臨床用途
· Cimetidine (Tagamet®)	為最早使用（第一代藥物）的 **H_2 拮抗劑**，效果佳，然而其副作用使得目前臨床上已漸少用。副作用：**抗雄性素作用**；男性女乳症 (gynecomaslia) 和陽萎 (impolence)，**抑制肝臟 P-450 酵素系統**，使得其他藥物代謝變慢，毒性增加

藥物	作用機轉與臨床用途
· Ranitidine (Zantac®)	改良後的第二代，雖仍由肝代謝，但抑制肝臟酵素 CYP450 作用已甚微，且不會抑制雄性素。目前臨床常用
· Famotidine (Gaster®)	效果最強作用時間長，屬第三代抗組織胺 H_2 藥物，且副作用低，由腎臟代謝，不傷肝，且對肝臟酵素影響甚微
· Nizatidine (Tazac®)	是 H_2 拮抗劑最新的藥物，其中因為肝的首渡效應(first-pass-effect)最小，故生體可用率(availability)最高，可用率達 90%以上，藥效強

◆ **質子幫浦抑制劑(H^+-K^+ pump inhibitor)**

氫質子幫浦抑制劑(proton pump inphibitors, PPIs)可作用於胃壁上特別的受體上，抑制胃壁上的氫／鉀酵素系統(H^+/K^+ ATPase)，因而抑制胃酸與氫質子分泌到胃部，因而降低胃的酸性，可稱做抑制胃酸最後產生步驟**最有效**的利器。此類藥品為弱鹼性，易被胃酸分解，故作成腸溶劑型。長期服用可能抑制胃酸分泌，降低維生素 B_{12} 的吸收。

常用的 H^+-K^+交換 pump 抑制劑藥物有：

藥物	作用機轉與臨床用途
· Omeprazole (Losec®)	作用快，可**抑制** H^+/K^+ ATPase，常用於治療**消化性潰瘍**、Zollingen-Ellison 症候群、**逆流性食道炎**及常用於幽門桿菌治療的合併藥。副作用：口乾、頭痛、長期使用胃黏膜增生、胃癌，本品會抑制肝臟微粒體酶
· Lansoprazole (Takepron®)	常用於治療消化潰瘍的藥物，亦常用於胃食道逆流及幽門桿菌的合併治療藥物之一
· Esomeprazole (Nexium®)	常用於消化性潰瘍的治療，因對肝的首渡效應較小，故作用佳、長效，亦可治療胃食道逆流與胃酸過度分泌

(三) 覆蓋保護胃壁及黏膜組織的藥物

此類藥物有些是直接覆蓋胃壁，保護潰瘍傷口面而形成保護層，可使胃部的疼痛減輕，有些刺激分泌胃黏液、保護胃壁，通常人體不吸收，故副作用較小。藥物有：

藥物	作用機轉與臨床用途
· Sucralfate (Ulsanic®)	為硫酸蔗糖與氫氧化鋁的混合物，可與黏膜上帶正電的蛋白質結合，塗敷到潰瘍面，在胃酸環境下（**低 pH 值環境**），會覆蓋胃壁而保護胃壁與胃黏膜，用於治療胃及十二指腸潰瘍，但**無法預防 Aspirin 造成之消化性潰瘍，且不宜與 Omeprazole 併用**
· Bismuth subcitrate	塗敷胃壁、保護胃黏膜

(四) 前列腺素類的胃酸抑制劑

前列腺素 E_1 有強力的抑制胃酸及抑制胃蛋白酶作用，可加速促使胃潰瘍癒合，如 Misoprostol (Cytotec®)，其為前列腺素 E_1 類似物，增加胃壁細胞上的 cGMP 使胃黏膜保護層增加，同時也能抑制胃酸分泌，但**懷孕婦女需禁用**，因為會刺激子宮收縮（**本藥常與 RU486 併用，使用於口服墮胎**）。Misoprostol 最大的用處是可以**預防或治療使用 NSAIDs（如 Aspirin 類）藥物引發的胃黏膜傷害**。

(五) 抗生素的潰瘍治療

現已知幽門桿菌會造成人體胃及十二指腸的發炎及潰瘍的反覆發作，故現在治療消化性潰瘍，一旦發現有幽門桿菌即用抗生素來配合使用，常用於消化性幽門桿菌潰瘍的抗生素有：

藥物	作用機轉與臨床用途
· Amoxicillin (Amoxil®)	屬青黴素類抗生素，為改良的廣效抗生素，可口服用
· Clarithromycin (Biaxin®)	為巨環類抗生素，改良的廣效抗生素，亦常用於消化性潰瘍的幽門桿菌殺菌劑
· Metronidazole (Flagyl®)	抗生素及抗原蟲劑

◆ 三合一或四合一療法

1. **三合一療法**：將二種抗生素（如：Amoxicillin、Clarithromycin 或 Metronidazole）加上一種治療潰瘍藥（如：**含鉍的凝膠製劑、H_2 拮抗劑、氫鉀離子幫浦阻斷劑**如：Omeprazole），服用 1~2 週。
2. 四合一療法：二種抗生素加上二種輔助藥物，以二種抗生素加上 Bismuth subcitrate，以及質子幫浦抑制劑或 H_2 接受器拮抗劑二擇一來治療。

8-2 消化劑

消化劑除了少數是增加胃酸幫助消化外，其他多半是消化酵素及增加胃排空、胃蠕動的藥物。藥物有：

1. Betaine HCl：在胃中可放出 HCl，增加胃液酸性。
2. Pepsin（胃蛋白酶）：可加速分解食物中的蛋白質(protein)。
3. Pancreatin（胰酶）：內含 tryosm（胰蛋白酶）、Amylase（澱粉酶）、Lipase（脂肪酶）。可用於胰臟切除病患、胰臟功能不佳病患，幫助消化食物。

4. Cisapride (Prepulsid®)：可**興奮 5-HT$_4$ 受體，增加腸胃道蠕動**與排空。副作用為嚴重心律不整（美國與台灣已下市，目前以 Mosapride 取代）。

5. Metoclopramide (Primperan®)：**屬多巴胺 D$_2$ 受體拮抗劑**，增加胃腸肌肉張力、排空並可同時解除飽脹與噁心感。需注意大量使用有 EPS 症候群（類似巴金森氏症）。

表 8-1 消化劑的機轉、臨床用途與重要副作用

藥物	作用機轉	主作用	副作用
· Betaine	作用於胃壁細胞	增加胃液酸性	胃不適、噁心
· Pepsin	食物分解性酵素	分解食物中的蛋白質	胃不適（偶有）
· Pancreatin	胰臟酵素	幫助食物消化，用於胰臟功能不佳患者	偶有噁心
· Cisapride（美國與台灣已下市） · Mosapride	刺激腸胃的膽鹼性神經，使釋出 Ach	促使腸胃蠕動，治療胃食道逆流、消化不良及便祕	腹不適、腹瀉，與肝臟 CYP450 抑制劑併用可能造成嚴重心律不整
· Metoclopramide	屬於多巴胺 D$_2$ 受體拮抗劑	解除噁心、嘔吐	大量易導致 EPS（錐體外症候群）、發抖

8-3 緩瀉劑(Laxatives)

可增加排便及排便感，通常用於治療便祕(constipation)，通常緩瀉劑又有刺激性瀉劑、潤滑性緩瀉劑、膨脹性緩瀉劑及高張性緩瀉劑。

一、刺激性瀉劑

通常刺激腸黏膜或腸內神經叢，使增加便意，較適合用於**神經損傷長期臥床**之病人。有依賴性，避免長期使用。

藥物有：

藥物	作用機轉與臨床用途
· Castor oil（蓖麻油）(Neoloid®)	在小腸分解成**蓖麻油酸**(ricinoleic acid)刺激小腸蠕動，並可以增加水在腸內儲存，而有便意
· 植物性蒽醌類(anthraquinone)瀉劑	例如**番瀉葉**(Senna)、美鼠李皮(cascara sagrada)、大黃(rhubarb)、蘆薈(Aloe)，此類植物皆含有anthraquinone，可刺激大腸蠕動、排便。**常與含有 docusate 的軟便劑合用，用於治療鴉片類藥物引發之便秘**
· Bisacodyl (Ducolax®)	A. **刺激大腸蠕動**，此類藥物通常為腸溶錠，不可嚼，否則會噁心、胃痛 B. 使用 1 小時內不可服用制酸劑或牛奶，以免腸溶錠被破壞 C. 禁用於腸阻塞、未經診斷之腹痛、盲腸炎病人

二、潤滑性緩瀉劑

此類可潤滑腸胃道，使排便順暢，藥物有：

1. 液體石蠟（mineral oil，為一種礦物油）、甘油(glycerin)等。
2. D.D.S. (dioctyl sodium sulfosuccinate) (Colace®)：為**界面活性劑**，可軟化糞便，使排便順暢。

三、膨脹性緩瀉劑（容積性緩瀉劑）

此類製劑會吸收水分，使腸內容物增加，因而刺激腸壁蠕動排泄。藥物有：甲基纖維素 Methylcellulose (Methocel®)、西黃蓍膠(Tragacanth)、**車前子**(psylliun)等，服用時需搭配大量水分，以免腸道阻塞。與其他藥品併服需間隔 2 小時以上。

四、高張性滲透壓瀉劑

此類藥物可增加腸內的滲透壓，因而吸水，在腸內繼而刺激腸壁蠕動排便。藥物有：

藥物	作用機轉與臨床用途
· Lactulose (Duphalac®) · Sorbitol · 甘油	A. 在大腸內增加滲透壓，使水滯留及刺激腸胃蠕動 B. 半乳糖血症及腸阻塞禁用 Lactulose 及 Sorbitol
· 瀉鹽；硫酸鎂($MgSO_4$)、檸檬酸鎂 (Magnesiun citrate)、氧化鎂(MgO)	A. 由離子組成，可在腸內增加滲透壓及蠕動，造成排便反射 B. 可能使體內電解質不平衡

五、其他

Lubiprostone 為 PGE_1 類似物，活化腸胃道特殊氯離子通道，刺激小腸液分泌，改善便秘、治療腸躁症與慢性便秘。

8-4 止瀉劑

止瀉劑(antidiarrheal agents)可減少下痢的次數，如無發炎或細菌性腸炎，則可緩解下瀉的症狀。主要的藥物為鴉片類製劑、顛茄類止瀉藥。其他尚有吸附性止瀉。藥物有：

1. **鴉片類止瀉劑**：Loperamide (Imdoium®)：**有嗎啡部分結構**但**不會通過血腦障壁**，故不會成癮，作用機轉為直接抑制大腸平滑肌蠕動，並減少 acetylcholine 釋出，為 Meperidine 類止瀉藥。

2. Diphenoxylate (Lomotil®)：亦含有鴉片(opium)，可抑制腸胃蠕動而止瀉。
3. 顛茄類止瀉藥：如 Buscopan、Atropine 類。
4. 吸附類的止瀉藥：如活性碳(Activated charcoal) (Norite®)。
5. 其他為**收斂性止瀉藥**：如茶葉中的鞣酸(Tannin)或**適用於旅行者腹瀉的鉍鹽**(Bismuth subsalicylate®)。

8-5 催吐劑與鎮吐劑

催吐劑常用於藥物中毒的催吐，鎮吐劑則用於緩解刺激性或功能性嘔吐。

一、催吐劑

常用的藥物多半刺激腦內 CTZ（Chemoreceptor trigger zone；化學受體激發區），而達到催吐效果。藥物有：

藥物	作用機轉與臨床用途
· Apomorphine (Uprima®)	作用於 CTZ 而催吐，使用方式為皮下注射，口服無效
· Copper sulfate（硫酸銅）	反射性催吐，少用，僅用於麻醉中毒之催吐
· Ipecac syrup（吐根糖漿）	興奮 CTZ 而引發嘔吐，與活性碳併用會無效

二、鎮吐劑

藥物	作用機轉與臨床用途
· Chlorpromazine	抑制腦內嘔吐神經傳遞物質 Dopamine 來止吐
· **Scopolamine** (Scopoderm TTS®)	為 Atropine 類，**可做成貼片製劑(TTS)，用於預防暈車、嘔吐、暈船**
· Dimenhydrinate (Dramamin®) · **Meclizine**、Cyclizine (Bonine®)	**止暈**、止吐，為抗組織胺 H_1 拮抗劑
· Metoclopramide (Primperan®)	**阻斷 CTZ_2 的 D_2 受體**，而達成**止吐，可合併 Dexamethasone 使用來增強止吐效果**；亦可作用於 5-HT_4 受體，以**促進腸胃蠕動**
· Ondansetron (Zofran®)	為 **5-HT_3 受體拮抗劑**，可**治療化療造成之噁心、嘔吐**
· Aprepitant (Emend®)	NK-1 受體拮抗劑，阻斷 P 物質與 NK-1 受體結合
· Dexamethasone	與其他止吐劑併用，可加強止吐效果

8-6 腸道發炎治療藥物

Mesalamine (Asacol®)可治療潰瘍性大腸炎(ulcerative colitis)及克隆氏症(Crohn’s disease)。

QUESTION 題庫練習

1. 下列何者是用於治療逆流性食道炎之質子幫浦抑制劑？(A) Misoprostol (B) Omeprazole (C) Ranitidine (D) Sucralfate

解析 Omeprazole（字尾有prazole類藥物）為質子幫浦抑制劑，抑制胃酸分泌。 **(94師檢二；94專高一)**

2. 下列何者鎮吐劑有類似巴金森氏症之副作用？(A) Cyclizine (B) Metoclopramide (C) Ondansetron (D) Scopolamine **(94師檢二)**

解析 Metoclopramide為中樞Dopamine抑制劑，雖可鎮吐，但用量大會顯出EPS症狀，類似巴金森氏症之副作用（發抖、四肢無力）。

3. 下列何者是預防NSAIDs誘發消化道潰瘍之首選用藥？(A) misoprostol (B) antacid (C) sucralfate (D) H_2-blocker

解析 Misoprostol為PGE_1類似物，抑制胃酸分泌，也是預防和治療NSAIDs藥物造成胃潰瘍的首選。 **(93師檢二、94專普二)**

4. 下列為proton pump inhibitor (PPI)之特性，何者錯誤？(A)是抑制胃酸分泌藥物中最強效的一類 (B)抗生素再加上PPI同時服用，可根除胃中的幽門螺旋桿菌(*H. pylori*) (C)用以治療消化性潰瘍及胃食道回流(gastroesophageal reflux) (D)具有防癌作用

解析 Proton pump inhibitor (PPI)，用於治療消化性潰瘍，非用於治療或預防癌症。 **(94專普二)**

5. 便秘時，下列何者可刺激腸道蠕動，促進排便？(A) Sucralfate (Ulsanic®) (B) Loperamide (Imodium®) (C) Ondensetron (Zofran®) (D) Bisacodyl (Dulcolax®) **(95四技)**

解析 Bisacodyl (Ducolax®)是大腸刺激劑，使大腸增加蠕動，治便秘。

6. 關於Cimetidine之藥理性質何者錯誤？(A)對十二指腸潰瘍有效 (B) H_1接受體拮抗劑 (C)引起男性女乳症 (D)抑制肝臟代謝作用

解析 Cimetidice是H_2受體拮抗劑，治療消化性潰瘍。 **(95專普一)**

解答： 1.B 2.B 3.A 4.D 5.D 6.B

7. 下列藥物中，何者不會引起便秘(Constipation)？(A) Calcium carbonate (B) Aluminum hydroxide (C) Magnesium hydroxide (D) Loperamide (Imodium) （95專普一）

解析 Magnesium hydroxide ($Mg(OH)_2$)：鎂化合物會產生腸的刺激性，量大時會腹瀉。

8. 下列有關藥物與其作用機制的配對，何者錯誤？(A) Cimetidine：阻斷H_2組織胺受體 (B) Misoprostol：抑制H^+-K^+-ATPase活化 (C) Sucralfate：保護潰瘍之黏膜 (D) Pirenzepine：阻斷毒蕈鹼(muscarinic receptor)受體 （95專普二）

解析 Misoprostol為PGE_1類似物，抑制胃酸分泌。

9. 有關制酸劑$Al(OH)_3$的敘述，下列何者錯誤？(A)久服會造成低血磷 (B)有便秘副作用 (C)胃潰瘍用藥 (D)增加四環黴素(tetracycline)吸收 （96專高一）

解析 $Al(OH)_3$：三價鋁離子，會與四環素結合，使四環素在腸胃無法吸收。

10. 抗消化性潰瘍藥物ranitidine的作用機轉為何？(A) histamine H_1 receptor blocker (B) histamine H_2 receptor blocker (C) P450 system blocker (D) proton pump blocker （92專普一；96專高二）

解析 Ranitidin為第二代H_2拮抗劑，治療消化性潰瘍。

11. Cimetidine常見何種不良反應？(A)顆粒性白血球減少 (B)抑制肝臟代謝 (C)產生男性女乳化 (D)低血壓 （94專高二；97專高一）

解析 Cimetidine副作用為抑制雄性素產生男性女乳，亦抑制肝臟代謝，機轉為抑制肝臟代謝酵素P-450。

12. 化學治療藥物所造成嘔吐的副作用，可由下列何種血清素5-HT_3接受體拮抗劑所抑制？(A) Dexamethasone (B) Nabumetone (C) Ondansetron (D) Droperidol （92專普一；97專高一）

解析 Ondansetron為5-HT_3受體拮抗劑，可治療化療引發的嘔吐。

解答： 7.C 8.B 9.D 10.B 11.BC 12.C

13. 有關制酸劑$Mg(OH)_2$的敘述，下列何者錯誤？(A)大劑量久服會造成鎂中毒　(B)有便秘副作用　(C)不容易造成系統性鹼中毒　(D)迅速中和胃酸　（97專高二）

解析 $Mg(OH)_2$中Mg^{2+}離子會引起腹瀉。

14. 下列何藥可用來預防暈車、暈船？(A) meclizine　(B) ranitidine　(C) ondansetron　(D) ketanserin　（94士檢一；97專普一）

解析 Meclizine、Cyclizine皆為H_1拮抗劑，可預防動暈症(motion sickness)，暈車、暈船。

15. 下列何者不是H_2受體拮抗劑？(A) Cimetidine　(B) Famotidine　(C) Omeprazole　(D) Ranitidine　（97專普一）

解析 Omeprazole為PPI類(proton pump inhibitor)質子幫浦拮抗劑，可抑制胃酸。

16. 下列何者為Omeprazole之作用機轉？(A) H_2受體拮抗劑　(B)氫鉀交換幫浦抑制劑　(C)副交感神經阻斷劑　(D)交感神經阻斷劑　（95、96四技；96專普一；97專普二）

解析 Omeprazole為H^+/K^+ pump inhibitor。

17. 下列何者屬於容積性緩瀉劑？(A) Cimetidine　(B) Bisacodyl　(C)車前子　(D)篦麻油　（98專高一）

解析 (A)為抑制胃酸分泌藥物；(B)(D)為刺激性瀉劑。

18. 下列何種瀉劑在腸道中，會經由水解成ricinoleic acid而有療效？(A) Castor oil　(B) Senna　(C) Mineral oil　(D) Psyllium　（98專高二）

解析 Castor oil（蓖麻油）會在腸道水解成ricinoleic acid（蓖麻油酸），刺激小腸運動性。

19. 胃潰瘍的病患常使用三合一療法，下列藥物中何者不包含在內？(A) Ranitidine　(B) Metronidazole　(C) Omeprazole　(D) Sucralfate

解析 三合一的幽門桿菌性潰瘍不包括腸胃吸附劑Sucralfate。

（95專高一；98專普一）

解答：　13.B　14.A　15.C　16.B　17.C　18.A　19.D

20. 長期服用下列何種制酸劑治療消化性潰瘍，有便秘之副作用？
(A) $Mg(OH)_2$ (B) $Al(OH)_3$ (C) $CaCl_2$ (D) $NaHCO_3$ （99專普一）
解析 鋁鹽長期使用會有便秘現象，例$Al(OH)_3$。

21. 下列何者不使用於治療胃潰瘍？(A) Misoprostol (B) Omeprazole (C) Bisacodyl (D) Bismuth subsalicylate （99專高一）
解析 Bisacodyl為瀉下劑。

22. 下列何者為鴉片類的止瀉劑？(A) Atropine (B) Scopolamine (C) Loperamide (D) Bismuth （99專普二）
解析 (A)為顛茄類止瀉；(B)為Atropine類抗動暈藥；(D)為鉍鹽。

23. 減肥藥Orlistat的作用機轉為何？(A)興奮中樞神經 (B)抑制副交感神經 (C)抑制脂肪吸收 (D)加速胃排空 （99專高二）
解析 Orlistat (Xanical®)抑制脂解酶(lipase)，抑制腸內脂肪吸收。

24. 有關Misoprostol之敘述，下列何者錯誤？(A)為人工合成的prostaglandin E_1之同類物 (B)臨床上常與mifepristone (RU-486)併用 (C)直接作用於子宮肌肉 (D)無法抑制胃酸的分泌
解析 Misprostol：PGH_1類似物，可抑制胃酸分泌，也可使子宮收縮，常與RU-486搭配用於口服流產。 （100專高一）

25. 使用下列何種藥物造成胃腸潰瘍的傷害最小？(A) Naproxen (B) Celecoxib (C) Diclofenac (D) Ibuprofen （100專高一）
解析 Celecoxib為COX-2抑制劑，不抑制COX-1的腸胃黏膜干擾，故較不傷胃。

26. 下列何種瀉劑在腸道中利用界面活性而產生療效作用？(A) $CaCl_2$ (B) $MgSO_4$ (C) Dioctyl sodium sulfosuccinate (D) $Al(OH)_3$
解析 Dioctyl sodium sulfosuccinate (DDS)屬於界面活性劑，在腸內可軟化糞便。 （100專高一）

27. Ondansetron為下列何者之專一性拮抗劑？(A) H_2組織胺受體 (B)質子幫浦 (C) AT_1血管張力素受體 (D) $5\text{-}HT_3$血清張力素受體
解析 Ondansetron為$5\text{-}HT_3$受體拮抗劑，可抑制化療引發的噁心、嘔吐。 （100專高二）

解答： 20.B 21.C 22.C 23.C 24.D 25.B 26.C 27.D

28. 孕婦應避免使用下列何種藥物？(A) Sucralfate (B) Misoprostol (C) Heparin (D)胃黏液素 （100專普一）

解析 孕婦應避免使用Misoprostol藥，因此藥屬PGE_1類藥物，有子宮收縮作用。

29. 下列何種藥物製成經皮吸收製劑，貼於耳後，為長效暈車藥？(A) Scopolamine (B) Acetylcholine (C) Prazosin (D) Propranolol

解析 (B)無臨床價值；(C) α_1受體阻斷劑，治療高血壓及前列腺肥大；(D) β受體阻斷劑，治療高血壓、心律不整。 （100專普一）

30. 瀉劑castor oil在腸道中，會水解產生下列何者，進而產生療效作用？(A) anthraquinones (B) bisacodyl (C) ricinoleic acid (D) danthron （101專高一）

解析 Castor oil在腸內會水解成ricinoleic acid刺激小腸，而瀉下。

31. 長期服用下列何種制酸劑治療消化性潰瘍，有緩瀉之副作用？(A) $Mg(OH)_2$ (B) $Al(OH)_3$ (C) $CaCl_2$ (D) $NaHCO_3$ （101專普一）

解析 含Mg^{2+}離子化物，大量使用易產生腹瀉。

32. 下列何種H_2拮抗劑會因P450代謝因素，造成嚴重的藥物交互作用？(A) Ranitidine (B) Cimetidine (C) Famotidine (D) Nizatidine （101專普一）

解析 Cimetidine為H_2拮抗劑，會抑制肝內的P-450代謝酵素。

33. 下列何種H_2-receptor blocker類抗消化性潰瘍藥物口服生體可用率大於90%？(A) nizatidine (B) famotidine (C) ranitidine (D) cimetidine （101專高二）

解析 H_2受體拮抗劑治療消化性潰瘍，其中nizatidine的生體可用率(bioavailability)達90%以上。

34. 下列何者最適合作為治療消化性潰瘍之「三合一療法」用藥？(A) misoprostol (B) dicyclomine (C) clarithromycin (D) sodium bicarbonate （101專高二）

解析 Charithromycin為巨環類抗生素，用於三合一療法中，可協同殺死幽門桿菌。

解答： 28.B 29.A 30.C 31.A 32.B 33.A 34.C

35. Ondansetron是下列何種受體的拮抗劑？(A) 5-HT_2 (B) 5-HT_3 (C) D_2 (D) D_1 （101專普二）

解析 Ondansetron為5-HT_3受體拮抗劑，用於止吐（尤其是化療造成的嘔吐）。

36. 有關misoprostol的敘述，下列何者正確？(A)無法抑制胃酸分泌 (B)懷孕婦女可使用 (C)屬於prostaglandin E_1的同類物 (D)不可與mifepristone (RU-486)同時服用 （102專高一）

解析 Misoprostol屬於PGE_1類似物，可抑制胃酸分泌外，也可以使子宮收縮，並且與RU-486併用做口服墮胎用。

37. 有關misoprostol的敘述，下列何者正確？(A)是prostaglandin E_2的結構相似物 (B)可以活化prostaglandin E_1受體 (C)可增加胃的壁細胞內cGMP含量 (D)對消化性潰瘍的療效優於質子幫浦(proton pump)抑制劑 （102專高一）

解析 Misoprostol：在胃壁細胞的作用為增加胃壁細胞的cGMP含量，致胃壁細胞的保護膜黏液分泌增加，增強胃的保護作用，並抑制胃酸的分泌。

38. 下列何種前列腺素藥物可用來治療NSAIDs引起之消化性潰瘍？(A) misoprostol (B) latanoprost (C) dinoprostone (D) prostacyclin （102專高二）

解析 (A) Misoprostol：抑制胃酸、保護胃壁，可用於治療、預防NSAIDs引起的消化性潰瘍；(B)可降眼壓；(C)可刺激子宮收縮；(D)降低肺性高血壓。

39. Ondansetron之止吐機轉為：(A) dopamine antagonist (B) cholinoceptor antagonist (C) histamine antagonist (D) serotonin antagonist （102專高二）

解析 Ondansetron是5-HT_3受體拮抗劑，可用於化療引發的嘔吐。

40. 抗胃潰瘍藥物misoprostol的作用機轉為何？(A)抑制H^+/K^+ ATPase (B) H_2 receptor拮抗劑 (C) prostaglandin E_1之合成化合物 (D)酸鹼中和 （103專高一）

解答： 35.B 36.C 37.B 38.A 39.D 40.C

解析 Misoprostol抗胃潰瘍的機轉：它是PGE_1類似物，可使胃細胞cGMP增加，致使胃保護黏液分泌增加，並抑制胃酸分泌。

41. 下列何種制酸劑(antacid)最可能使高血壓患者之血壓升高？(A)氫氧化鋁 (B)氫氧化鎂 (C)碳酸鈣 (D)碳酸氫鈉 （103專高一）

解析 碳酸氫鈉（小蘇打）：sodium bicarbonate，化學式$NaHCO_3$，可中和胃酸，然而在體內會使血中鈉離子升高，導致高血壓患者血壓升高。

42. 關於cimetidine之敘述，下列何者正確？(A)促進cAMP之生成 (B)促進cGMP之生成 (C)選擇性H_1組織胺受體(H_1-receptor)抑制劑 (D)可用於治療胃酸逆流之心灼熱(heartburn) （103專高二）

解析 Cimetidine是組織胺H_2受體的抑制劑，可抑制胃壁細胞的H_2受體，抑制胃酸的分泌，臨床上可用於治療胃酸逆流造成的心灼熱(heartburn)。

43. 下列何種制酸劑容易產生腹瀉副作用？(A) $Al(OH)_3$ (B) $Mg(OH)_2$ (C) $CaCl_2$ (D) $NaHCO_3$ （104專高一）

解析 $Mg(OH)_2$可與胃酸的HCl形成$MgCl_2$，增加胃液的pH值，然而鎂鹽容易造成腹瀉及高血鎂症。

44. 治療消化性潰瘍的藥物中，下列何者對於胃酸分泌的抑制能力最好？(A)氫離子幫浦抑制劑(proton pump inhibitors) (B) sucralfate (C)組織胺H_2受體拮抗劑 (D)制酸劑(antacids) （104專高二）

解析 氫離子幫浦抑制劑不可逆的抑制胃酸分泌的最後步驟，抑制氫－鉀離子ATP酶(H^+-K^+ ATPase)，完全阻斷胃酸的分泌，是胃酸分泌抑制劑中最強的一類；(B)sucralfate可吸附在胃的潰瘍面，保護受傷的胃黏膜；(C)組織胺H_2受體拮抗劑可競爭性的拮抗胃中的組織胺，降低細胞中cAMP濃度抑制胃酸分泌；(D)制酸劑僅中和胃酸，無法抑制胃酸的分泌。故本題答案為(A)。

45. 癌症化學療法常造成病人嚴重噁心嘔吐的副作用，下列止吐劑藥物何者屬於多巴胺受體拮抗劑？(A) Dronabinol (B) Ondansetron (C) Aprepitant (D) Metoclopramide （104專高二）

解答： 41.D 42.D 43.B 44.A 45.D

解析 屬於多巴胺受體拮抗劑，用於止吐的藥物為Metoclopramide。(A) Dronabinol為大麻衍生物，在視丘與大腦皮質具抑制作用，也可治療癌症化學療法引發的噁心、嘔吐；(B) Ondansetron抑制CTZ的5-HT_3受體，而達止吐的作用，臨床也可用於預防治療化學療法引發的噁心、嘔吐；(C) Aprepitant是神經激素-I-受體拮抗劑(neurokinin-1-receptor antagonist)，選擇性的阻斷P物質在神經激素受體(NKI receptor)的作用，用於預防癌症用藥引起的噁心與嘔吐。

46. 下列輕瀉軟便藥物中，何者較適合用於神經損傷長期臥床之病人使用？(A)刺激型輕瀉劑(stimulant laxatives) (B)滲透性輕瀉劑(osmotic laxatives) (C)纖維性輕瀉劑(bulk-forming laxatives) (D)鴉片受體拮抗劑(opioid receptor antagonists) （105專高一）

解析 刺激型輕瀉劑(stimulant laxatives)會造成腸道神經叢刺激，腸胃活動度上升。

47. 下列治療腸道發炎(IBD)的藥物中，何者屬於治療輕度結腸炎有效的第一線用藥？(A) Natalizumab (B) Infliximab (C) Methotrexate (D) Mesalamine （105專高一）

48. 有關鴉片類止瀉藥物loperamide的敘述，下列何者正確？(A)會影響中樞神經 (B)作用機轉為直接抑制大腸平滑肌蠕動，並減少acetylcholine釋出 (C)適合中毒性腹瀉 (D)能同時吸著氣體、細菌及刺激物 （105專高二）

解析 (A)不通過血腦障壁，不會影響中樞神經；(C)不適合中毒性腹瀉；(D)機轉為為抑制大腸平滑肌蠕動，不能同時吸著氣體、細菌及刺激物。

49. Ondansetron之臨床適應症為：(A)細菌性下痢 (B)腹瀉型腸躁症 (C)化療(chemotherapy)引起之嘔吐 (D)胃食道逆流症(gastroesophageal reflux disease) （106專高一）

解析 Ondansetron是5-HT_3受體拮抗劑，拮抗化學受體激發區之5-HT_3受體，治療化療引起的嘔吐。

解答： 46.A 47.D 48.B 49.C

50. 使用三合一療法(triple therapy)治療幽門桿菌引起的胃潰瘍，不包含下列何種藥物？(A) omeprazole (B) clarithromycin (C) erythromycin (D) amoxicillin （106專高二）

解析 三合一療法即為使用二種抗生素加上治療潰瘍藥物服用；(A)為用於幽門桿菌治療的合併藥、(B)(D)則皆為常用於消化性幽門桿菌潰瘍的抗生素。

51. 下列止瀉劑中，何者可增加腸道分節性收縮，屬於類鴉片之藥物？(A) Bismuth (B) Loperamide (C) Pectin (D) Dicyclomine

解析 (A)屬於收斂性止瀉藥；(C)屬於白陶土和果膠製劑(Kaopectate)藥物；(D)屬於抗胃腸痙攣藥物。 （107專高一）

52. 一位年輕人時常服用止痛劑來緩解頭痛，最近發現有胃潰瘍情形，下列何種藥物比較有效改善此種胃潰瘍現象？ (A) sucralfate (B) bismuth subsalicylate (C) gelusil (D) misoprostol

解析 Misoprostol為PGE_1類似劑，藉由抑制胃酸分泌，而治療NSAIDs引起之消化性潰瘍。 （107專高二）

53. 下列何種藥物可作為制酸劑(antacids)，但容易造成腹瀉的副作用？(A) aluminum hydroxide (B) bismuth subsalicylate (C) calcium carbonate (D) magnesium hydroxide （107專高二）

解析 Magnesium hydroxide屬於鎂化合物，服用時會產生腸的刺激性，量大時會造成腹瀉。

54. 下列刺激胃腸蠕動的藥物中，何者的作用機轉為拮抗多巴胺D_2受體？(A) bethanechol (B) neostigmine (C) erythromycin (D) domperidone （108專高一）

解析 (A) bethanechol為直接作用在蕈毒鹼受體(M)之藥物；(B) neostigmine為可逆性抗膽鹼酯酶藥物；(C) erythromycin為巨環類抗生素，與細菌核醣體的50S次單元結合，抑制蛋白質合成。

55. 下列何種藥物，是藉由活化氯離子通道而增加腸道液體的釋放，用於治療慢性便祕？(A) glycerin suppositories (B) mineral oil (C) lubiprostone (D) aluminum hydroxide （108專高一）

解答： 50.C 51.B 52.D 53.D 54.D 55.C

解析 (A)(B)可潤滑腸胃道，使排便順暢；(D)是屬於制酸劑，會有便祕的副作用。

56. 下列何種藥物屬於腸刺激或腸興奮劑，可作為瀉劑？(A) mineral oil (B) castor oil (C) docusate sodium (D) glycerin suppositories （108專高二）

解析 (A)(D)可潤滑腸胃道，使排便順暢；(C)為一種介面活性劑，可軟化糞便。

57. Cimetidine抑制胃酸分泌的藥理作用，為下列何種機轉？(A)活化prostaglandin receptor (B)拮抗H_2 histamine receptor (C)拮抗cholinergic receptor (D)抑制proton pump （109專高二）

58. 下列何種藥物屬於腸刺激或腸興奮劑，常與含有docusate的軟便劑合用，用於治療鴉片類藥物引發之便秘？(A) Senna (B) Magnesium citrate (C) Bismuth subsalicylate (D) Diphenoxylate （109專高二）

解析 Docusate為介面活性劑，在腸道中促進水和脂肪的混和，使糞便軟化易排出，但效果不強，因此通常與刺激性瀉劑合用。

59. 下列何者藥物具有強力止吐作用？(A) Sibutramine (B) Tegaserod (C) Buspirone (D) Ondansetron （110專高二）

解析 (A)抑制下視丘食慾中樞；(B)為胃腸促動劑；(C)為抗焦慮和抗憂鬱藥。

60. 有關具黏膜保護作用的Sucralfate敘述，下列何者錯誤？(A)可與黏膜上帶正電的蛋白質結合 (B)需要在高pH值環境下活化 (C)不宜與Omeprazole併用 (D)無法預防Aspirin造成之消化性潰瘍 （110專高二）

解析 Sucralfate在酸性環境中（低pH值），會覆蓋胃壁而保護胃壁與胃黏膜。

解答： 56.B 57.B 58.A 59.D 60.B

61. 下列何種藥物可預防或減輕因使用Aspirin造成之消化性潰瘍？
(A) Biscodyl (B) Lactulose (C) Misoprostol (D) Sorbitol
(110專高二)

解析 Misoprostol可使胃黏膜保護層增加，可預防NSAIDs藥物所導致之消化性潰瘍。

62. 下列何種藥物具有止吐作用，常合併metoclopramide以增強止吐的作用？(A) Loperamide (B) Dexamethasone (C) Lubiprostone (D) Methylcellulose (111專高一)

解析 Dexamethasone可提高嘔吐閾值，增強其他止吐藥物藥效。

63. 下列何種藥物可降低腸道中水分的分泌，用於治療旅行時之腹瀉？(A) Bismuth subsalicylate (B) Methylcellulose (C) Bisacodyl (D) Castor oil (112專高一)

解析 Bismuth subsalicylate為收斂性止瀉藥，可刺激腸道內水分及電解質的再吸收，並具有抗菌、抗發炎作用。

解答： 61.C 62.B 63.A

作用於呼吸系統的藥物

出題率：♥♡♡

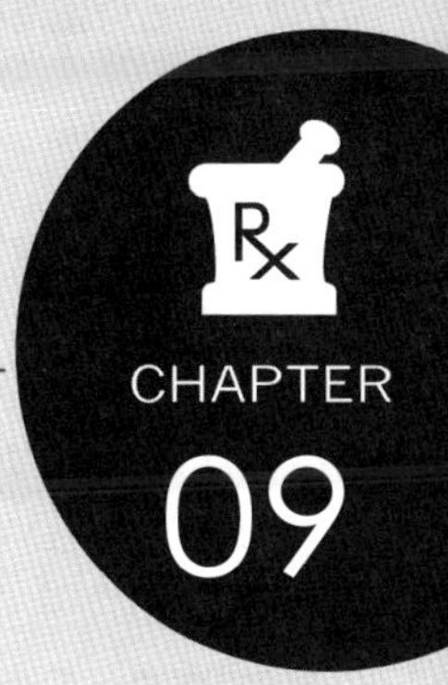

- 鎮咳藥
  - 咳嗽反射
  - 鎮咳藥物
- 祛痰劑
  - 祛痰劑簡介
  - 祛痰藥物
- 鼻炎治療劑
  - 鼻炎簡介
  - 鼻炎治療藥物
- 氣喘治療藥物
  - 氣喘簡介
  - 氣喘藥物

Pharmacology

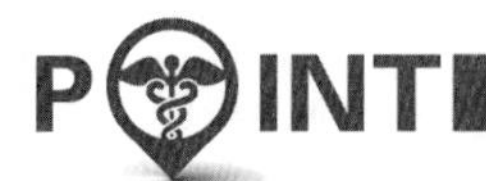

重|點|彙|整

呼吸系統的藥物又分成：鎮咳劑、祛痰劑、鼻炎治療劑，與氣喘治療藥物四大類別。

9-1 鎮咳劑

一、咳嗽反射

咳嗽(cough)是一種自然的反射現象，當呼吸道有異物（例如：痰或外來雜物），會產生一種神經刺激，然後傳至咳嗽中樞，最後產生一種保護性的咳嗽，試圖將異物排出，通常咳嗽如果影響到睡眠或正常生活，才會試圖使用鎮咳劑。鎮咳劑大多數是屬於嗎啡類麻醉止咳藥，但也有少數屬於類似局部麻醉作用。鎮咳劑又稱止咳劑，多半經由**抑制延腦的咳嗽中樞**，或抑制支氣管的咳嗽受體而達到止咳或減少咳嗽。

二、鎮咳藥物

(一) 抑制咳嗽中樞

藥物	作用機轉與臨床用途	副作用
· Dextromethorphan (Medicon®)	嗎啡的右旋衍生物，**無止痛、成癮功效**，僅抑制咳嗽中樞，**臨床常用於止咳**	
· Codeine（可待因）	嗎啡類似物，止咳效力強、止痛效力約 Morphine 的 1/3，會成癮，受麻醉藥品的管制	
· Noscapine (Narcotine®)	鴉片類似物，無止痛、成癮功能，僅用於止咳	

藥物	作用機轉與臨床用途	副作用
· Carbetapentane (Toclase®)	不屬於嗎啡類止咳藥，為氣管局部麻醉效用，使呼吸道不產生咳嗽的反射。本品亦會有抗膽鹼作用（阿托品的副作用）	口乾、視覺模糊、尿瀦留

(二) 抑制支氣管的咳嗽受體

藥物	作用機轉與臨床用途	副作用
· Benzonatate (Tessalon®) (Bensau®)	經由抑制呼吸道、肺部、肋膜上的咳嗽受體而減弱周邊作用活性，以達止咳功效。具有呼吸道局部麻醉效果，使氣管不產生咳嗽的反射	咽喉麻木感、頭暈

9-2 祛痰劑

一、祛痰劑簡介

正常的痰液可藉由纖毛運動及咳嗽反射將之排出體外，但過度黏稠的痰液，會阻礙纖毛的運動，反而導致激烈的咳嗽，化痰祛痰劑可緩解氣管內痰的問題。祛痰劑通常可刺激支氣管腺體分泌，使濃痰變成稀痰，有利於咳出痰液。

二、祛痰藥物

一般常使用的祛痰劑大略可區別成黏液分泌劑與黏液分解劑兩類：

(一) 黏液分泌劑

藥物	作用機轉與臨床用途	副作用
· Glyceryl guaiacolate (Guaifenesin®) (Robitussin®)	刺激呼吸通道腺體分泌，使痰變稀，達到祛痰與減少咳嗽的效果，**臨床常用**	噁心、嗜眠
· 氯化銨 (Ammonium chloride, NH_4Cl)	可經由胃部反射刺激氣管腺體分泌祛痰。另外，臨床上也作為酸化劑，增加體內鹼性藥物的排出	
· 碘化鉀 (Potassium iodide, KI)	刺激支氣管腺體使其增加分泌，以降低痰的黏稠性來加速痰的排出	長期使用易導致碘中毒
· Tolu balsam	屬於樹酯混合物，成分為安息香酸與肉桂酸，可刺激呼吸道黏液膜分泌，降低痰的濃稠度、祛痰	胃不適

(二) 黏液分解劑

藥物	作用機轉與臨床用途
· Acetylcysteine (Fluimucil®)	可將**痰液的雙硫鍵打斷**，降低痰的黏滯性。本品亦可做為 Acetaminophen 的解毒劑
· Bromhexine (Bisolvon®) · Ambroxol (Mucosolvan®)	可刺激痰液分泌與溶解痰液

9-3 鼻炎治療劑

一、鼻炎簡介

鼻道內表皮細胞容易受到異物、過敏原、感染引發炎性反應或過敏反應，因而產生流鼻水、鼻塞等症狀；鼻炎常造成鼻腔黏膜充血鼻塞、流鼻水，其治療劑可解除症狀。

二、鼻炎治療藥物

(一) 交感神經 α 受體致效劑

藥物	作用機轉與臨床用途
· Phenylephrine (Analux®) · Pseudoephedrine (Nordrine®)	作用於 α_1 受體，可使鼻血管收縮治療鼻塞，減少鼻黏液分泌
· Xylometazoline (Nasolin®) · Oxymetazoline (Sindecon®)	為鼻噴劑製劑

(二) 抗組織胺藥物

抗組織胺藥物可以減少呼吸道的過敏症狀，緩和流鼻水、打噴涕、咳嗽等症狀。

1. 第一代：常用的藥物有 Chlorpheniramine maleate (Neo-Vena®)、Diphenhydramine (Benadryl®、Vena®、Benadryl®)、Brompheniramine (Dimetane®)、Phenindamine (Thephorin®)、Hydroxyzine (Ataxrax®)，會通過血腦障壁，有嗜睡的副作用。
2. 第二代：Fexofenadine (Allegra®)、Loratadine (Clarityne®)、Cetirizine (Zyrtec®)、Acrivastine (Semprex-D®)，**不通過血腦障壁，較不嗜睡**，對 H_1 受體的專一性較第一代高。

(三) 糖皮質激素

- Beclomethasone (Basocort®)：類固醇，抑制發炎時之磷酯酶(phospholipase A_2, PLA_2)降低鼻炎反應。

(四) 肥大細胞穩定劑

- Cromolyn sodium (Intal®)：能穩定肥大細胞(mast cell)，防止組織胺釋出，**具有抗發炎作用，可預防鼻炎及氣喘**。

表 9-1 鼻炎治療劑

類別	藥物	作用機轉	主治
交感神經 α 受體致效劑	· Phenylephrine (Analux®) · Pseudoephedrine (Nordrine®)	作用於交感 α_1 受體，可使鼻血管收縮，進而減少鼻黏膜通透性，減少流鼻水，與鼻塞緩解	鼻塞與流鼻水
抗組織胺藥物 (Antihistaminics)	· Chlorpheniramine · Brompheniramine (Dimetane®) · Hydroxyzine (Atarax®) · Phenindamine	競爭拮抗組織胺 H_1 減少鼻黏膜的過敏症狀	治療流鼻水、打噴嚏
糖皮質激素（類固醇）	· Triamcinolone (kenacort®) · Betamethasone (Betopic®) · Dexamethasone (Decadron®)	· 抑制免疫反應，減低抗原－抗體的作用 · 抑制過敏反應	治鼻部炎性反應（鼻炎、過敏性鼻炎）
肥大細胞穩定劑 (Mast cell stablizingant)	· Cromolyn sodium (Intal®)	· 抑制鈣離子進入肥大細胞，穩定肥大細胞膜 · 減少肥大細胞之化學介質放出	預防鼻、呼吸道過敏、打噴嚏、流鼻水、預防氣喘

9-4 氣喘治療藥物

一、氣喘簡介

氣喘(asthma)的引發原因甚多，其治療理論也很多。一般認為引起的原因多由於過敏原(allergen)造成抗原－抗體的反應造成，亦有學者認為係副交感神經過度興奮，導致氣管收縮狹窄，且分泌物不易排出，因而使呼吸困難。

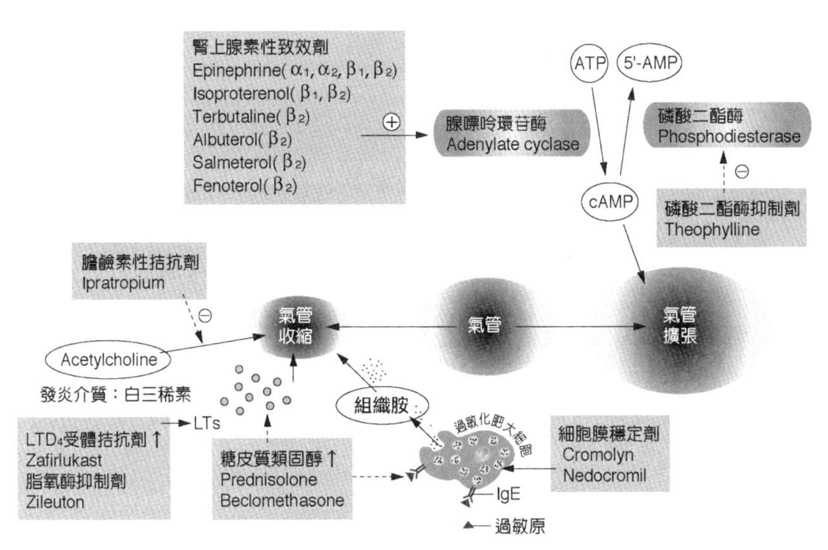

圖 9-1　氣喘致病機制及藥物治療機轉

氣管過敏造成收縮，多由於過敏原（花粉、灰塵、黴菌等）的進入體內使人體血清中的免疫球蛋白 E (IgE)增加，當過敏原與肥大細胞表面的 IgE 結合時，就產生抗原與抗體的反應，此時引發鈣離子內流，因而誘使發炎物（例如：組織胺、前列腺素、白三烯素）作用而使支氣管平滑肌收縮、黏液分泌增加、氣管壁發炎腫脹，此時病患呼吸困難，並發出哮鳴的呼吸聲。

二、氣喘藥物

氣喘治療藥物有多種類別，有時合併使用，以增加療效，大致有 β_2 致效劑、蕈毒鹼受體阻斷劑、PDE 抑制劑及白三烯酸(leukotriene)拮抗劑。

1. β_2 致效劑(β_2 adrenoreceptor agonists)：**最常用於治療氣喘**的藥物，作用於交感神經 β_2 受體，**活化腺嘌呤環苷酶**(aolenylyl cyclase)**增加 cAMP 含量**，使**支氣管平滑肌放鬆治療氣喘**，長期使用易發生耐藥性。臨床常用的有：Salbutamol (Ventolin®)、Terbutaline (Brothine®)、Salmeterol (Servent®)（藥效最長、不適用快速緩解急性氣喘發作）、Fenoterol (Berotec®)。

表 9-2 β_2 致效劑

藥物	作用時間	副作用	使用禁忌
Procaterol (Meptin®)	7~10 小時	心悸、過敏	孕婦慎用
Bambuterol (Bambec®)	6~8 小時	顫抖、心悸	糖尿病患者（需增加降血糖藥量）
Fenoterol (Berotec®)	6~8 小時	心悸	
Isoproterenol (Isuprel®)	7~8 小時	心悸、心律不整	
Metaproterenol (Alupent®)	6~8 小時	心悸	
Clenbuterol (Spiropent®)	6~8 小時	心悸	

2. **蕈毒鹼受體阻斷劑**(muscarinic receptor antagonists)或**抗膽鹼性藥物**(anticholinergics)抑制副交感神經興奮造成的氣管收縮、痙攣，並可**減少支氣管腺體的分泌黏液**。
3. 臨床上常用於氣喘的此類藥物有：Ipratropium (Atrovent®)可治療慢性阻塞性肺疾病(COPD)、Oxitropium bromide (Tersigan®)、Tiotropium (Spiriva®)。

表 9-3 蕈毒鹼受體阻斷劑

藥物	使用方式	副作用	禁忌症
· Ipratropium (Atrovent®)	吸入	口乾、心悸	青光眼、攝護腺肥大患者宜小心使用
· Oxitropium bromide (Tersigan®)	吸入	口乾、心悸、噁心	青光眼、攝護腺肥大患者宜小心使用
· Tiotropium (Spiriva®)	吸入，長效：一天一次	口乾	青光眼患者小心使用

4. PDE 抑制劑(phosphodiesterase inhibitors, PDEI)：經由**抑制磷酸二酯酶(PDE)，增加 cAMP 含量，使平滑肌放鬆**，此類藥物以**甲基黃嘌呤(methtylxanthine)的** Theophylline 最有名。
   - Theophylline（茶鹼）：製劑常加上**乙二胺**(ethylenediamine)來增加溶解度，使生體可用率增加。加上乙二胺的製劑稱 Aminophylline (Neophylline®)，此類藥物以**口服**方式給藥，副作用為**利尿、胃酸分泌及心跳速率上升**。
5. **類固醇藥物**：可抑制磷酯酶 A_2 (PLA_2)，因而**減少發炎**物質前列腺素(prostaglandin, PG)與白三烯素(leukotriene; LT)，降低氣喘的嚴重性。常見的副作用為庫欣氏症(Cushing's syndrome)，與吸入劑常用造成的**口腔念珠菌感染**(oropharyngeal candidiasis)及兒童生長抑制。常見藥物：

藥物	作用機轉與臨床用途
· Beclomethasone (Vanceril®)	強力類固醇，抗炎力均為 Prednisolone 的 18 倍，長期使用時不可隨意停藥，否則易引發腎上腺皮質激素分泌不足，有口服、吸入製劑
· Budensonide (Pulmicort®)	吸入劑；藥效長，可維持 18~26 小時，輕症患者，每日需吸入一次
· Prednisone	作用強，用於氣喘急性發作

6. 白三烯調節劑(leukotriene modifiers)

(1) 白三烯(leukotriene)受體拮抗劑

可**阻斷胱胺酸白三烯受體**(cysteinyl leukotriene receptor)而致使發炎物 LTC_4、LTD_4 無法生成，降低氣喘的嚴重性。藥物有：

- Zafirlukast (Accolate®)：新型藥，抑制 LTD_4 受體，預防及抑制氣喘發作，可用於 NSAIDs（例如 Aspirin 等）藥物造成的**氣喘預防**，也可預防氣喘患者運動發作。

表 9-4 白三烯(leukotriene)受體拮抗劑

藥物	作用機轉	副作用	禁忌症
· Zafirlukast (Accolate®)	· 作用時間：10~14 小時	胃腸不適 肝功能異常	肝功能異常者禁用
· Montelukast (Singufair®)	· 作用時間：16~25 小時	過敏	

(2) 脂氧化酶抑制劑

- Zileuton(Zyflo®)：5-lipoxygenase 的抑制劑。

7. 肥大細胞穩定劑
   - Cromolyn sodium (Intal®)：藉由氯離子通道穩定肥大細胞及干擾素，治療輕度氣喘過敏性鼻炎、過敏性結膜炎。

8. Anti-IgE 單株抗體
   - Omalizumab (X06air®)：為 anti-IgE 之 IgG 單株抗體，可**結合免疫球蛋白 IgE，有效減低發炎介質自肥大細胞釋放的機會**，用在吸入性類固醇控制效果不佳之中重度氣喘及常年過敏性氣喘。

QUESTION 題庫練習

1. 下列何種治療氣喘藥物，是屬於類固醇類之抗發炎藥物？(A) beclomethasone (B) salbutamol (C) theophylline (D) noscapine

解析 (A) Beclomethasone：是類固醇藥物；(B)是β_2致效劑；(C)是PDE抑制劑；(D)為鴉片類似物。 (96專普一)

2. 下列何者屬於直接抑制咳嗽中樞的鎮咳劑？(A) Terbutaline (B) Budesonide (C) Ipratropium (D) Dextromethorphan (96專普二)

解析 Dextromethorphan：為Morphine類結構的止咳藥，可直接抑制咳嗽中樞；其餘為氣喘治療藥物。

3. 下列何者為cysteinyl leukotriene-1受體拮抗劑，可用於預防氣喘的發作？(A) Ipratropium bromide (B) Zileuton (C) Zafirlukast (D) Nedocromil (97專高二)

解析 (A)為蕈毒鹼性受體阻斷劑；(B)為5-lipoxygenase抑制劑；(C) Zafirlukast：是cysteinyl leukotriene的受體拮抗劑，可抑制LT產生，可預防氣喘發作；(D)肥大細胞穩定劑。

4. 下列何者為選擇性β_2受體致效劑，可用於治療氣喘？(A) Phenylephrine (B) Isoproterenol (C) Fenoterol (D) Propranolol

解析 (A) α_1受體致效劑；(B)非選擇性β受體致效劑；(C) Fenoterol (Berotec®)：是一個很出名的β_2致效劑，治療氣喘；(D) β受體拮抗劑，不可用於氣喘。 (97專普二)

5. 下列何者為祛痰劑？(A) Glyceryl guaiacolate (B) Beclomethasone (C) Fenoterol (D) Captopril (94師檢二；97專普一)

解析 (A) Glycreyl guaiacolate：是很普遍的祛痰劑，可刺激支氣管腺體分泌，使痰液稀釋；(B)類固醇；(C) β_2致效劑，治氣喘；(D)治高血壓藥物。

6. 下列何種治療氣喘藥物是屬於β_2受體致效劑？(A) Fenoterol (B) Guaifenesin (C) Aminophylline (D) Noscapine (97專普二)

解析 Fenoterol (Berotec®)：是交感β_2受體致效劑，治療氣喘。

解答： 1.A 2.D 3.C 4.C 5.A 6.A

7. Dextromethorphan之臨床用途為何？(A)止痛 (B)止瀉 (C)袪痰劑 (D)鎮咳劑 (92、93專普二；98專普二)

解析 Dextromethorphan (Medicon®)：為嗎啡類止咳劑。

8. Acetylcysteine之臨床用途為何？(A)袪痰藥 (B)鎮咳藥 (C)支氣管擴張劑 (D)降血脂 (99專普一)

解析 Acetylcysteine：可將濃痰內的雙硫鍵破壞，使濃痰稀釋，易吐出。

9. 下列何種吸入性藥物是屬於atropine的合成類似物，可用於慢性阻塞性肺部疾病病人？(A) Albuterol (B) Ipratropium (C) Terbutaline (D) Cromoglycate sodium (99專高一)

解析 (A)(C)為β_2致效劑；(B) Iprtropium為Atropine合成類似物，可用於COPD；(D)為肥大細胞穩定劑。

10. 下列何種藥物，可經由抑制肥大細胞內組織胺的釋放，而用於預防氣喘的發作？(A) Prednisolone (B) Cromolyn sodium (C) Ipratropium (D) Terbutaline (99專普二)

解析 Cromolyn sodium (Intal®)：可抑制肥大細胞內組織胺釋出，而預防氣喘發作。

11. 下列何種支氣管擴張劑，其作用機轉為抑制細胞內之磷酸二酯酶(PDE)，使cAMP增加？(A) Cromolyn sodium (B) Theophylline (C) Salbutamol (D) Ipratropium (100專普一)

解析 (A)抑制肥大細胞以抑制組織胺釋放；(B)抑制磷酸二酯酶，增加cAMP，致使氣管擴張；(C) β_2致效劑，活化腺嘌呤環苷酶以增加cAMP；(D)為蕈毒鹼受體阻斷劑，抑制副交感神經興奮。

12. 下列何種藥物不用於氣喘的治療？(A) Glucocorticoids (B) Salbutamol (C) Terbutaline (D) Propranolol (100專普二)

解析 Popranolol：不能治療氣喘。因為此藥物為β阻斷劑，會使支氣管收縮，多用於降壓。

解答： 7.D 8.A 9.B 10.B 11.B 12.D

13. 下列何種祛痰藥之作用機轉為破壞濃痰內分子的雙硫鍵(disulfide bond)，減少痰的黏滯度？(A) Terpin hydrate (B) Ammonium chloride (C) Acetylcysteine (D) Guaifenesin （100專普二）

解析 Acetylcysteine：祛痰機轉為破壞濃痰內的雙硫鍵，使濃痰稀釋，易吐出。

14. 下列何者對急性氣喘發作(acute asthma attack)療效最佳？(A) Salmeterol (B) Epinephrine (C) Montelukast (D) Loratadine （101專高一）

解析 急性治療氣喘發作以Epinephrine最好最快，故多用於急救。

15. 下列何者為抗膽鹼藥，可用於治療慢性阻塞性肺部疾病(COPD)？(A) cromolyn sodium (B) nifedipine (C) ipratropium (D) neostigmine （101專普一）

解析 (A)為肥大細胞穩定劑；(B)鈣離子阻斷劑，治療高血壓；(C) Ipratropium (Atrovent®)：為抗膽鹼藥物（Atropine類）可治療COPD；(D)乙醯膽鹼酶抑制劑，可改善眼球肌肉症狀。

16. Theophylline之臨床用途為何？(A)抗心律不整 (B)治療氣喘 (C)鎮咳 (D)止瀉 （101專普二）

17. 一位病人出現哮喘及呼吸困難，檢查發現支氣管收縮及小支氣管發炎，請問何種藥物最適合用來治療此症狀？(A) COX-1抑制劑 (B) COX-2抑制劑 (C) leukotriene受體拮抗劑 (D) PGI_2

解析 (A)(B)為解熱鎮痛藥；(C) Leukotiene受體拮抗劑(Zafirlukast)適用於支氣管發炎收縮的病患，可抑制氣管發炎物LT的產生；(D) PGI_2會誘發發炎症反應。 （103專高一）

18. 下列何種藥物不適合用於預防或治療過敏性鼻炎？(A) fluticasone (B) loratadine (C) cromolyn (D) terazosin （103專高二）

解析 (A) Fluticasone為腎上腺皮質素，可抑制過敏；(B) Loratadine為抗組織胺H_1受體藥物，可治療過敏；(C) Cromolyn為肥大細胞穩定劑，可抑制過敏物質（組織胺等）的釋出；(D) Terazosin藥理上屬於α_1抑制劑，可抑制前列腺上的α_1受體，縮小腺體的體積，臨床上用於治療良性前列腺肥大。

解答： 13.C 14.B 15.C 16.B 17.C 18.D

19. 有關吸入性皮質類固醇(inhaled corticosteroid)之敘述，下列何者正確？(A)因副作用多，故只限於治療嚴重的持續性氣喘(severe persistent asthma) (B)同時具有直接鬆弛氣管平滑肌和抑制呼吸道發炎反應的作用 (C)使用乾粉吸入器(dry powder inhaler)投藥時，應以緩慢但深吸的方式服用較佳 (D)長期使用時，可能因藥物局部的影響而引起聲帶發音沙啞(hoarseness)

解析 (A)吸入性皮質類固醇(inhaled corticosterone)副作用低，可用於治療或預防氣喘；(B)吸入性皮質類固醇無法直接鬆弛氣管平滑肌；(C)使用乾粉吸入器投藥應以緩慢輕吸方式吸入氣管，深吸易使藥物進入肺部，產生全身作用及副作用。故本題答案以(D)為正確。 (104專高一)

20. 下列藥物中，何者最適合用來緩解咳嗽？(A) Dextromethorphan (B) Meperidine (C) Morphine (D) Oxycodone (105專高一)

解析 Dextromethorphan為嗎啡的右旋衍生物，無止痛、成癮之功效，僅抑制咳嗽中樞，常用於咳嗽。

21. Dextromethorphan之臨床用途為：(A)術後止痛 (B)緩解咳嗽 (C)緩解痛風 (D)預防暈車 (106專高一)

解析 Dextromethorphan是嗎啡的右旋衍生物，無止痛、成癮功效，僅抑制咳嗽中樞，臨床常用於止咳。

22. 下列藥物何者是屬於治療氣喘之用藥？(A) terbutaline (B) cimetidine (C) dextromethorphan (D) propranolol (106專高二)

解析 最常用於治療氣喘的藥物，作用於交感神經β_2受體，臨床常用的有：Salbutamol、Terbutaline、Salmeterol、Fenoterol等。

23. 有關cromolyn的敘述，下列何者正確？(A)可經由腸胃道完全吸收 (B)藥效迅速且作用持久 (C)預防氣喘發作 (D)不具預防過敏性鼻炎療效 (106專高二補)

解析 Cromolyn能穩定肥大細胞，防止組織胺釋出，預防氣喘發作。

解答： 19.D 20.A 21.B 22.A 23.C

24. 長期以吸入性皮質類固醇(inhaled corticosteroid)治療氣喘，患者口咽部最易受下列何者感染？(A)念珠菌(*Candida*) (B)鏈球菌(*Streptococcus*) (C)葡萄球菌(*Staphylococcus*) (D)肺炎雙球菌(*Pneumococcus*) （106專高二補）

25. 下列藥物何者不適用於鼻炎(rhinitis)的治療用藥？(A) β-adrenergic agonists (B) corticosteroids (C) antihistamines (D) cromolyn （107專高一）

26. 在治療過敏性氣喘(allergic asthma)的藥物中，生物製劑之抗體藥物omalizumab其主要作用為何？(A)結合免疫球蛋白IgE (B)結合免疫球蛋白IgG (C)結合淋巴激素IL-2 (D)結合腫瘤壞死因子TNF-α （107專高二）

27. 下列何種藥物可使鼻黏膜上小動脈收縮，作為鼻充血腫脹解除劑，用於治療鼻炎？(A) H_2 antihistamines (B) α_1 adrenergic agonists (C) theophylline (D) cromolyn （108專高二）

解析 (A)可抑制胃酸的分泌；(C) PDE抑制劑，用於治療氣喘；(D)肥大細胞穩定劑。

28. 有關omalizumab之敘述，下列何者正確？(A)是一種抗體製劑，臨床上用於治療痛風性關節炎(gouty arthritis) (B)藉由抑制人類免疫球蛋白G (immunoglobulin G)受體而產生療效 (C)可有效減低發炎介質自肥大細胞(mast cell)釋放的機會 (D)因方便大量製造且價格便宜，故常作為第一線用藥 （109專高一）

解析 Omalizumab為氣喘治療藥物，屬生物製劑，是anti-IgE之單株抗體，此藥價格不斐。

29. 下列何者是屬於具有抗發炎作用的氣喘用藥？(A) Albuterol (B) Cromolyn (C) Formoterol (D) Levalbuterol （109專高一）

解析 Cromolyn為肥大細胞穩定劑，可防止肥大細胞釋放發炎物質。

解答： 24.A 25.A 26.A 27.B 28.C 29.B

30. 下列何種藥物是屬於擬抗膽鹼素性拮抗劑(cholinergic antagonists)，當氣喘病人無法忍受擬腎上腺素性作用劑(β_2 adrenergic agonists)的作用時，可作為替代品治療氣喘？(A) Cromolyn (B) Omalizumab (C) Ipratropium (D) Theophylline

解析 Ipratropium相對於β_2-腎上腺素性致效劑，此藥起效慢、藥效短，擴張較弱，為短效型噴霧吸入劑，副作用少、安全、耐受性極佳。 (111專高一)

31. 下列何種藥物是藉由周邊作用來抑制咳嗽反射，作為治療咳嗽的藥物？(A) Codeine (B) Dextromethorphan (C) Guaifenesin (D) Benzonatate (111專高二)

解析 (D)經由麻醉呼吸道、肺部、肋膜上之牽張接受器(stretch receptor)而減弱周邊作用活性，從發源處減少咳嗽的反射。

32. 下列何種藥物是屬於長效型治療氣喘的藥物，但不具有抗發炎作用，無法快速緩解急性氣喘發作？(A) albuterol (B) salmeterol (C) cromolyn (D) corticosteroids (112專高二)

解析 Salmeterol為β_2致效劑，作用於交感神經β_2受體，活化腺嘌呤環苷酶(aolenylyl cyclase)增加cAMP含量，使支氣管平滑肌放鬆治療氣喘，藥效達12小時以上，長期使用易發生耐藥性。

33. 在治療慢性阻塞性肺病(COPD)的藥物中，下列何者可抑制乙醯膽鹼(ACh)受體，以減少黏液之分泌？(A) cromolyn (B) ipratropium (C) beclomethasone (D) terbutaline (113專高一)

解析 ipratropium主要是和ACh競爭蕈毒鹼受體，特別是M_3受體，可解除呼吸道痙攣收縮及減少黏液的分泌。

34. Fexofenadine較不具鎮靜安眠作用，原因為何？(A)較難通過血腦障壁 (B)對H_1受體的選擇性增加 (C)抑制中樞GABA受體 (D)體內半衰期短 (113專高一)

解析 Fexofenadine為第二代抗組織胺藥物，不通過血腦障壁，較不嗜睡，對H_1受體的專一性較第一代高。

解答： 30.C 31.D 32.B 33.B 34.A

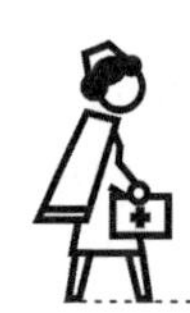

MEMO

作用於泌尿系統的藥物

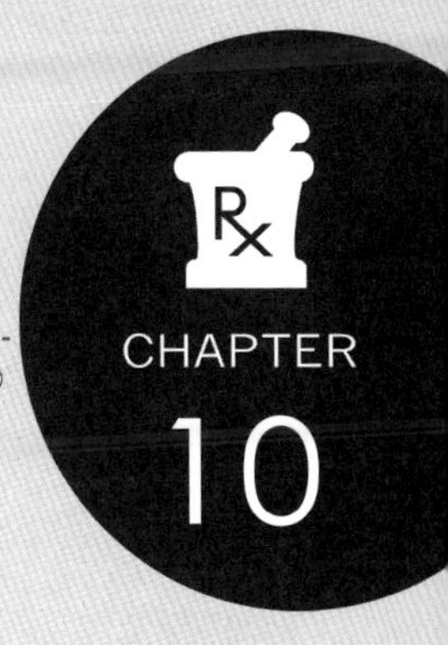

出題率：♥♡♡

利尿劑
- 泌尿系統簡介
- 利尿劑

尿道防腐劑
- 尿路感染簡介
- 尿道防腐劑

改變尿液酸鹼性的藥物
- 酸化尿液的藥物
- 鹼化尿液的藥物

良性前列腺肥大治療藥物
- 良性前列腺肥大簡介
- 良性前列腺肥大治療藥物

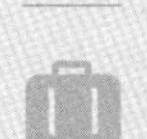

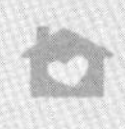
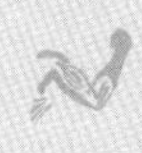
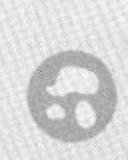
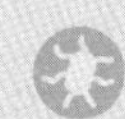

Pharmacology

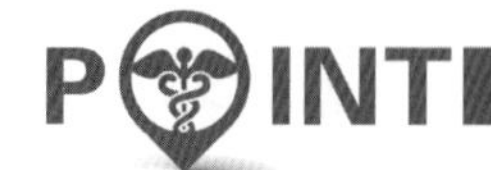

重點彙整

此類藥物大致可分利尿劑、尿道防腐劑、改變尿液酸鹼性的藥物與良性前列腺肥大的治療藥物。

10-1 利尿劑

一、泌尿系統簡介

泌尿系統由腎、輸尿管、膀胱、尿道組成，其功能主要由腎元所擔負。腎元(nephron)主要結構上部為鮑氏囊，中間是腎小管、亨利氏環與遠端腎小管，下部為集尿管。腎絲球位於鮑氏囊內，可過濾由入球小動脈進來的血液，過濾液經腎小管到集尿管，後經腎盂再匯入輸尿管，最後到膀胱儲存，最後由尿道排出。當細胞外液過多時，會造成水腫可能是內臟疾病或功能產生障礙的病癥，例如：肝硬化、心衰竭或腎衰竭等，其次當泌尿道感染或男性攝護腺肥大等皆需使用相關泌尿道系統藥物來治療。

利尿劑可使腎小管尿液聚集，增加尿量，少數類別可使血管平滑肌舒緩，有利於高血壓的治療。主要的利尿劑可分為五類，以及一些不同機轉且少用的利尿劑。

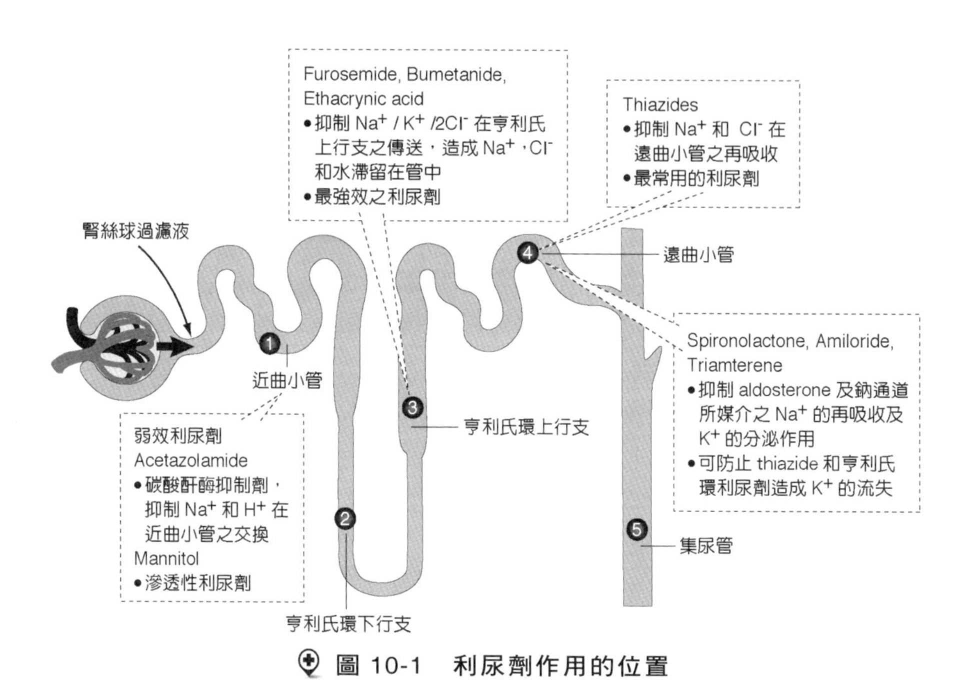

圖 10-1 利尿劑作用的位置

二、利尿劑

(一) 滲透壓利尿劑

此類藥品會聚集腎小管，增加腎小管滲透壓，導致利尿，藥品有 Mannitol、Urea。

藥物	藥理作用與臨床用途	副作用
· Mannitol (Osmitrol®)	只能靜脈注射，**作用在近曲小管**，增加腎小管滲透壓而導致利尿。臨床用途為利尿、**降顱內壓**、腦水腫、促進毒物之尿中排除、腎小球過濾速率之測定（診斷用）	低血鉀、低血鈉、暈眩、**頭痛**；閉鎖性頭部外傷，有顱內出血之可能性時需慎用

藥物	藥理作用與臨床用途	副作用
· Urea (Ureaphil®)	作用於亨利氏環或近曲小管，藉改變滲透壓而抑制水分的被動再吸收，因而利尿。亦可增加血漿及細胞外液在腎小管的滲透壓，而使 Na^+、Cl^-、水分排出體外。只能靜脈注射。臨床用於主治顱內壓升高及急性青光眼	禁用於腎臟疾病

(二) 碳酸酐酶抑制劑(Carbonic anhydrase inhibitor, CAI)

抑制碳酸酐酶可減少 Na^+/H^+交換使腎小管 Na^+蓄積因而利尿，但效果較弱，藥品有：

藥物	藥理作用與臨床用途	副作用及禁忌
· Acetazolamide (Diamox®) · Dorzolamide (Trusopt®)	· 藥理作用**屬磺胺藥衍生物**，作用於近曲小管與集尿管，經**抑制碳酸酐酶活性**來減少氫離子分泌至腎小管，使鈉、鉀、碳酸氫離子排泄增加，並因此而鹼化尿液 · 臨床用途： A. 弱利尿劑，治療輕微的水腫 B. 治療**廣角青光眼**(open angle glaucoma) C. 治療癲癇小發作的輔助加強藥物 D. **減輕高山症**不適感	· 副作用：**代謝酸中毒**（此副作用會降低利尿作用）、低血鉀、畸胎 · 禁忌：不得用於孕婦、乳婦，對苯噻類(thiazides)及磺胺藥(sulfonamides)過敏患者，須小心使用 · 交互作用：不得與水楊酸類藥物(salicytates)併用，否則易產生水楊酸中毒現象，噁心、嘔吐、嗜睡

(三) 苯噻利尿劑(Thiazide diuretics)

藥物	藥理作用與臨床用途	副作用及禁忌
· Hydrochlorothiazide (Dichotride®) · Chlorothiazide (Diuril®) · Cyclothiazide	· 作用機轉：屬於化學結構硫銨類，作用於遠曲小管，或亨利氏環上行支的遠端。本身也有抑制碳酸酐酶的作用，也可使 K^+、HCO_3^-排出。此類藥物會**擴張血管**，具有**降血壓**的功效 · 臨床用途 A. 降壓：長期使用血管擴張作用不會產生耐藥性（高血壓階梯療法的第一線用藥），故降壓效果佳。 B. 解除水腫：可用於解除慢性心衰竭，腎衰竭及肝病機能問題所造成的水腫 C. 治療尿崩症 D. 減少鈣的排出，可治療高尿鈣症，**可減少尿路結石及骨質疏鬆的發生率**	A. 高鈣低鉀，與毛地黃中毒時電解質不平衡相似，故不得一起用（會**加重毛地黃的毒性**） B. 代謝鹼中毒 C. 高血尿酸（長期使用易產生），不利於痛風患者 D. 高血指症（長期使用易產生） E 高血糖：因為低血鉀會抑制 insulin 分泌導致高血糖

(四) 亨利氏環利尿劑(Henry loop diuretics)

藥物	藥理作用與臨床用途	副作用及禁忌
· Furosemide (Lasix®) · Ethacrynic acid (Eddecrin®)	· 作用機轉：此類藥品作用於**亨利氏環上行支**後部，抑制 Na^+、Cl^-、H_2O 的再吸收而利尿。此類藥物是利尿劑中**最強效**的一類，利尿作用明顯，當體液滯留越多，利尿作用越明顯，長期使用會產生耐藥性 · 臨床用途 A. 治療**急性肺水腫**(IV) B. 治療急性高血壓 C. 緊急利尿之用 D. 解除內臟病變引發的水腫（心水腫、肺水腫、肝水腫） E. 治療高血鈣症，降低血鈣	· 副作用 A. 離子體內不平衡：低鈣、**低鉀**、低氯 B. 高劑量有**耳毒性**(ototoxicity)，尤其是 Ethacrynic acid C. 高血尿酸，對痛風不利 D. 高血糖，對糖尿病患不利 E. 代謝性鹼中毒 · 注意事項 A. 會引起暫時性耳聾，但 Ethacrynic acid 較嚴重，會引起永久性耳聾。如果與抗生素 Aminoglycosides 類（胺基配糖體）藥物共用（例如：Gentamicin、Kanamycin、Neomycin、Streptomycin），耳毒性會加重 B. **不可與強心配醣體（毛地黃）共用，因低血鉀會加重毛地黃類的毒性**

(五) 保鉀利尿劑(Potassium sparing diuretics)

此類利尿劑會在體內蓄積鉀離子，常與其他利尿劑併用，減少鉀流失。

1. 臨床用途
   (1) 與 Thiazides 類利尿劑併用，可使長期使用者，保留鉀離子。
   (2) **與毛地黃併用，減少鉀流失，降低毛地黃副作用**。

2. 藥物

藥物	藥理作用與臨床用途	副作用
· Spironolactone (Aldactone®)	· 藥理作用：作用在遠端腎小管抑制 Na^+及水分的再吸收，同時也**對 Aldosterone（留鹽激素）產生競爭性拮抗作用**（為 Aldosterone 的拮抗劑）造成 K^+抑制分泌作用；最終使該藥產生排鈉留鉀的利尿特性 · 臨床用途 A. 治療 CHF 及肝硬化伴隨的水腫 B. 與 Thiazides 類作用，可減少 Thiazides 類的鉀流失	A. **高血鉀**、低血鈉 B. 因結構與 progesterone（助孕酮）相似，故長期使用易造成**陽痿**及**男性女乳症**(gynecomastia)與**月經不規則**等副作用
· Eplerenone (Inspra®)	· 藥理作用：防止醛固酮(aldosterone)與受體結合 · 臨床用途 A. 治療心肌梗塞後之心衰竭 B. 治療紐約心臟學會(NYHA)第 II 級（慢性）心衰竭 C. 治療高血壓	高血鉀

藥物	藥理作用與臨床用途	副作用
· Amiloride (Midamor®)	抑制遠端腎小管 Na^+/H^+ 交換，並**阻斷 Na^+管道**，抑制 K^+ 的分泌，而造成鉀蓄積、利尿	
· Triamterene (Dyrenium®)	抑制遠端腎小管 Na^+的再吸收，與鉀離子的分泌作用，而導致利尿與保鉀	

(六) 其他類別

其他除以上利尿劑外，尚有 Methylxanthine 類（甲基黃嘌呤類），藥物有 Theophyline（茶鹼）、Caffeine（咖啡鹼）、Theobromine（可可鹼）。

10-2 尿道防腐劑

一、尿路感染簡介

尿道防腐劑具有泌尿道殺菌防腐與抑菌功效作用，口服後經由腎臟、膀胱、尿道，可治療泌尿道的細菌性感染及預防發作。常用的尿道防腐劑有抗生素、磺胺藥、Quinolone 類及合成藥物如：Hexamine 與 Nitrofurantoin 等。

一般的泌尿道疾病大可分成：

1. 細菌性感染（例如：尿道炎、腎盂腎炎），則使用尿道防腐劑（例如：抗生素或磺胺藥等）治療。
2. 免疫引發的腎絲球腎炎或腎病症候群，則使用類固醇類治療。

二、尿道防腐劑

(一) Quinolone 類

此類化合物可以抑制細菌 DNA 迴旋酶(DNA gyrase)而達到抑菌殺菌的效果，第一代 Quinolone 已無效（已有抗藥性產生），第二代、第三代，對 G(-)及 G(+)皆佳。藥物有：

藥物	藥理作用與臨床用途	副作用
· Ciprofloxacin (Cipro®)	對 G(+)、G(-)效果佳，如大腸桿菌及綠膿桿菌 A.作用機轉：抑制細菌 DNA 迴旋酶(DNA gyrase)而產生抑菌殺菌功效。 B.用途：已算是廣效抗菌劑，可治療尿路感染，治療淋病（但對梅毒無效）、呼吸道感染、細菌性腸胃炎等疾病	噁心、嘔吐、腹瀉，頭暈痛，過量偶有尿路結石（因抗菌範圍廣，效果佳，易造成濫用現象，須防濫用與抗藥性的產生）
· Clinafloxacin	G(-)效佳，對 G(+)效果更佳	

(二) 化學合成呋喃類

藥物	藥理作用與臨床用途	副作用
· Nitrofurantoin (Furadantin®)	· 作用機轉：干擾細菌乙醯輔酶 A 代謝，抑制細菌醣類代謝 · 臨床用途：可治療由大腸桿菌、變形細菌、克雷白氏桿菌、枯草桿菌等陽性菌，或陰性菌造成的尿路感染，對大腸桿菌引發的泌尿道感染效佳	**尿液呈橘紅色或紅色**、噁心、嘔吐、過敏性皮疹

(三) 甲醛釋出物

藥物	藥理作用與臨床用途	副作用
· Hexamine (Methenamine) (Urised®)	· 作用機轉：皆為甲醛 (HCHO) 與氨 (NH_3) 的聚合物，在**酸性尿液時會分解放出甲醛**，而達到防腐殺菌的效果 · 臨床用途：可治療大腸桿菌、鏈球菌及金黃色葡萄球菌的泌尿道感染；亦可預防各類手術的泌尿道感染	· 副作用：膀胱疼痛，偶有血尿及蛋白尿 · 注意事項：使用該藥不得與鹼化劑（碳酸氫鈉；$NaHCO_3$）共用，否則無效；不能與磺胺藥併服，會形成沉澱物（結晶）

10-3 改變尿液酸鹼性的藥物

改變尿液酸鹼性，可改變體內藥物的極性與非極性，可使藥物增強藥效或加速排除等功能。

作用	藥物	臨床用途
酸化尿液	· Ammonium chloride（NH_4Cl；氯化物）	用途為酸化劑、化痰劑，可使尿液呈酸性，加速體內鹼性藥物（例 Amphetamine）的極性化，而加速排除體外
鹼化尿液	· Sodium bicarbonate（$NaHCO_3$；碳酸氫鈉；小蘇打；重曹）	可使尿液、體液呈鹼性，而加速體內酸性藥物（例如 Barbiturates 安眠藥）的排出體外，亦可減緩尿道膀胱炎的疼痛刺激

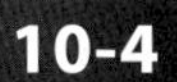

10-4 良性前列腺肥大治療藥物

一、良性前列腺肥大簡介

良性前列腺肥大(benign prostate hyperplasia, BPH)是指前列腺的實體細胞數量增加，導致前列腺增生肥大，並因而壓迫尿道，導致尿道狹窄甚至阻塞，排尿困難，臨床上治療劑有 5-α 還原酶抑制劑與 α-腎上腺性拮抗劑，可用來治療本疾病。

二、良性前列腺肥大藥物

藥物	類別與機轉	副作用
· **Finasteride** (Proscar®) · Dufasteride (Avodart®)	**5α- 還原酶抑制劑** (5α-reducfase inhibitors) 1. 前列腺的增生與 5α-還原酶有關 2. 人體內的睪固酮(testosterone)需經 5α-還原酶的作用，才能轉變成體內的活性物 5α-dihydrotesfosterone; DHT 3. 此類藥物抑制體內睪固酮的活性物產生，可**抑制前列腺增生，並治療禿頭**	性功能不良反應，性慾降低，勃起不良
· **Prazosin** (Minipress®) · Terazosin (Hydrin®) · Doxazosin (Cardura®) · Tamsulosin (Flomax®)、(Hornaledge®) · Alfusosin (Xatral®)	屬於 α-腎上腺性拮抗劑，抑制 α_1 受體 1. **使膀胱與泌尿道小血管擴張及放鬆前列腺平滑肌及膀胱內括約肌**，降低尿道的緊張性，**減少尿道的阻塞** 2. 可降血壓 3. 減少排尿壓力，治療 BPH 造成的排尿困難	鼻塞、頭暈、低血壓無力、射精困難

QUESTION 題庫練習

1. 下列何種藥物屬於保鉀性利尿劑(potassium-sparing diuretic)？(A) acetazolamide (B) chlorothiazide (C) ethacrynic acid (D) triamterene （96專普一）

   解析 保鉀利尿劑常見的有：Spironolactone、Triamferene、Amiloride。

2. 有關finasteride的作用之敘述，下列何者錯誤？(A)可抑制5α-還原酶 (B)可與androgen受體結合 (C)可治療男性禿髮 (D)可減少血中dihydrotestosterone (DHT)濃度 （91專高；97專普一）

   解析 Finasteride為5α-還原酶抑制劑，不是與雄性素(androgen)受體結合，而是抑制androgen的前驅物類固醇的轉變。

3. 下列何種藥物的利尿效果最強？(A)保鉀性利尿劑 (B) Thiazide類利尿劑 (C)碳酸酐酶抑制劑 (D)亨利氏環利尿劑 （97專普一）

   解析 利尿劑分類中，以亨利氏環利尿劑的利尿效果最強。

4. 下列藥物的利尿效果，何者與抑制腎小管亨利氏環上行支鈉離子的重吸收有關？(A) Mannitol (B) Furosemide (C) Hydrochlorothiazide (D) Amiloride （97專普二）

   解析 (A)近曲小管；(B) Furosemide (Lasix®)為典型的亨利氏環利尿劑，抑制腎小管亨利氏環上行支後部鈉離子的再吸收；(C)(D)遠曲小管。

5. 下列何種藥物可用來預防高山症？(A) Mannitol (B) Acetazolamide (C) Furosemide (D) Chlorothiazide （98專高一）

   解析 Acetazolamide (Diamox®)：可用來預防高山症，此外尚可降眼壓、輕微利尿與輔助癲癇小發作的治療。

6. 口服利尿劑主要目的在於排除體內何種離子？(A)鈉離子 (B)鉀離子 (C)鈣離子 (D)鎂離子 （98專普一）

解答： 1.D 2.B 3.D 4.B 5.B 6.A

7. Mannitol的主要臨床用途為何？(A)治療尿崩症 (B)降低顱內壓 (C)止血 (D)改善腎衰竭 （93士檢一；95、98專普二）

解析 Mannitol主要用於降低顱內壓。

8. 下列何種藥物之利尿作用，與抑制遠端腎小管重吸收鈉離子有關？(A) mannitol (B) furosemide (C) chlorothiazide (D) acetazolamide （99專普一）

解析 (A)(D)近曲小管；(B)亨利氏環苯噻利尿劑(Thiazide)類，利尿機轉為抑制遠端腎小管對鈉離子的再吸收。

9. 下列藥物與其副作用的配對，何者錯誤？(A) Prazosin－姿態性低血壓 (B) Spironolactone－低血鉀 (C) Diazoxide－血糖上升 (D) Acetazolamide－代謝性酸中毒 （99專普二）

解析 Sprionolactone是保鉀利尿劑，會造成高血鉀的副作用。

10. 留鹽激素(aldosterone)對於腎小管的作用會受到下列何種藥物的直接抑制？(A) Furosemide (B) Spironolactone (C) Chlorothiazide (D) Mannitol （100專普一）

解析 Aldosterone對腎小管的作用會受到Spironolactone的抑制。

11. Acetazolamide是何種酵素的抑制劑？(A)碳酸酐酶(carbonic anhydrase) (B)環氧氧化酶(cyclooxygenase) (C)凝血酶(thrombin) (D)血管收縮素轉化酶(angiotensin-converting enzyme)

解析 Acetazolamide (Diamox®)在分類上屬於碳酸酐酶抑制劑(carbonic anhydrase inhibitor)，抑制一種叫carbonic anhydrase的酵素，減少體內碳酸的合成。 （101專普一）

12. 下列何種利尿劑不會產生低血鉀(hypokalemia)的副作用？(A) hydrochlorothiazide (B) spironolactone (C) furosemide (D) acetazolamide （101專高二）

解析 Spironolactone屬於保鉀利尿劑，會造成高血鉀的副作用。

解答： 7.B 8.C 9.B 10.B 11.A 12.B

13. 下列何種利尿劑的化學結構類似人體的性激素，長期使用會引發男性女乳症(gynecomastia)？(A) chlorthalidone (B) mannitol (C) furosemide (D) spironolactone （102專高二）

解析 Spironolactone化學結構類似性激素，久服易產生男性女乳化(gynecomatia)。

14. 下列何種藥物具有預防高山症的功效？(A)硝基甘油(nitroglycerin) (B)碳酸酐酶抑制劑(carbonic anhydrase inhibitor) (C)乙醯膽鹼酶抑制劑(acetylcholine esterase inhibitor) (D)口服抗凝血藥warfarin （103專高一）

解析 Carbonic anhydrase inhibitor類（例Acetazolamide®）可預防高山症。

15. 下列何種藥物最適用於治療良性攝護腺肥大之病人，且對血壓影響比較小？(A) Phenylephrine (B) Phentolamine (C) Phenoxybenzamine (D) Tamsulosin （104專高一）

解析 (D) Tamsulosin為選擇性α_{1A}受體拮抗劑，可專一性的對抗膀胱的α_{1A}受體，而較少作用於血管上的α_1受體，故治療良性攝護腺肥大時，對血壓影響較小。

16. 有一位高血壓患者在服用利尿劑之後，出現血脂肪上升、尿酸上升、血鈣上升、血鉀下降的現象。該患者最有可能服用下列哪一種利尿劑？(A) Hydrochlorothiazide (B) Furosemide (C) Spironolactone (D) Acetazolamide （104專高一）

解析 (A) Hydrochlorothiazide屬於苯噻類(thiazides)化學結構，該類利尿劑長期用於降壓時會引起高血糖（因低血鉀導致的胰島素分泌不足）、高尿酸（與尿酸競爭排除）、高血鈣、低血鉀與血中膽固醇含量升高。

17. 腎小管分泌作用(tubular secretion)係腎臟清除藥物的過程之一。下列有關腎小管分泌作用的敘述，何者正確？(A)藥物須先經過腎小管分泌才能進行腎絲球過濾(glomerular filtration) (B)腎小管分泌作用主要發生於近端小管(proximal tubule) (C)腎小管分泌作用是一種被動運輸(passive transport)的過程 (D)Probenecid可促進其他水溶性藥物被腎小管分泌至尿液中 （104專高二）

解答： 13.D 14.B 15.D 16.A 17.B

解析 (A)藥物須先經過腎絲球過濾，再進行腎小管分泌；(C)腎小管分泌作用是一種主動運輸(active transport)的過程；(D) probenecid會抑制其他水溶性藥物被腎小管分泌到尿液中，故與penicillin併用時，可使penicillin變長效藥物。本題的答案(B)腎小管分泌作用主要發生在近曲小管(proximal tubule)為正確。

18. Thiazide類利尿劑的副作用，不包括下列何者的上升？(A)血鉀 (B)血中尿酸 (C)血中膽固醇 (D)血糖 （104專高二）

解析 Thiazide類利尿劑的副作用為水分流失，某些離子流失而減少(K^+、Na^+、Cl^-、Mg^{2+})、高血鈣（Ca^{2+}排出減少）、高血糖、高尿酸、血膽固醇增加。本題答案應選(A)血鉀。

19. 下列何種利尿劑可減少尿路結石及骨質疏鬆的發生率？(A) Acetazolamide (B) Spironolactone (C) Hydrochlorothiazide (D) Furosemide （106專高一）

解析 臨床上常用Thiazide類利尿劑，如Chlorothalidone、Hydrochlorothiazide；這些藥物的優點有耐受性佳、便宜、給藥方便又有血管擴張及減少鈣離子排出的作用，缺點是高尿酸血症、痛風、糖尿病、高血脂症及電解質異常的病人須避免服用。

20. 下列關於利尿劑的敘述，何者錯誤？(A) Acetazolamide會產生代謝性酸中毒 (B) Triamterene會產生代謝性酸中毒 (C) Spironolactone會產生低血鉀現象 (D) Furosemide可能會產生低血鉀現象 （107專高一）

解析 使用Spironolactone而引起的副作用會造成高血鉀、低血鈉。

21. 下列有關Mannitol之敘述，何者錯誤？(A)治療頭部創傷造成的顱內出血 (B)治療手術引起的顱內壓上升 (C)治療青光眼引起的眼內壓上升 (D)可用於加強腎臟排出有毒物質 （107專高一）

22. 下列何種藥物最常用來治療良性前列腺肥大症(benign prostatic hyperplasia)？(A) phenylephrine (B) phentolamine (C) dobutamine (D) tamsulosin （108專高二）

解析 (A)治療低血壓、鼻充血解除劑、散瞳劑；(B)用於眼底檢查降壓，亦為鉻細胞瘤的診斷最佳藥劑；(C)強心劑。

解答： 18.A 19.C 20.C 21.A 22.D

23. 高血壓用藥furosemide 在分類上屬於下列何者？(A)保鉀利尿劑 (B)滲透性利尿劑 (C)亨利氏環利尿劑 (D)碳酸酐酶抑制劑

（110專高一）

解析 亨利氏環利尿劑包含Furosemide、Ethacrynic acid。用於治療急性肺水腫、急性高血壓、高血鈣症。

解答： 23.C

作用於心血管系統的藥物

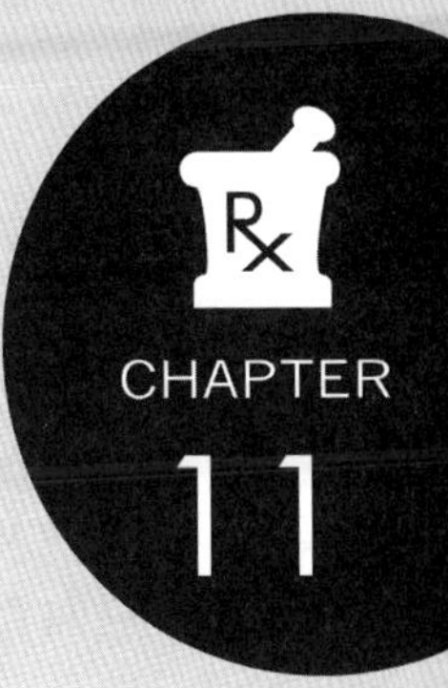

出題率：♥♥♥

- 治療心衰竭藥物
  - 充血性心衰竭簡介
  - 治療心衰竭藥物
- 抗心律不整藥物
  - 心律不整簡介
  - 抗心律不整藥
- 抗心絞痛藥物
  - 心絞痛簡介
  - 抗心絞痛藥物
- 抗高血壓藥物
  - 高血壓簡介
  - 抗高血壓藥物
- 治療貧血的藥物
  - 貧血簡介
  - 治療貧血藥物
- 凝血劑與抗血栓藥物
  - 凝血機轉
  - 抗凝血劑
- 降血脂藥物
  - 高血脂症
  - 降血脂藥物

Pharmacology

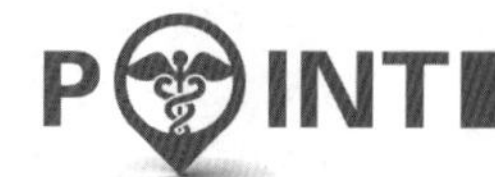

重點彙整

作用於心血管系統的藥物又可分成心衰竭治療藥物、抗心律不整藥物、抗心絞痛藥物、抗高血壓藥物、治療貧血藥物、凝血劑與抗凝血劑、降血脂藥物。

11-1 治療心衰竭藥物

一、充血性心衰竭簡介

充血性心衰竭(congestive heart failure, CHF)是一種心臟無力的表徵，因為心臟無力壓縮血流到全身，因而產生一連串的症狀。CHF 主要治療劑為強心配醣體(cardiac glycosides)，尚有一些配合治療周邊症狀的藥物。

心衰竭是一種過分代償所造成的臨床症狀，其症狀常見有：

1. 呼吸困難，當病人躺下呼吸易壓迫，須採坐姿或站立才會稍微順暢。
2. 下肢水腫。
3. 容易疲勞。
4. 引發心跳過速與心律不整。

其主要原因係心輸出量降低，使骨骼肌血液供應不夠，且心臟收縮力降低，有過度運動疲乏現象，其此由於心輸出量不足的代償作用會導致交感神經活性增加，致使心跳加速，有引發心律不整之虞。另一方面因腎臟血流減少，也引發 RAA 系統的作用增加，使醛固酮(aldosterone)增加致使鈉離子與水分蓄積，造成水腫，終而導致病患呼吸困難、下肢水腫。

治療心衰竭的原則一般多從兩方面著手：

1. 改善心臟收縮力：多使用強心的藥物，加強心肌的收縮力，例如使用 Digitalis、Dobutamine 類藥物。
2. 緩解代償症狀：使用藥物解除心衰竭的表徵，例如：動脈擴張劑用來降低後負荷，靜脈擴張劑可降低前負荷，利尿劑可以減少心衰竭的水腫，甚至 β 阻斷劑可減少過度的心跳。

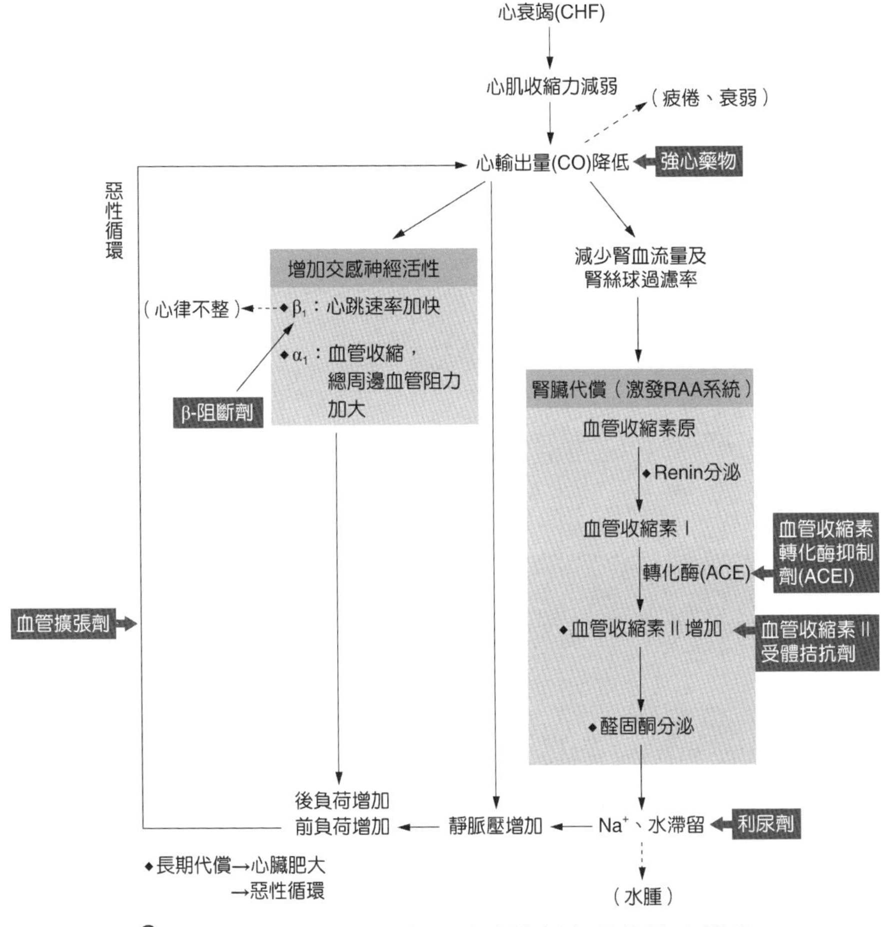

圖 11-1 充血性心衰竭致病機制與藥物治療機轉

二、治療心衰竭藥物

(一) 強心配醣體

毛地黃類的強心配醣體(digitalis cardiac glycosides)：

1. 作用機轉：毛地黃**抑制心肌細胞膜**上的 Na^+/ K^+-腺核苷三磷酸(Na^+/K^+ -ATPase)抑制鉀、鈉離子的主動運輸，致使細胞內 Ca^{2+} 濃度增加而**促使心臟收縮**，因而強心，毛地黃類的強心作用：
   (1) **增加心肌收縮力**，因**增加心輸出量**而致使循環變好，並減少周邊的靜脈壓，減少心肌負荷，致使肥大的心臟恢復體積，心臟功能增加並不增加耗氧量。
   (2) 因改變全身的循環，因此**腎血流增加**，腎功能增加，因而**利尿**及改善心水腫。
   (3) 因為改善心輸出量及循環，間接使血壓恢復正常。

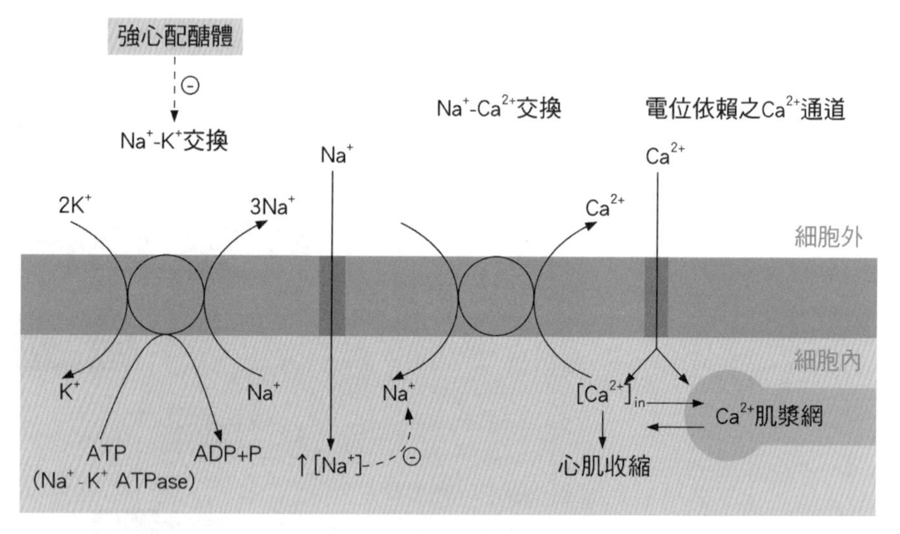

圖 11-2 毛地黃之作用機轉

2. 副作用

(1) 毛地黃刺激胃腸道，故引起**噁心**、**嘔吐**、腹瀉及胃不適。

(2) 影響中樞神經故會引起頭昏、頭痛、虛弱。

(3) 嚴重影響中樞神經時會造成幻覺、失語。

(4) 引發**辨色力異常**造成黃視或綠視。

(5) 偶有發生男性女乳症(gynecomastia)、蕁麻疹。

(6) 離子改變：細胞內鈣離子增加、**鉀離子減少**。

(7) 治療指數(TI)很低。

(8) 增強迷走神經活性，使心跳變慢。

3. 毒性：致命的毒性是過量產生**心室纖維顫動**的心律不整。

4. 主要治療

(1) 毛地黃主治**充血性心衰竭**(CHF)。

(2) 毛地黃亦可**阻斷房室傳導**，用於治療特定的心律不整，例如：**心房心搏過速**、心房撲動、心房顫動。

5. 禁忌藥物：毛地黃不得與苯噻利尿劑(thiazides)、亨利氏環利尿劑併用，以免加重毒性。

6. 毛地黃中毒之處置

(1) 先停止用藥。

(2) 檢查血中鉀離子濃度：必要時給予**氯化鉀**(KCl)。

(3) 引發心律不整時，改予 Lidocaine、Phenytoin 矯正，其中 **Phenytoin 是治療毛地黃心室纖維顫動的首選藥物**。

藥物有：

藥物	使用方式	起效時間 (On Set)	效期 (Duration)	半衰期 ($t_{1/2}$)	代謝器官	副作用
Digitoxin (Crystodigin®)	IV/PO（口服吸收效果最好）	IV: 30min PO: 2~3hrs	長效，易積蓄中毒	最長，4~7 天	肝 ↓ 腎	· 治療指數(TI)小，不安全，致高血鈣、低血鉀亦會毛地黃中毒 · 不與低血鉀類藥物一起使用（例 Thiazides **利尿劑**、亨利環利尿劑），以免加重毛地黃毒性
Digoxin (Lanoxin®)	IV/PO	IV: 5~30min PO: 0.5~2hrs	中效，較不積蓄	36~40hrs	腎	
Deslanoside (Cedilanid-D®)	IV/IM	IV: 10~30min	中效，較不積蓄	30~36hrs	腎	
Ouabain (Uabain®)	IV	IV: 5~10min，最快	短效，不積蓄	21~24hrs	腎	

(二) 磷酸二酯酶抑制劑 (Phosphodiesterase inhibitors, PDE-I)

藥物	作用機轉與臨床用途	副作用
· Amrinone · Inamrinone (Inocor®) · Milrinone (Primacor®)	**抑制磷酸二酯酶**(PDE)，可以**增加 cAMP 含量**，促使鈣離子增加而**增加心肌收縮力，治療急性心衰竭**	血小板減少、肝毒性、噁心及嘔吐，過量導致**心律不整**

(三) β_1受體致效劑(β_1-agonist)

此類藥品對血管的 α 及 β_2受體影響甚微，故可專一性的增加心臟 β_1受體作用，但用久後會降低 β 受體的敏感性，因而藥效降低。

藥物	作用機轉
· Dobutamine (Dobutrex®) · Dopamine (Intropin®)	**興奮交感神經 β_1受體**，致使心臟收縮力加強，其機轉為活化腺嘌呤環化酶(adenylate cyclase)，導致 **cAMP 增加**，因而增加鈣離子濃度，最後導致強心

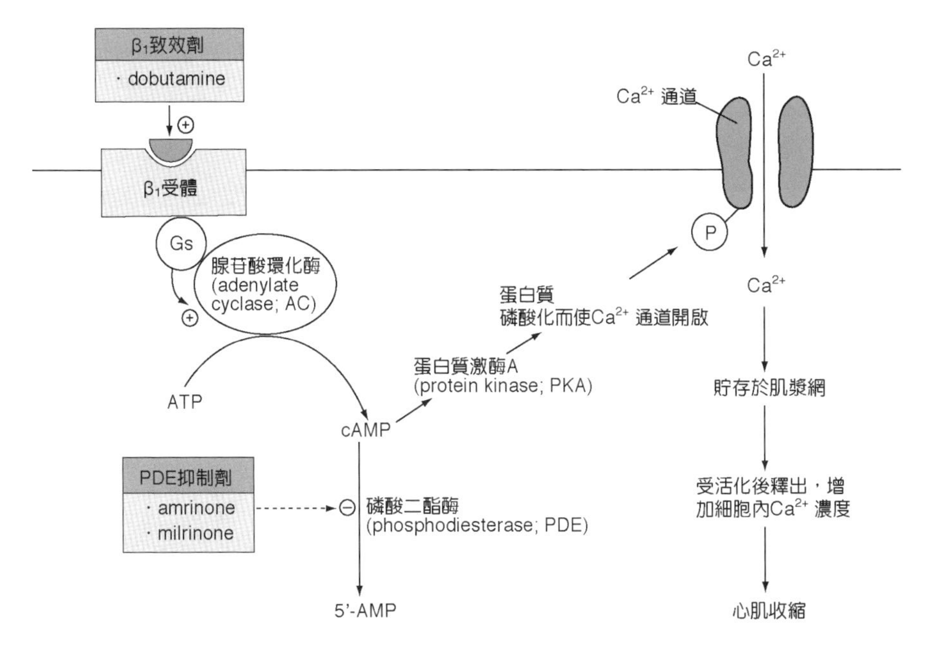

圖 11-3 磷酸二酯酶抑制劑及 β_1受體致效劑之作用機轉

(四) β 受體阻斷劑(β-blockers)

β 阻斷劑可抑制交感活性，阻斷 NE 對心臟的心搏加速與心臟的興奮性。配合強心劑，減低心衰竭患者的心跳過速，可用於**慢性心衰竭**，會抑制心肌收縮力，故對於慢性心衰竭有益處的 β 阻斷劑有以下三種：

藥物	作用機轉與臨床用途	副作用與禁忌
· Bisoprolol (Concor®)	為 β_1 專一性拮抗劑	疲倦、頭痛、眩暈
· Metoprolol (Lopressor®)	為 β_1 專一性拮抗劑，其特性為：不影響氣喘患者發作與加重病情且不影響孕婦	同上
· Carvedilol (Dilatrend®)	為 α、β 腎上腺素性受體拮抗劑，其特性為：具抗氧化作用，及預防動脈粥狀硬化斑的形成；可治療高血壓，同時抑制高血脂	同上

(五) 利尿劑(Diuretics)

Thiazides 利尿劑長期使用，其血管擴張效果不易產生耐藥性，可協同減低心水腫，並降低血壓，並可降低心衰竭引發的靜脈壓上升。可治療慢性心衰竭（於 10-1 節利尿劑中詳述）。

(六) 血管收縮素轉化酶抑制劑(Angiotensin converting enzyme inhibitors, ACEI)

此類藥品抑制血管收縮素 II (AgII)產生，減低末梢血管阻力，減少鈉、水滯留，可用於治療慢性心衰竭。藥物有：Captopril (Capoten®)、Elanapril (Vasotec®)、Lisinopril (Zestril®)（於 11-4 節降血壓藥物中詳述）。

(七) 其他

其他慢性心衰竭治療藥物：血管收縮素 II 受體拮抗劑(angiotensin-II receptor blokers, ARB)、血管擴張劑、鈣離子阻斷劑、Amiodarone 等。

11-2 抗心律不整藥物

一、心律不整簡介

心律不整(arrhythmia)是指不正常形式的心跳。心臟的傳導從竇房結到心室，只要任何部位有不正常的興奮或傳導不全，都會造成不正常的心律。

心律不整分類：

1. 異位性：起因局部心肌缺氧、缺血或交感傳遞物過量等因素，造成的心律不整。
2. 再進入(re-entry)：大部分的心律不整屬此類。此類為興奮波繞著心肌不停的旋轉傳動所造成。

心律不整的臨床症狀大致分成：

1. 心傳導阻滯：此為房室間的傳導產生病變，興奮波不能正常的傳導心室，此時心室的搏動比心房慢。
2. 撲動與纖維顫動：心房、心室產生快又不協調的收縮。當心搏動>250 次／分，稱為撲動(flutter)，當心搏>500 次／分，則稱為纖維顫動(fibrilation)，此時最危險，如心跳頻率再大過纖維顫動，則心電圖幾乎成直線，心臟無法壓出血液，此時心臟停止(arrest)，如無及時急救，可能隨時死亡。

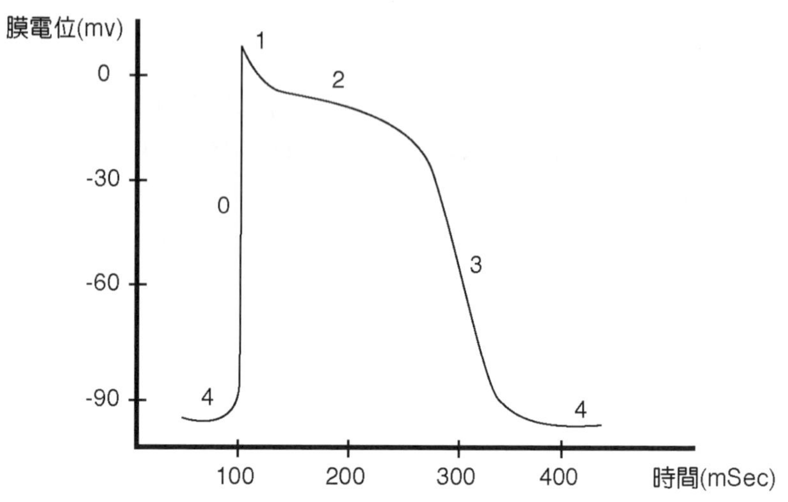

圖 11-4 心肌的動作電位，如果在 0、1、2、3、4 期之中，如有任何一期有不正常的傳導，都會導致心律不整

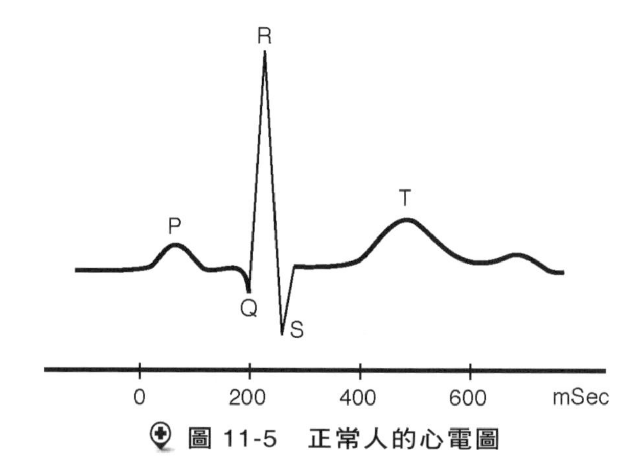

圖 11-5 正常人的心電圖

二、抗心律不整藥

抗心律不整藥物的作用方式：

1. 降低心臟第四期斜率或提高閾值。

2. 降低心臟傳導速率或延長乏興奮期。

抗心律不整藥分四類：

(一) 第一類：鈉離子通道阻斷劑

	藥物	作用機轉與臨床用途	副作用
IA	· Quinidine (Quinidex®)	由**金雞納樹皮提煉出的生物鹼** · 作用機轉：為心臟的抑制作用。減低心臟的興奮性，自主性及延長心臟的乏興奮期，使心臟的傳遞速度及心跳平穩減低並規則 · 臨床用途：**治療心房心律不整**，治療**心房纖維顫動**時，需先使用毛地黃，以免心臟恢復時，產生**心室快速搏動**	低血壓（具有 α 抑制作用，會使血管擴張，血壓下降），**金雞納中毒現象**（金雞納中毒較有名的症狀為：**耳鳴**、頭暈、**視力模糊**等）、**腹瀉**、**血小板減少**，有**抗蕈毒鹼作用**抑制心臟迷走神經（偶有心跳過快作用），抑制骨骼肌產生肌肉無力
	· Procainamide (Pronestyl®)	由局部麻醉劑procaine衍生而來 · 作用機轉：與 Quinidine 相同，抑制鈉通道提高電位閥值，治療心室心律不整（例毛地黃引發的心律不整） · 臨床用途 A. 抑制心肌的興奮性及自主性，使來自心房的興奮減低，可治療心室的心搏過速 B. 具血管擴張作用，使血壓降低	噁心、嘔吐，低血壓，長期使用會引發類似**全身性紅斑性狼瘡**(SLE)症狀
	· Disopyramide (Norpace®)	· 作用機轉：抑制 Na^+通道，用於治療心律不整，與 Quinidine 相同 · 臨床用途 A. 治療頑固性的心室心搏過速 B. 抗 Ach 作用明顯，有阿托品效應 (Atropine-like-affect)：口乾、便祕及**尿瀦留**等症狀	· 副作用：口乾、視覺模糊、心跳加速、便祕、尿瀦留 · 禁忌 A. 青光眼禁用 B. 前列腺肥大、排尿困難者禁用

	藥物	作用機轉與臨床用途	副作用
IB	· Lidocaine (Xylocaine®)	原本為**局部麻醉劑**，臨床被使用治療**心室心律不整（由毛地黃引發之心律不整）** · 作用機轉：**抑制** Na^+**通道**。當心肌梗塞或缺血時，細胞容易去極化，此時大部分的 Na^+ 通道處於不活化狀態，Lidocaine 主要是抑制此類不活化的鈉通道，故用於**心肌梗塞的急性心室心律不整**的病人效果佳。治療指數(T.I.)大，較安全 · 臨床用途： A. 具局部麻醉功效 B. 治心室性的心律不整 C. 肝臟的首渡效應大（故**口服無效**），**須靜脈注射**來治療心律不整	中樞抑制、嗜眠，或有思睡感
	· Mexilentine	· 作用與 Lidocaine 同 · 臨床以**口服給藥**，方便患者	
	· Phenytoin (Dilantin®)	原用於**抗癲癇大發作**，但臨床上可**治療心室心律不整** · 作用機轉：Na^+ 通道抑制 · 臨床用途： A. 治療心室的心律不整，本藥可減緩毛地黃的 K^+ 離子流失，故可延長毛地黃的強心時效 B. **為治療毛地黃中毒時，引發心室纖維顫動的首選藥物** C. 抑制 Na^+ 通道之外，又間接抑制麩胺酸等興奮性傳遞物的釋放，使過度放電的神經得以平靜，臨床用於治癲癇病的大發作	· **齒齦增生**、眼球震顫、多毛、肝功能異常及貧血、青春痘 · 注意事項： A. 會誘導肝微粒體酶活性 B. 治療指數(T.I.)小

藥物		作用機轉與臨床用途	副作用
I_C	· Flecainide (Tambocor®)	· 作用機轉：屬於 I_C 類的 Na^+ 通道抑制劑（**抑制鈉離子通道**），抑制慢性的心室異位興奮 · 臨床用途：治療頑固性的心室心律不整	視覺模糊、噁心、嘔吐、腹部不適

(二) 第二類：β 受體阻斷劑(β-blocker)

藥物	作用機轉與臨床用途	副作用
· Propranolol (Inderal®)	· 作用機轉：阻斷交感神經 β 受體（同時阻斷 β_1、β_2），尚可干擾 Ca^{2+} 通透性，可以**降低動作電位第四期的去極化，而減少竇房結的自主性** · 臨床用途：使心搏速率減慢，可治療心房纖維顫動、陣發性心房搏動過速、心律不整、心絞痛、甲狀腺機能亢進	· 副作用 A. 噁心、嘔吐、倦怠 B. 心跳減慢 C. 長期使用，不得突然停藥，否則產生反彈高血壓 D. 會使氣喘發作、加重，或使糖尿病病情加重 E. **血糖降低** · 禁忌 A. **糖尿病患者**，需小心使用 Proproanolol B. **氣喘**病人禁用 C. 孕婦小心使用，Propranolol 易使子宮收縮，須預防流產
· Metoprolol (Lopressor®) · Atenolol (Tenormin®) · Esmolol (Brevibloc®) · Bisoprolol (Concor®)	專一性阻斷 β_1 受體	疲倦、頭痛、眩暈

(三) 第三類：鉀離子通道阻斷劑

此類通常打斷鉀離子通道，減少鉀離子外流，導致心臟細胞再極化，因此而延長動作電位。藥物有：

藥物	作用機轉與臨床用途	副作用
· Amiodarone (Cordarone®)	· 作用機轉：**阻斷 K^+ 通道**，延長乏興奮期，抑制再進入機轉，**故可延長動作電位的間期**，可治療頑固性心律不整 · 臨床用途：治療上心室心律不整、心房撲動、心室纖維顫動、心室心搏過速合併左心室功能受損，及心絞痛	A. 過敏、嘔吐、頭昏痛、**便祕、角膜有黃棕色沉積物** B. 藥物含碘離子，**會干擾甲狀腺功能，甲狀腺機能異常者需小心使用** C. 此藥在體內**半衰期太長**（Duartion 為 2~3 週）**會造成皮膚色素沉著，皮膚呈藍灰色斑點（稱灰人症候群；Gray man Syndrom）** D. 孕婦禁用
· Bretylium (Bretylor®)	· 作用機轉：為鉀通道阻斷劑。阻斷鉀通道可延長心臟乏興奮期。亦有交感神經元的阻抑作用 · 臨床用途： A. 治療心室心律不整。 B. 降血壓（易產生姿態低血壓）	低血壓，且藥效不穩定（因吸收不規則），久服導致腮腺疼痛
· Sotalol (Betapace®)	A. 兼具 **β 阻斷劑和鉀離子通道阻斷劑** B. 兼治療高血壓及心律不整（心室心律不整） C. 可延長動作電位，增加乏興奮期	

(四) 第四類：鈣離子通道阻斷劑

藥物	作用機轉與臨床用途
· Verapamil (Isoptin®) · Diltiazem (Cardizem®)	· 作用機轉：此類藥物**打斷** L-type **鈣離子通道**，減慢房室傳導，造成**房室間傳導阻斷，降低心跳及收縮力** · 臨床用途：常用於治療心房心搏過速或**上心室心律不整**

(五) 其他

藥物	作用機轉與臨床用途	副作用與禁忌
· Digoxin (Lanoxin®)	抑制 Na^+/K^+ ATPase，使 Ca^{2+}增加，增加心肌收縮，但抑制房室傳導，治療心房顫動及心房撲動	· 詳述請參閱 11-1 節心衰竭治療藥物
· Adenosine (Adenocor®)	治療**陣發性上心室心搏過速 (PSVT)首選**；半衰期短 · 作用機轉 A. **活化 A1 受體，促使竇房結與房室結的鉀離子通道打開**，使心房動作電位期縮短，促使心肌過極化而減慢房室結的傳導速率 B. 抑制交感神經興奮時 cAMP 所造成的反應，降低 Ca^+內流，延長不反應期 · 臨床用途：治療陣發性上心室心搏過速	· 副作用：低血壓、**面部潮紅**、呼吸困難（氣管收縮） · 禁忌：氣喘患者，與房室傳導阻滯患者禁用

11-3 抗心絞痛藥物

一、心絞痛簡介

心絞痛(angina pectoria)：主因冠狀動脈狹窄或阻塞，無法提供心臟足夠的血液與氧氣，治療時多以擴張冠狀動脈，或減少心臟負擔為主。心絞痛類型：

1. 穩定心絞痛(stable angina)：主因冠狀動脈狹窄（多因粥狀硬化引起）造成之心絞痛，通常在運動後或情緒激昂後發作。
2. 不穩定心絞痛(unstable angina)：主因冠狀動脈阻塞，嚴重可能造成心肌梗塞，發作不可預測。
3. 變異性心絞痛(variant angina)：主因冠狀動脈痙攣造成，此種發作多半在平靜、休息時發作。

二、抗心絞痛藥物

治療心絞痛時多以硝酸鹽與亞硝酸鹽(nitrates & nitrites)、β 阻斷劑(β-blockers)、鈣離子通道阻斷劑(calcium channel blockers)三大類為主。

(一) 硝酸鹽及亞硝酸鹽(Nitrates & Nitrites)

此類藥物機轉為，使心肌放出**一氧化氮**(nitrous oxide, NO)，而活化鳥苷酸環化酶(guanylate cyclase, GC)使 cGMP **生成**，引發血管平滑肌鬆弛，**擴張冠狀動脈**，減少心肌需氧，並可使**靜脈舒張，減少靜脈血管回流，降低前負荷**，亦可使動脈擴張，減少心肌收所阻力，而降低後負荷。藥物有：

藥物	作用機轉與臨床用途	副作用與禁忌
· Nitroglycerine (NTG; Nitrostat®)	A. 硝基甘油，常做成**舌下錠**，及**貼片製劑**，做為**急救心絞痛**（可**減少首渡效應**，加快藥效，**避免肝臟代謝**） B. 常**放於棕色阻光瓶，防止光破壞分解**，並放於隨手可拿處，以便應急 C. 藥效快速、舌下錠、**每 5 分鐘一錠、急救時，不可超過 3 錠** D. 硝酸鹽與亞硝酸鹽易產生耐藥性(tolerance) E. 此類與亞硝酸鹽**不可與威爾剛(Viagra®)併服**，以免血壓低	A. **姿態低血壓**、**頭痛**、眼壓上升、臉部潮紅、**心跳加速** B. 易產生**耐藥性**（長期使用）
· Amyl nitrite (Aspirols®)	A. 為亞硝酸鹽，**吸入使用** B. 液體狀 C. 急救時使用，藥效比舌下的 NTG 更快 D. 此藥可作為**氰化物**(cyanides)類中毒之**解毒劑**：因可與血紅素形成變性血紅素，再與氰化物結合，使氰化物無法與正常的血紅素作用	同上
· **Isosorbide dinitrate** (Isordil®) 或 · Isosorbide mononitrate (Imdur®)	此種藥可做成多種劑型多半為**口服**，作為預防心絞痛發作用，亦有**長效錠**，方便日常預防作用	
· Pentaerythritol tetranitrate (Peritrate®)	為硝酸鹽，作用時效最長的製劑，口服錠常用於預防心絞痛發作	

(二) β 阻斷劑(β-blockers)

抑制 β 受體，使收縮力降低、**心跳減慢**、**減少**心臟的工作量及**心肌的需氧量**，**並可延長舒張灌流時間**，**增加心內膜下缺血區之供氧**。

1. 非專一性藥：作用在 β_1 及 β_2 受體，此類較不適合用於變異性心絞痛(variant angina)，可能加重該症狀。
   (1) Popranolol (Inderal®)：須注意長期使用，可能誘發氣喘。
   (2) Timolol (Blocadren®)。
2. 專一性 β_1 受體阻斷劑：作用於 β_1 受體，較不影響 β_2 受體，故比較不易引發氣喘的副作用，較非專一性的藥物理想。藥物有 Metoprolol (Lopressor®)、Atenolol (Tenormin®)、Acebutolol (Sectral®)。

(三) 鈣離子通道阻斷劑(Calcium-channel Blockers)

阻斷 L-type 鈣離子通道，鈣離子減少進入心血管細胞內，因而使動脈血管擴張，減少心臟的工作量及**增加心臟供氧量**，此類藥物**治療變異型心絞痛**較佳。藥物有：

藥物	作用機轉與臨床用途	副作用
· Nifedipine (Adalat®)	可供舌下用 · 作用機轉：抑制心血管平滑肌的細胞膜 Ca^{2+}通道，減少 Ca^{2+}由細胞外進入細胞內，**使血管鬆弛**，降低周邊血管阻力，降血壓，減輕後負荷 · 臨床用途 A. **降低血壓** B. **治療心絞痛**（降低心肌耗氧量）	· 副作用：低血壓、頭痛、臉部潮紅 · 禁忌：低血壓與心衰竭病患不宜使用

藥物	作用機轉與臨床用途	副作用
· Amlodipine (Norvasc®)	· 作用機轉：如前面的 Nifedipine · 臨床用途：為第二代鈣離子拮抗劑，對血管作用強，降壓效果佳	低血壓、頭痛、頭暈
· Felodipine (Plendil®)		
· Nicardipine (Cardene®)		

11-4 抗高血壓藥物

一、高血壓簡介

高血壓是十大死因之一，心血管疾病常伴隨血壓上升而增加危害，其中包括腦血管疾病，心臟病發生率等。收縮壓是指心臟收縮時血管所承受的壓力，當此值過高表示日後心血管的問題較大。舒張壓為心臟舒張時，血管本身的壓力，此時血管呈現鬆弛狀態，若壓力持續的高則表示病態。

正常血壓的定義為收縮壓 120 mmHg 以下、舒張壓 80 mmHg 以下，目前衛福部公告之高血壓定義為收縮壓 140 mmHg、舒張壓 90 mmHg 以上。於 2022 年台灣高血壓學會及中華民國心臟病學會將高血壓標準下修至收縮壓 130 mmHg、舒張壓 80 mmHg。

高血壓依病因分類：

1. 原發性高血壓(essential hypertension)：大部分高血壓都屬於此種形態，並無特別的症狀，可能與生活型態有關，也隨年齡而增加，此類型高血壓無法根治，需終身按時服藥。

2. 續發性高血壓(secondary hypertension)：通常是伴隨著其他疾病而產生高血壓，例如嗜鉻細胞瘤或心臟、腎臟疾病引發的高血壓，甚至因內分泌異常造成的醛固酮過高等，通常當病因去除後，高血壓可自然消失。

調節血壓的生理機轉，可分二類：

1. 交感神經系統：當血壓下降時，會使主動脈弓與頸動脈竇感壓受體傳訊給中樞延髓的血管與心跳控制中樞，引發交感神經的興奮，使血壓上升。

2. 內分泌 RAA system：當血壓下降，會引發 Renin 釋放，進而活化 RAA 系統，當血管收縮素 I (angiotensin I)轉變成血管收縮素 II (angiotensin II)時，會使血管收縮與 aldosterone 放出，周邊血管阻力上升，因而血壓就上升。

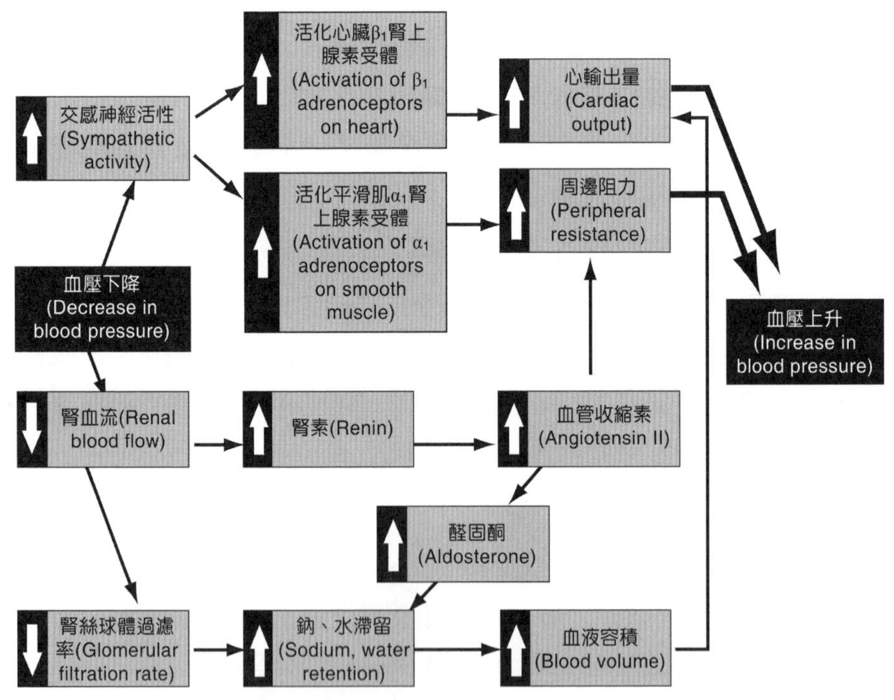

圖 11-6　交感神經系統及 RAA system 的血壓調控機制

二、抗高血壓藥物

降血壓藥物種類眾多，大多以下列藥品為主，且常用。

(一) 利尿劑

為高血壓階梯療法的啟始用藥，高血壓患者初期皆先使用利尿劑，尤其是以 Thiazides 為主。

藥物	作用機轉與臨床用途	副作用
· Hydrochlorothiazide (Dichlotride®)：降壓用，有血管鬆弛作用 · Chlorothiazide (Diuril®)	· 作用機轉：主要為抑制遠端腎小管對 Na^+、Cl 與水的再吸收，而造成利尿 · 臨床用途：利尿、降血壓	**高血鈣、低血鉀**、低鎂、**高血尿酸、高血糖、高血脂**。故**痛風**病、糖尿病患者、高血脂患者，長期使用須注意

(二) β 受體阻斷劑

阻斷 β 受體的藥物又分成**非選擇性 β 阻斷劑**與 **β_1 專一性阻斷劑**。交感神經 β 受體分成 β_1 與 β_2，當藥物競爭抑制心臟的 β_1 時，**會減低心搏速率**與心臟的收縮力，因此血壓會下降，用於降血壓，也可以用於治療預防心律不整與心絞痛。

類別	藥物	作用機轉與臨床用途	副作用
一般性β阻斷劑	· **Popranolol** (Inderal®) · Nadolol (Corgard®) · Pindolol（部分 ISA）	· 同時阻斷 β_1 與 β_2，常用於**高血壓**，預防治療**心絞痛**，治療預防**心律不整** · Popranolol (Inderal®)：臨床常用的β阻斷劑 A. 治療高血壓 B. 抗心律不整：治心跳過速之心律不整，包括**甲狀腺機能亢進等引起的心跳過速** C. 治療心絞痛：因減少心肌需氧量及工作量 D. 治療慢性青光眼，因減少睫狀體分泌水樣液 E. 預防偏頭痛：穩定腦神經，尤其分泌 NE 之腦神經，屬興奮性神經，會強力擴張腦血管，引起偏頭痛 F. 輔助治療交感活性亢奮有關之焦慮狀態 G. 心肌梗塞	· 長期使用易引發支氣管氣喘 · **心衰竭、氣喘患者、心搏過慢（心跳低於 60 次／分）禁用**此類藥 · 避免與降血糖藥物併用，因會掩蓋低血糖之心悸症狀 · 會使子宮平滑肌收縮，孕婦需慎用

類別	藥物	作用機轉與臨床用途	副作用
β_1受體專一性拮抗劑	· Atenolol (Tenormin®) · Metoprolol (Lopressor®) · Acebutolol (Sectral®)（部分活化 ISA） · Bisoprolol (Concor®) · Esmolol	主作用與 β 受體一般型阻斷劑一致	副作用較少，**不會引發支氣管氣喘**，適用於有氣喘的高血壓患者

(三) 血管擴張劑

可使血壓降低，但此類降壓藥會引起**反射性心跳加快**，與腎素(Renin)分泌造成鈉、水體內滯留水腫，故血管擴張劑常與 β 阻斷劑、利尿劑一起用，可**治療重度高血壓**。藥物有：

藥物	作用機轉與臨床用途	副作用
· Hydralazine (Apresoline®)	血管擴張劑，使**小動脈擴張**	反射心跳加快、水腫、長期使用造成類似紅斑性狼瘡症狀、周邊神經炎（補充維生素 B_6）

藥物	作用機轉與臨床用途	副作用
· Minoxidil (Loniten®)	**血管擴張**作用強（打開鉀離子通道），可治療**重度高血壓**	**多毛**（可用與治療一般禿，**雄性禿髮）反射心跳加速**、水腫
· Diazoxide (Hyperstat®)	血管擴張劑（強力開啟鉀通道），IV 用於**治療高血壓危象** (hypertensive crisis)	低血壓會心悸、高血糖（鉀離子通道打開會抑制胰島素釋放）
· Sodium Nitroprusside (Nitropress®)	強力的血管擴張劑 · 作用機轉：為生成 nitric oxide (NO)，再活化 adenylate cyclase，增加細胞內 cGMP 含量，最後使全身動靜脈同時擴張 · 臨床用途與注意事項 A. 藥物**會水解產生** CN⁻，造成**氰化物中毒** B. 藥效作用持續時間短，多用於**高血壓急救**(IV) C. 該藥對光敏感易受紫外線破壞，使用時須黑布包裹避光	低血壓、心律不整

(四) 血管收縮素轉換酶抑制劑(Angiotensin converting euzyme inhibitors, ACEI)

藥物	作用機轉與臨床用途	副作用
· Captopril (Capoten®) · Enalapril Uasotec®) · Lisinopril (Prinivil®) · Fosinopril (Monopril®)	· ACEI **抑制** ACE **酶，使** AgI **無法轉變成** AgII，因而使血管阻力減低、**減少醛固酮(aldosterone)分泌，降低心臟前負荷**，也抑制了 Na^+、H_2O 滯留終而降血壓，通常此類藥物**治療高血壓、慢性心衰竭** · 此類藥物血管擴機轉則是抑制 Kininase II，抑制 bradykinin（緩動素）的分解而使血管擴張 · ACEI 與 ARB 類藥品可以改善糖尿病病患腎病變及蛋白尿	常見有**乾咳、高血鉀、皮疹、腎衰竭**。另外，**孕婦須小心**使用本類藥品，因為 Bradykinin 會使子宮血管收縮，造成胎兒發育遲緩

(五) 血管收縮素 II 受體拮抗劑(Angioteusin-II receptor blokers, ARB)

藥物	作用機轉與臨床用途	副作用
· Losartan (Cozaar®) · Valsartan (Diovan®)	**拮抗血管收縮素 II 作用**在 AT_1 **受體**，達到降壓	高血鉀、孕婦禁止使用（使羊水過少）
· Saralasin	作用於血管收縮素 II 之 AT_1 受體而降壓	具有部分受體致效劑之作用，只有在血管收縮素 II 高濃度的病患有好的降壓效果，目前少用

(六) 腎素抑制劑

藥物	作用機轉與臨床用途	副作用
· Aliskiren	**直接抑制腎素活性(renin)**而降壓、不會引起乾咳	腹瀉、高血鉀、孕婦禁止使用（使羊水過少）

(七) 鈣離子通道阻斷劑

藥物	作用機轉與臨床用途
· **Nifedipine** (Adalat®) · Nicardipine (Cardene®) · **Verapamil** (Isoptin®) · Diltiazem (Cardizem®) · Felodipine (Plendil®) · Amlodipine (Norvasc®) · Nimodipine (Nimotop®)	此類藥物可**抑制**心血管的 L-type **鈣離子通道**，使**血管舒張**，臨床用於**降血壓**、治療**心絞痛及心律不整** A. **Nifedipine** (Adalat®)：常用於降血壓 B. Nicardipine (Cardene®)：最常用於治療及預防變異性心絞痛 C. **Verapamil** (Isoptin®)：除降壓外，最常用於治療預防心律不整 D. Nimodipine 適用於蜘蛛膜下腔出血患者

(八) α 腎上腺素性阻斷劑(α-adrenergic antagonists)

抑制腎上腺性受體 α 的作用，阻止 catecholmine 作用血管上的 α 受體，因而**擴張血管、降血壓**。藥物：

藥物	作用機轉與臨床用途	副作用
· Phentolamine (Regitine®)	降血壓，亦為嗜鉻細胞瘤的診斷最佳藥劑	姿位性低血壓

藥物	作用機轉與臨床用途	副作用
· Phenoxybenzamine (Dibenzyline®)	α 阻斷劑，降壓，治療嗜鉻細胞瘤造成的高血壓、改善良性前列腺肥大排尿困難	姿位性低血壓
· Prazosin (Minipress®) 類似藥： · Terazosin (Hytrin®)、Doxazosin (Cardura®) (Doxaben®) · Tamsulosin (Harnaledge®)	· 作用機轉：α_1 受體阻斷劑 · 臨床用途：**降壓，可用於嗜鉻細胞瘤造成的高血壓**，也可以治療**良性前列腺肥大**	主要是姿位性低血壓，其中 Prazosin 有初次效應（first-dose syncope：即初次使用病患血壓驟降，易昏倒），建議睡前使用

(九) α、β 腎上腺素性拮抗劑

藥物	作用機轉與臨床用途	副作用
Carvedilol (Coreg®)	· α、β 受體拮抗劑，易具有抗氧化的作用，可預防動脈硬化 · 治療充血性心衰竭、高血壓，並減少心絞痛發作及減少 LDL 生成，治療高血脂之高血壓	
Labetalol (Trandate®)	拮抗 α 與 β 受體： A. 使血管擴張、心跳減慢及收縮力降低，用於高血壓危象患者 B. 開刀房急救車備藥 C. 可治療妊娠高血壓	

(十) 作用在中樞的降血壓藥物

藥物	作用機轉與臨床用途	副作用
· Clonidine (Catapress®)	作用在**中樞前突觸 α_2 受體**，可降低周邊交感神經的活性，故而降壓 · 作用機轉：為中樞 α_2 的致效劑，可減少 NE 的釋出因而降血壓 · 臨床用途：降血壓	A. 嗜睡，及有 Atropine 的作用（乾咳、便祕） B. 突然停藥會有反彈性高血壓
· Methyldopa (Aldomet®)	· 作用機轉：為中樞 α_2 的致效劑，可減少 NE 的釋出因而降血壓 · 較不會產生反彈性高血壓，可治療妊娠高血壓	副作用為鎮靜、嗜睡

(十一) 自主神經節阻斷劑

藥物	作用機轉與臨床用途	副作用與禁忌
· Trimethaphan	**IV 做緊急高血壓危象急救用藥** · 作用機轉：與自主神經節之節前神經所放出的 Ach 競爭菸鹼受體 (Nicotinic receptor)，因而產生神經節阻斷作用，並降低交感神經的效應，也降低副交感的活性 · 臨床用途：IV 作緊急高血壓危象治療	· 副作用：**姿位性低血壓**、Atropine 效應（口乾、便祕、尿瀦留） · 禁忌症：青光眼或貧血患者禁用

(十二) 其他

藥物	作用機轉與臨床用途	副作用與禁忌
· Reserpine (Serpasil®)	· 作用機轉：作用於周邊交感神經末梢，使 NE 放空枯竭，因而導致血壓下降。亦可作用於中樞神經，抑制中樞的興奮 · 臨床用途：降血壓	· 副作用：嗜睡、憂鬱、**姿勢性低血壓** · 禁忌：憂鬱症患者、嗜鉻細胞瘤與 MAOI 使用者禁用
· Guanethidine (Ismelin®)	· 作用機轉：本藥會取代交感神經末梢貯存的 NE，並迫使 NE 放出被 MAO 酵素分解，可算是放空神經末梢的 NE，而降血壓 · 臨床用途：降血壓	· 副作用：姿態低血壓、射精困難、藥效過長（作用期達 8 天） · 禁忌：腸胃功能障礙者禁用

11-5 治療貧血的藥物

一、貧血簡介

人體血液分成血漿與血球，血漿含有各類的蛋白質，血球懸浮於血漿中，又分成紅血球，白血球與血小板。紅血球可運送氧氣到全身各組織細胞，並將 CO_2 送回肺部，如果失血或過度缺乏紅血球，器官會缺氧而危及功能，甚至生命。

紅血球的新陳代謝期約 120 天，衰老的 RBC 會被吞噬細胞破壞，當紅血球數量正常時，體內的紅血球生成素會暫時被抑制，但當 RBC 不足或遇到高山缺氧時，紅血球生成素會被活化，大量促使 RBC 生成。

貧血是指血液中 **RBC 數量不足**，通常男性為 5.4×10^9 個 RBC/dL，女性為 4.8×10^9 個 RBC/dL。

貧血的症狀多為 RBC 不足造成的代償作用，嚴重貧血會造成心搏過速、心輸出量增加，且增加心臟負荷而過度作功，引發心絞痛、水腫等。另外貧血也會導致胃酸分泌不足，而無法消化蛋白質物質，造成消化不良。

貧血依發生原因又分成：

1. 正血球貧血(normocytic anemia)：因再生不良性貧血、溶血性貧血、失血等原因造成，治療時需併用紅血球生成素(Erythropoietin)與鐵劑、維生素 B_{12} 及葉酸。
2. 微小球貧血(microcytic anemia)：例如缺鐵性貧血。
3. **巨母紅血球性貧血**(macrocytic anemia)：缺**維生素 B_{12} 與葉酸**。

正常人體內含鐵約 3.5~4.5 公克，其中大部分(70%)用於血色質(Hb)、肌球蛋白(myoglobin)及特定的酵素，這些在體內具有特定的功能，其他都以蛋白質結合狀態貯存。人類食物約 10%左右以亞鐵(Fe^{2+})狀態被吸收，吸收後在血液中氧化成 Fe^{3+}再與蛋白質結合貯存為鐵蛋白(ferratin)。

二、治療貧血藥物

治療貧血常用藥物有鐵劑、維生素 B_{12}、葉酸(Folic acid)及紅血球生成素(Erythropoietin)。

藥物	用途及注意事項	副作用	類似藥
鐵劑 · **硫酸亞鐵**(Ferrous sulfate, $FeSO_4$) (Fespan®)	A. **口服**的鐵劑（主要是二價鐵離子）：，在小腸中 Fe^{2+}比 Fe^{3+}容易吸收（故口服鐵劑常用二價鐵的藥物） B. 在**酸性胃酸下吸收快**，故胃酸缺乏時需補充人工胃酸、Vit. C 或多吃**酸性食物** C. **解毒劑：Deferoxamine** D. 注射鐵劑主要是三價鐵(Fe^{3+})有： a. Ferric gluconate (Gluferricon®) b. **Iron dextran** (Imferon®)：IM 使用 E. 注意事項：鐵劑如為液體，須以吸管吸入，不得接觸牙齒，否則會使牙齒變黃；口服須連續使用 **4~6 個月**	傷胃、胃不適、黑便	Iron dextran (IM)
· Vitamine B_{12} **(Cyanocobalamine)**	A. PO 或 IM 使用 B. 缺乏時引發巨母紅血球貧血、**惡性貧血** (pernicious anemia) C. **胃壁細胞缺少內在因子**或胃、十二指腸潰瘍患者，則 Vit. B_{12} **吸收不良** D. 缺乏時易得**神經炎（神經髓鞘合成時需用 Vit. B_{12} 做輔酶）**		

藥物	用途及注意事項	副作用	類似藥
· Folic acid（葉酸）	A. PO 或 IM 使用 B. 常與 Vit. B_{12} 併用治療惡性貧血，單獨缺葉酸並**不會得神經炎**問題 C. 缺乏 Folic acid 會導致巨母紅血球貧血 D. 通常**人體無法合成葉酸，需外界攝取** E. 酗酒、**懷孕**易導致葉酸缺乏症 F. 葉酸缺乏症狀：**虛弱**、疲倦、**厭食**、腸胃不適	甚少，但有時會產生氣管痙攣	
· Erythropoietin（EPO，**紅血球生成素**） · Epoietin α r -HuEPO (Epogen®) · Darbepoetin (Aranesp®)	A. IV 或 SC 使用 B. 紅血球生成素(EPO)現在多為基因工程製造的紅血球生成素 C. 血液**含氧量不足**時，會刺激體內（**腎臟**）**分泌 EPO**，刺激骨髓製造紅血球 D. 主治：特殊易得貧血病患，需用 EPO 治療病患（例如：**洗腎病患**、癌症化療病患、愛滋病患）	基因工程的 EPO 偶有導致高血壓、增加血管栓塞、心臟病與中風發生率增加	

11-6 凝血劑與抗血栓藥物

凝血劑可做為抗凝血劑過量時的解毒劑或止血等功效，而抗血栓藥物則在心血管治療上有極大的意義，包括抗凝血劑、抗血小板藥物、血栓溶解劑。

一、凝血機轉

當血管受到物理性傷害（例如：破損）或病理狀況（例如：粥狀硬化）時，血小板會附著在受傷或病態的地方，然後放出細胞內物質顆粒，就會產生血小板凝集作用。

隨後受傷組織與血小板又會活化凝血酶(thrombin)的生成，凝血酶又會活化使纖維蛋白(fibrin)生成，此時血塊就形成了。這些血塊如果在血液中流動就叫栓子(embolus)，若這些血塊與血管粘著時就叫血栓(thrombus)。

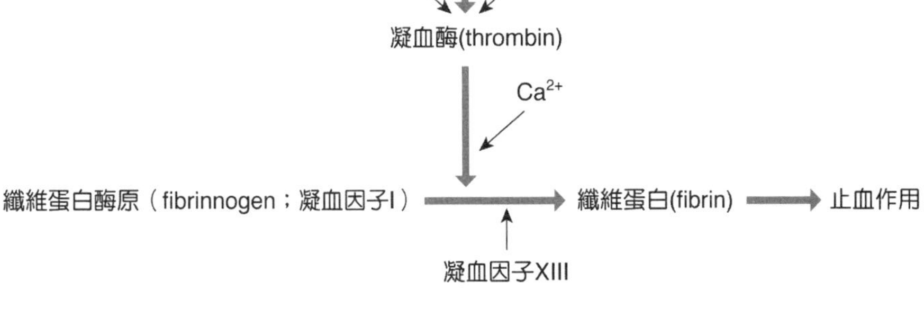

圖 11-7 凝血過程

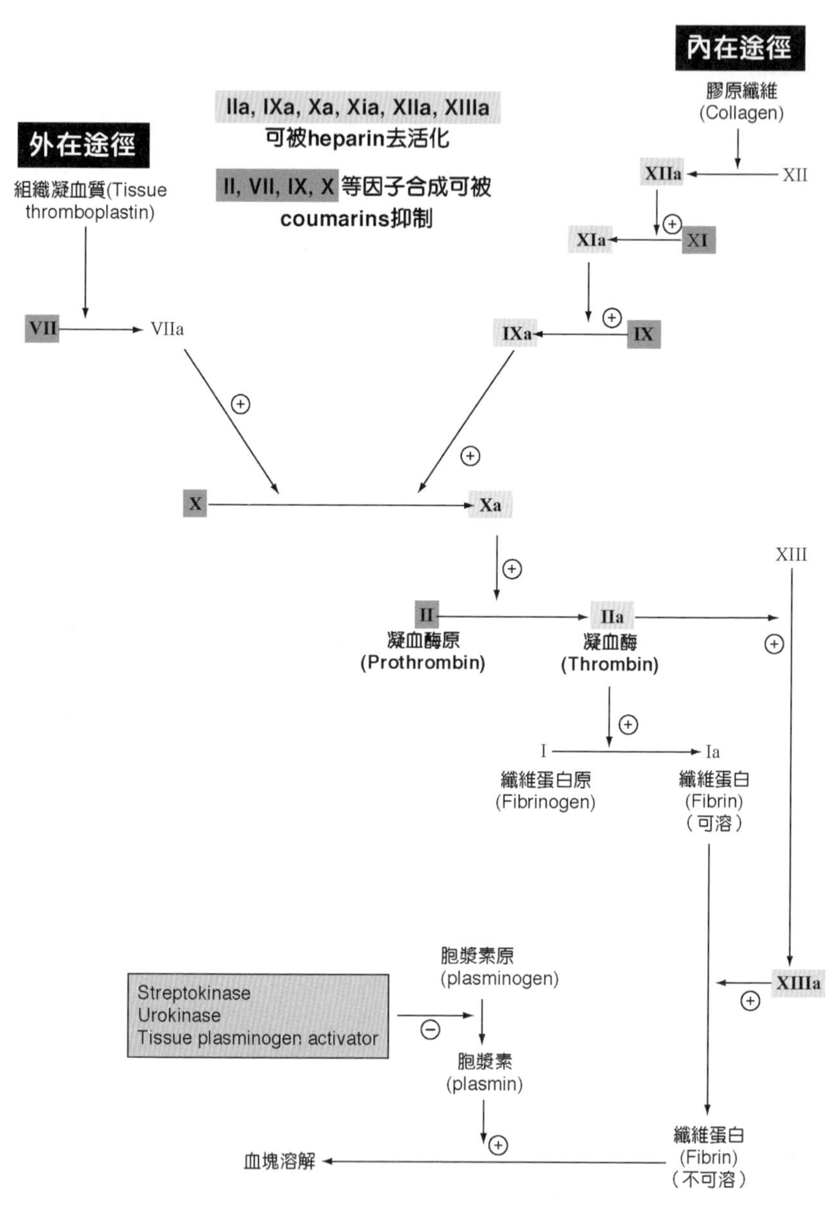

內在途徑
膠原纖維
(Collagen)
IIa, IXa, Xa, Xia, XIIa, XIIIa
可被heparin去活化
外在途徑
組織凝血質(Tissue
thromboplastin)
II, VII, IX, X 等因子合成可被
coumarins抑制
XIIa
XII
XIa
XI
VII
VIIa
IXa
IX
X
Xa
XIII
II
凝血酶原
(Prothrombin)
IIa
凝血酶
(Thrombin)
I
Ia
纖維蛋白原
(Fibrinogen)
纖維蛋白
(Fibrin)
（可溶）
胞漿素原
(plasminogen)
Streptokinase
Urokinase
Tissue plasminogen activator
XIIIa
胞漿素
(plasmin)
纖維蛋白
(Fibrin)
（不可溶）
血塊溶解

圖 11-8　凝血路徑

二、凝血劑

藥物	作用機轉與臨床用途
· Vit. K (Phytonadione)	A. 為凝血因子的輔酶(coenzyme)凝血因子II、VII、IX、X需依賴此輔酶，方得在肝臟內合成 B. 為口服抗凝血劑，Warfarin (Coumarin®)等的**解毒劑**
· Protamine sulfate（魚精蛋白）	A. 為帶正電**鹼性**的物質，專門用於 Heparin 的解毒功效（Heparin 為**酸性負電**的黏多醣物，和帶鹼性正電的物質可中和而失效） B. 專門用於 Heparin 過量中毒的解毒劑
· ε-Aminocaproic acid (Ipsilon®)	A. 可抑制 plasminogen activator（胞漿素原活化劑），使 plasminogen activator 喪失血栓溶解的作用 B. 可與 plasminogen activator 結合，致使 plasminogen 失效。作為 plasminogen activator 過量時的專一性解藥劑，具止血、促凝血作用
· Aprotinin (Trasylol®)	A. 作用：抑制胞漿素(plasmin)的作用來防止纖維蛋白(fibrin)的溶解 B. 用途：預防心臟手術體外循環時引發的大出血
· Absorbable gelatin (Gelfoam®)	A. 作用：為一種海綿物，可浸潤**凝血酶**溶液後壓在出血的傷口上用於止血 B. 用途：用於局部出血時的止血
· Oxidized cellulose (Oxycel®)	A. 作用：為滅菌的紗布，覆蓋於出血處，可吸附血液成為血塊，產生凝血作用 B. 用途：手術時填塞出血部位止血用
· Thrombin	A. 作用：從牛血液分離的凝血酶，可做成撒布劑用於局部止血 B. 用途：撒在小出血的局部傷口上，可止血

三、抗血栓藥物

常用於心血管疾病的治療與預防，又基本分成抗凝血劑、抗血小板藥物與血栓溶解劑。

(一) 抗凝血劑

對抗血液的凝固，常用的有注射與口服抗凝血劑兩類。

◆ 注射類抗凝血劑

藥物	作用機轉與臨床用途	副作用及其他
· Heparin（肝素）	抗凝血作用 · 作用機轉： A. 抗凝血：結構為硫酸黏多醣化物 (mucopolysaccharide) 分子極大，可**加強或活化抗凝血酶 (antithrombin-III)** 使 thrombin 活性被抑制 B. 清血作用：具血脂清除作用。因為可活化脂蛋白脂解酶 (lipoprotein lipase)使 VLDL 水解成游離脂肪酸與甘油 · 臨床用途： A. 預防及**治療靜脈血栓**形成（**需 IV**，口服無效） B. 小劑量具降血脂作用 C. 可與血栓溶解劑、Aspirin 併用治療**急性心肌梗塞** D. 不通過血腦障壁，是**孕期用藥的較佳選擇**	· 副作用 A. 過量有**出血**現象（出血為最大的副作用：例如有血尿、胃腸出血等） B. 血小板減少 C. 骨質疏鬆易引發骨折 · 解毒劑：Heparin 中毒**解毒劑**為硫酸魚精蛋白 **(Protamine sulfate)**，因為酸性負電的 Heparin 可被鹼性正電的 Protamine 中和而失效 · 交互作用：**須小心與 Aspirin 及其他抗血小板藥物共用**，以免引起內出血

藥物	作用機轉與臨床用途	副作用及其他
· 低分子量肝素 (low-molecular-weight heparin, LMWH)	LMWH 為肝素的片段，**對第十凝血因子 Xa 選擇性高**，但對血小板與凝血因子 IIa 作用則較弱	副作用較少，較不會引發內出血及骨質疏鬆的副作用
· Hirudin（水蛭素）	可抑制凝血因子 IIa 而抗凝血，由水蛭提煉出的一種醣蛋白	出血
· Lepirudin (Refludan®) · Bivalirudin	作用與功效與水蛭素同	出血、Lepirudin 可能發生罕見之致命性休克
· Argatroban	· 為新型抗凝血藥物，可作為肝素引導性血小板減少症 (heparin induced thrombocytopenia, HIT) 的預防性治療用藥，需監測 aPTT 以了解抗凝血的狀況 · IV 給藥	出血

◆ 口服抗凝血劑

藥物	作用機轉與臨床用途	副作用及其他
· Dicumarol、Bishydroxycoumarin（雙香豆素）	**干擾肝臟對 Vit. K 的利用**，使凝血時間延長，口服方便，藥效慢，但作用時間長，用於手術後的血栓靜脈炎、肺栓塞	· 副作用：因為易蓄積，須注意**出血** · 解毒劑：Vit. K

藥物	作用機轉與臨床用途	副作用及其他
· Warfarin sodium (Coumadin®)	· 作用機轉：Vit. K 的拮抗劑，**阻斷 Vit K 的還原作用，影響凝血因子 II、VII、IX、X 在肝臟的合成**，臨床用於預防靜脈血栓形成 · 特徵：**藥效慢，但作用時間長，服藥 3~7 天才有藥效**	· 解毒劑：**Vit. K、新鮮血漿** · 其他用途：滅鼠藥 · 禁忌：易與 Aspirin、Clofibrate 等藥作用，而增強抗凝血作用。易與 Barbiturates、Rifampin 等作用而減少抗凝血作用 · **孕婦禁用**
· Dabigatran (Pradaxa®)	· 可抑制凝血因子 IIa · 預防非瓣膜性心房纖維顫動病患發生中風與全身性栓塞 · 急性深層靜脈血栓 (DVT) 及／或肺栓塞 (PE)之治療	· 輕微出血、腹痛、噁心、嘔吐、便祕 · 專一性解毒劑：Idarucizumab (Praxbind®)
· Rivaroxaban (Xarelto®) · Apixaban (Eliquis®) · Edoxaban	凝血因子 Xa 抑制劑	出血、發熱、噁心、嘔吐、便祕

(二) 抗血小板藥物

正常的血管內血小板不會自動凝集。血管內皮細胞會放出 PGI_2 (prostaglandin I_2)與血小板受體結合，抑制血小板的凝集及擴張血管壁，但是血管內皮受傷，血小板則與其受體結合而呈附著於血管壁，而呈凝集血栓的狀態，而血栓的形成可將破損的血管處堵塞止血。

抗血小板藥物有：

藥物	作用機轉與臨床用途
· **Aspirin** (Acetyl salicylic acid, ASA) · 類似藥物：Sulfinpyrazone	A. 抑制血小板活性：主因其可以抑制 COX (cyclooxygenase)因而抑制前列腺素(PG)的合成，終而抑制血小板凝集。低劑量（80~100mg／天）可**抑制** COX-1 而減少 **TXA_2 的生成，而抗血小板凝集**，預防腦中風與心肌梗塞 B. 抑制血小板的凝集，與抑制血小板釋放出一些凝集輔助物質（如 thromboxane A_2、PG、ADP 等物質） C. 減少血栓素 A_2 (thromboxane A_2, TXA_2)的產生
· **Dipyridamole** (Persantine®) · 類似藥物： Pentoxifylline (Trental®) Cilostazol (Pletal®)	A. 抑制磷酸二酯酶(phosphodiesterase, PDE)可增加血小板的 cAMP，抑制血小板凝集 B. 可於心臟手術後防止栓塞與血管擴張的作用 C. 血管擴張作用，治療心絞痛 D. 改善蛋白尿 E. Cilostazol 可改善循環障礙、治療間歇性跛行
· **Clopidogrel** (Plavix®) · 類似藥物： Cangrelor Ticagrelor **Ticlopidine** (Ticlid®)	A. **對抗血小板的 ADP 受體**，抑制血小板凝集 B. Ticlopidine 可能造成顆粒性白血球缺乏
· **Eptifibatide** (Integrilin®) · 類似藥物： Abciximab Tirofiban	直接**抑制血小板的 GP (glycoprotein) IIb/IIIa 受體**，阻斷血小板凝集作用

(三) 血栓溶解劑

此類藥物可活化體內的胞漿素原(plasminogen)，使轉變為胞漿素(plasmin)，加速分解血中的纖維蛋白血塊(fibrin)藥物有：

藥物	作用機轉與臨床用途
· Streptokinase (Streptase®)	A. 由鏈球菌提煉出的一種酶 B. 活化 fibrinolysin 而**溶解血塊** C. 因**從細菌純化而來，易產生過敏反應** D. 治療血栓、肺栓塞(pulmonary embolism)
· Urokinase (Abbokinase®)	A. 由人類尿液提煉出的酶，較不引起過敏 B. 可活化 fibrinolysin 溶解血塊（或 plasminogen 活化成 plasmin） C. 治療肺栓塞、心肌梗塞
· Tissue plasminogen activator (tPA /t-PA)	A. 可活化 plasminogen 變成 plasmin 而溶解血塊 B. 治療肺栓塞、心肌梗塞
· Alteplase (Actilyse®)	A. 為基因重組工程製造的醣蛋白質 B. 活化已經和血栓結合之胞漿素原(fibrin-bound plasminogen)，再溶解纖維蛋白。對纖維蛋白具有高度選擇性(fibrin-selective)，對其他系統的胞漿素原並無作用，不易引起全身性的出血現象

11-7 降血脂藥物

一、高血脂症

血中的脂蛋白(lipoproteins)由膽固醇(cholesterol, CE)、三酸甘油酯(triglycelide, TG)與蛋白質組成，依密度大小又分成乳糜顆粒(chylomicron)、極低密度脂蛋白(VLDL)、低密度脂蛋白(LDL)、中密度脂蛋白(ILDL)與高密度脂蛋白(HDL)。其中以極低密度脂蛋白(VLDL)，與低密度脂蛋白(LDL)會將肝內合成的膽固醇送至心血管，故長此以往將會造成心血管病變；反之，高密度脂蛋白(HDL)則會將心血管的膽固醇清除掉，故我們常稱**高密度脂蛋白(HDL)是有益的脂蛋白，而低密度脂蛋白(LDL)則是不好的脂蛋白**。

血液中膽固醇(cholesterol)、三酸甘油酯(triglycenides)等脂質性物質太多會導致沉積，致使動脈粥狀硬化(atherosclerosis)而引發後續心血管的病態（例高血壓、心絞痛等），一般高血脂可藉由飲食、運動與藥物來改善病況，但嚴重的高血脂則須藉降血脂藥物以不同機轉使血中脂質降低。

二、降血脂藥物

常用的藥物有以下類別：

(一) 膽酸結合劑

藥物	作用機轉與臨床用途	副作用及注意事項
· Cholestyramine（樹脂） · Colestipol (Colestid®)	· 作用機轉：在小腸可**與膽酸(bile acid)結合，致使膽酸由糞便排出體外**，加速肝臟的膽固醇分解成膽酸，而使膽固醇減少 · 臨床用途：可降低血中 LDL 含量。藥效慢，需 4~7 天後才有藥效，於兩週內達最高效力	· 副作用：**便祕**、脂痢。其便祕作用可做嬰幼兒腹瀉的止瀉藥。脂痢會造成脂溶性維生素 A、D、E、K 的吸收降低 · 注意事項：Cholestyramine 會降低口服降血糖藥的效果

(二) HMG-CoA 還原酶抑制劑(HMG-CoA Reductase Inhibitors)

藥物	作用機轉與臨床用途	副作用
Statin 類： · Lovastatin (Mevacor®) · Pravastatin (Prachol®) · Simvastatin (Zocor®)	· 作用機轉：可**抑制 HMG-CoA 還原酶，抑制肝臟中的膽固醇合成**，降低血中 LDL、VLDL、膽固醇含量 · 主治：IIa 與 IIb 型高血脂症，**但對 IIa 型效果不好，因 IIa 型高血脂症無法回收 LDL**	· 胃腸不適、**肝功能異常**、皮疹、失眠、肌肉疼痛、橫紋肌溶解 · 不可與葡萄柚汁併服，會加重副作用

(三) 植物性類固醇類

藥物	作用機轉與臨床用途	副作用及注意事項
· β-sitostenol	· 作用機轉：可競爭食物中的膽固醇吸收，使食物性的膽固醇在腸道中無法被吸收 · 臨床用途：加速膽固醇從糞便中排除	· 副作用：易引發消化不良、腸胃不適 · 注意事項：需與食物同時服用

(四) 不飽和脂肪酸類

藥物有 Linoleic acid：可與 cholesterol 結合由腸內排出體外。

(五) Fibrates 類

較早的 Clofibrate (Atromide-S®)現已少用，現多用以下藥物：

藥物	作用機轉與臨床用途	副作用與禁忌
· Gemfibrozil (Lopid®) · Fenofibrate (Lipanthyl®)	· 作用機轉 A. 活化肝臟 PPARα 受體，刺激三酸甘油酯分解以及分解脂肪酸，減少三酸甘油酯生合成 B. 減少肝臟利用游離脂肪酸 C. 抑制周邊組織的脂肪水解成游離脂肪酸 D. **活化肝臟 PPARα 受體** · 臨床用途：可**降低三酸甘油酯**及 LDL、增加 HDL	· 副作用：腹脹、腹不適、皮疹、肌肉痠痛 · Gemfibrozil 與 Statin 類併用增加肌肉病變 · 禁忌：可提高降血糖藥 Repaglinide 的功能，會造成低血糖危機，不得共用

(六) 維生素類

Vitamin B_3 (Niacin)可用來降血脂、治療高膽固醇、高血脂症。

藥物	作用機轉與臨床用途	副作用
· Nicotinic acid (Niacin®) · Acipimox	A. 可在肝臟**抑制三酸甘油酯**(triglycenide, TG)的合成 B. 可**降低** TG、VLDL、**LDL** C. 增加 HDL	· 臉潮紅、降低口服降血糖藥的效果 · 痛風患者慎用、肝腎功能不良者注意使用

(七) 其他

藥物	作用機轉與臨床用途	副作用
Probucol (Lorelco®)	可**降低 LDL** 但無法影響三酸甘油酯 · 作用機轉：降低血中 LDL 及抑制 LDL 氧化作用，但**同時抑制 HDL** · 臨床用途：降低膽固醇與 LDL	腹部不適、下痢、降低 HDL 濃度

藥物	作用機轉與臨床用途	副作用
Olistat (Xenical®)	抑制腸內的脂肪水解酶(lipase)干擾脂肪吸收，改善肥胖及高血脂病	腹部不適、脹氣、油便
Ezetimibe (Ezetrol®)	· 選擇性抑制膽固醇以及相關植物固醇在腸胃道的吸收 · 治療高膽固醇血症、同型接合子性麥硬脂醇血症（植物脂醇血症）	偶有頭痛、腹痛、腹瀉的症狀
Lorcaserin	· **為 5-HT$_{2C}$ serotonin 受體的活化劑**，會刺激下視丘前黑皮素原神經元(pro-opiomelanocortin)而活化 melanocortin 受體，進而抑制食慾和減少飲食攝入，適用成人身體質量指數(BMI)過高者 · **主要由肝臟代謝，代謝物經由尿液排除**	頭痛、頭暈、胃腸不適、口乾、乏力

QUESTION 題庫練習

1. Clonidine降血壓的作用是經由活化中樞神經何種腎上腺素受體？
   (A) α_1 (B) α_2 (C) β_1 (D) β_2 （101專高一）
   解析 Clonidine的降壓是經由活化中樞α_2受體而來。

2. Clopidogrel透過下列何種機轉來降低血小板活性？(A)阻斷血小板表面的凝血酶(thrombin)受體 (B)阻斷血小板表面的ADP受體 (C)阻斷血小板表面的IIb/IIIa醣蛋白複合體(GPIIb/IIIa) (D)阻斷血小板表面的膠原蛋白(collagen)受體 （101專高一）
   解析 Clopidogrel可降低血小板活性，是經由抑制血小板表面ADP受體而得。

3. 病患使用下列何種抗心律不整藥物時，較易產生視力模糊、耳鳴、頭痛與昏眩的副作用？(A) Amiodarone (B) Metoprolol (C) Adenosine (D) Quinidine （101專高一）
   解析 抗心律不整藥物會引發耳鳴、頭暈症狀的藥物為Quinidine，因其為金雞納中毒症狀。

4. 下列何者為中樞性之α_2受體致效劑，可用於降血壓？(A) clonidine (B) reserpine (C) propranolol (D) phenoxybenzamine
   解析 (A) Clonidine為中樞性α_2受體的致效劑，具有降壓效果；(B)抑制腎上腺素吸收；(C) β阻斷劑；(D) α阻斷劑。 （101專普一）

5. 下列哪一種藥物起效很慢，需2~4天才達療效？(A) heparin (B) dicumarol (C) anisindione (D) ε-aminocaproic acid （101專普一）
   解析 Dicumarol為口服給藥，藥效慢，須2~4天才能達成藥效。

6. 下列哪種藥物可治療warfarin中毒？(A) Protamine sulfate (B) Vitamin K (C) ε-aminocaproic acid (D) Factor II （101專普一）
   解析 Warfarin中毒須以Vit. K來解毒，因其為Vit. K的拮抗劑。

7. 下列何種藥物可用來治療急性心衰竭？(A)磷酸二脂酶(PDE)抑制劑 (B) β_1受體拮抗劑 (C) β_2受體拮抗劑 (D) β_2受體作用劑

解答： 1.B 2.B 3.D 4.A 5.B 6.B 7.A

解析 急性心衰竭可用PDE抑制劑，其他β_1拮抗劑用於降壓，β_2作用劑用於治療氣喘。 (101專普一)

8. 下列何種鈣離子通道阻斷劑適用在蜘蛛膜下腔出血的患者？(A) verapamil (B) diltiazem (C) nimodipine (D) nifedipine (101專普一)

9. 下列何者不是血小板凝集抑制劑？(A) Aspirin (B) Ticlopidine (C) Dicumarol (D) Clopidogrel (101專普一)

解析 Dicumarol干擾凝血因子的活化，雖然最後也是阻斷血小板作用，但不直接抑制凝集。

10. 下列何種抗高血壓藥物一般用於危急性高血壓(hypertensive emergency)，但易導致cyanide中毒現象？(A) Phentolamine (B) Clonidine (C) Sodium nitroprusside (D) Carvedilol (101專普一)

解析 Sodium nitroprusside用於Hypertension crisis，但易導致cyanide中毒，須避光使用。

11. 血管收縮素轉換酶(ACE)抑制劑可用於治療心臟衰竭，下列何者不是ACE抑制劑之副作用？(A)腎臟功能不足 (B)持續性乾咳 (C)血管性水腫 (D)低血鉀 (101專高二)

解析 ACE抑制劑的副作用有高血壓、乾咳、腎功能傷害、水腫，並會減少鉀的流失，造成高血鉀。

12. 下列何種降血壓藥物外用時可促進毛髮生長？(A) hydralazine (B) clonidine (C) lisinopril (D) minoxidil (101專高二)

解析 Minoxidil可降壓及局部生髮。

13. 下列哪一種藥物可促進凝血？(A) ε胺己酸(ε-aminocaproic acid) (B)雙香豆醇(dicumarol) (C) warfarin (D) anisindione

解析 ε-aminocaproic acid：為凝血劑，可止血。 (101專普二)

14. 下列何種藥物會顯著的提升血液中抗凝血因子III (antithrombin III)的抗凝血活性？(A) ticlopidine (B) warfarin (C) heparin (D) aminocaproic acid (101專普二)

解答： 8.C 9.C 10.C 11.D 12.D 13.A 14.C

解析 (A)抗血小板ADP受體；(B)拮抗Vit. K；(C) Heparin的抗凝血為增強抗凝血酶III的活性；(D)抑制胞漿素原活化，為凝血劑。

15. 乾咳是下列何種降血壓藥物常見的副作用？(A) captopril (B) furosemide (C) prazosin (D) losartan （101專普二）

解析 Captopril降血壓藥的副作用為乾咳。

16. phenytoin是屬於抗心律不整藥物中的哪一類？(A)第I類 (B)第II類 (C)第III類 (D)第IV類 （101專普二）

解析 Phenytoin屬於抗心律不整藥物的第I類。

17. 下列抗心律不整藥物，何者是經由阻斷鈣離子通道？(A) lidocaine (B) quinidine (C) verapamil (D) phenytoin

解析 Verapamil屬於鈣離子通道阻斷劑，用於抗心律不整；(A)(B)(D)為鈉離子通道阻斷劑。 （101專普二）

18. 有關EPO (erythropoietin)的敘述，下列何者正確？(A)在缺氧時可以刺激腎臟分泌EPO (B) EPO使用後患者紅血球會減低 (C) EPO不可用於化學治療引起之再生不良性貧血 (D) EPO為口服藥物 （101專普二）

解析 EPO(erythropoietin)可用於尿毒症或化學治療患者之再生不良貧血，正確使用方式為SC或IV；不可口服，否則無效。

19. 下列降血壓藥物何者為血管收縮素(angiotensin II)受體的阻斷劑？(A) nifedipine (B) aliskiren (C) propranolol (D) losartan

解析 Losartan為Angiotensin II受體拮抗劑，拮抗Ag II的產生，用於降壓。 （102專高一）

20. 下列何種藥物之作用主要為降低血漿LDL (low density lipoprotein)的濃度？(A) fibrates (B) niacin (C) cholesterol absorption inhibitors (D) statins （102專高一）

21. 硝化甘油(nitroglycerin)的最主要臨床用途為何？(A)緩解頭痛 (B)緩解心絞痛 (C)緩解緊張情緒 (D)緩解骨骼肌痙攣 （102專高一）

解析 硝酸甘油(Nitroglycerin)主要臨床用途為緩解心絞痛。

解答： 15.A 16.A 17.C 18.A 19.D 20.C/D 21.B

22. 下列何藥會加強verapamil之代謝，而降低其藥效？(A) phenobarbital (B) erythromycin (C) cimetidine (D) ketoconazole （102專高二）

解析 Phenobarbital刺激肝臟微粒體酶的增生，加速Verapamil的代謝，而使Verapamil降低藥效。

23. 預防心肌梗塞後所產生的突發性心律不整，下列何種藥物最適宜？(A) amiodarone (B) propranolol (C) dofetilide (D) verapamil （102專高二）

解析 Propranolol可預防心肌梗塞後突發的心律不整。

24. 高血壓患者服用某降血壓藥後，隨即引起氣喘(asthma)發作，請問該降血壓藥最可能為下列何者？(A) β腎上腺素受體阻斷劑(β blockers) (B)血管張力素受體阻斷劑(angiotensin receptor blockers) (C)鈣離子通道阻斷劑(calcium channel blockers) (D)鉀離子通道阻斷劑(potassium channel blockers) （102專高二）

解析 β腎上腺素受體組短劑，會抑制β_1與β_2，當β_2被抑制後，會引發氣喘(asthma)。

25. 乾咳(dry cough)是下列何種降血壓藥物的常見副作用？(A)利尿劑(diuretics) (B)腎上腺素α_1受體阻斷劑(α_1-blockers) (C)鈣離子通道阻斷劑(calcium-channel blockers) (D)血管張力素轉化酶抑制劑(angiotensin-converting enzyme inhibitors) （103專高一）

解析 血管收縮素轉化酶抑制劑(angiotensin-converting enzyme inhibitors)例如：Captopril、Enalapril有乾咳的副作用。

26. 下列何種降血脂藥物會阻礙腸胃道吸收脂溶性維生素(A、D、E、K)？(A) lovastatin (B) colestipol (C) niacin (D) gemfibrozil （103專高一）

解析 降血脂藥物Colestipol抑制膽酸吸收，導致脂肪性物質，包括脂溶性維生素(A、D、E、K)減少吸收。

解答： 22.A 23.B 24.A 25.D 26.B

27. 下列何者是屬於血管收縮素第一型受體之競爭性拮抗劑？(A) Captopril (B) Dobutamine (C) Losartan (D) Milrinone

(103專高二)

解析 Losartan是血管收縮素第一型受體(AT_1 receptor)的競爭性拮抗劑，可選擇性的抑制小動脈平滑肌上的AT_1 receptor，阻斷血管收縮素II作用，臨床降壓用途效果佳，且副作用較ACEI輕。

28. 下列降血脂藥物中，何者提升血漿HDL (high density lipoprotein)的藥效最強？(A) Fluvastatin (B) Gemfibrozil (C) Niacin (D) Ezetimibe (103專高二)

解析 (A) Fluvastatin主要是降低膽固醇與LDL；(B) Gemfibrozil增加周邊組織的lipoprotein lipase，加速清除VLDL及間接抑制膽固醇的合減與增加HDL；(C) Niacin (Nicotinic acid, Vit. B_3)大劑量抑制脂肪組織的脂肪分解作用，降低血漿及肝臟中的脂肪酸濃度，減少肝臟三酸甘油酯及VLDL合成，且直接增加HDL的濃度。故本題以Niacin為較佳的答案；(D) Ezetimibe作用在小腸壁細胞，抑制食物中膽固醇的吸收，但可能會代償的導致膽固醇生合成，可降低LDL-C，但無法增加HDL。

29. 有關毛地黃(digitalis)的作用，下列敘述何者錯誤？(A)增加心肌收縮力，用於治療心臟衰竭 (B)治療劑量範圍狹窄 (C)興奮心肌之Na^+-K^+ pump達到強心作用 (D)中毒時可給予lidocaine改善心律不整 (103專高二)

解析 毛地黃的作用為抑制心肌細胞膜上的Na^+-K^+ ATPase，即鈉－鉀幫浦(Na^+-K^+ pump)，故答案(C)興奮心肌之Na^+-K^+為錯誤。

30. 口服抗凝血藥物Warfarin經由影響下列何種維生素的功能進而影響凝血因子II、VII、IX、X的生合成？(A)維生素A (B)維生素D (C)維生素E (D)維生素K (104專高一)

解析 口服抗凝血藥物warfarin會阻斷Vit. K的還原作用，經由此作用來抑制凝血因子II、VII、IX、X的生合成。

解答： 27.C 28.C 29.C 30.D

31. 鬱血性心衰竭患者輕微運動時出現呼吸困難，但沒有發現體液容積過量症狀，下列何者是最佳選擇藥物？(A)毛地黃　(B)利尿劑　(C)乙型腎上腺素受體阻斷劑　(D)血管收縮素轉換酶抑制劑

解析 (A)毛地黃用於鬱血性心衰竭且帶有體液容積過量時的最佳治療劑；(B)利尿劑可減少Na^+、H_2O滯留，降低心臟的前負荷；(C)乙型腎上腺素受體阻斷劑，抑制交感神經的β_1受體，可抑制心跳及減少心臟的耗氧量，輔助治療鬱血性心衰竭患者的代償作用；(D)血管收縮素轉換酶抑制劑。抑制血管收縮素減少Ag II的形成，可減少周邊血管阻力，除降壓外，也是治療鬱血性心衰竭的重症與長期的極佳藥物。本題以答案(D)較適合。　（104專高一）

32. 下列何者是propranolol的禁忌症？(A)偏頭痛　(B)高血壓　(C)慢性阻塞性肺病　(D)甲狀腺功能亢進　（104專高二）

解析 propranolol為非專一性的β-抑制劑，同時抑制β_1、β_2，故長期使用會拮抗支氣管平滑肌的β_2受體，而使支氣管收縮，故慢性阻塞性肺病及氣喘患者禁用。

33. 下列抗心律不整藥物，何者是急性上心室心律不整之首選藥物？

(A) Diltiazem　(B) Adenosine　(C) Amiodarone　(D) Quinidine

解析 (A) Diltiazem為Ca^{2+}通道阻斷劑，阻斷電位敏感的Ca^{2+}通道(L-type)，治療心房心律不整比心室心律不整更佳；(C) Amiodarone為第III類抗心律不整藥物，可阻斷Na^+-Ca^{2+}通道，並可拮抗交感神經，是治心室心搏過速合併左心室受損的最佳藥物；(B) Adenosine可加速K^+流至細胞外造成過極化現象，並阻斷Ca^{2+}流入細胞內，降低竇房結的自主性及抑制房室結的傳導速度，臨床上靜脈注射用於急性上心室心律不整（心搏過速）的首選用藥。故本題答案以(B) Adenosine較適當。　（104專高二）

34. 關於貧血治療藥物Darbepoetin的敘述，下列何者錯誤？(A)是一種化學合成的小分子藥物　(B)投藥後刺激紅血球生成的藥效展現(onset)比紅血球生成素(erythropoietin)來得慢　(C)投藥後在人體中的半衰期(half-life)比紅血球生成素來得長　(D)主要的副作用包括高血壓　（105專高一）

解答：　31.D　32.C　33.B　34.A

解析 (A)是經由DNA基因重組技術所產生的一種與紅血球生成素非常相似之刺激紅血球生成的蛋白質。

35. 下列何者為治療鬱血性心臟衰竭(CHF)首選藥物，但有心室纖維顫動之副作用？(A) Digoxin (B) Dobutamine (C) Dopamine (D) Quinidine (105專高一)

36. 下列何者是治療陣發性心室上心搏過速(PSVT)的首選藥物？(A) Adenosine (B) Lidocaine (C) Mexiletine (D) Flecainide (105專高二)

37. 患有氣喘的患者不適用下列何種降血壓藥物？(A) Methyldopa (B) Prazosin (C) Nifedipine (D) Propranolol (105專高二)

解析 Propranolol為非選擇性β阻斷劑，若β_2被阻斷會使支氣管收縮，不適用於氣喘病患。

38. 下列何種降血壓藥物的藥理作用機轉，與活化中樞神經α_2受體進而減少交感神經活性有關？(A) Clonidine (B) Prazosin (C) Propranolol (D) Nifedipine (105專高二)

解析 (B) Prazosin屬α_1受體阻斷劑；(C) Propranolol為非選擇性β阻斷劑；(D) Nifedipine為鈣離子阻斷劑。

39. 下列有關新型抗凝血藥物Argatroban的敘述，何者正確？(A)經由注射方式給藥 (B)主要抑制第十凝血因子 (C)血漿中必須有antithrombin III存在才有抗凝血活性 (D)不經肝臟代謝直接由腎臟排除 (106專高一)

解析 Argatroban為合成的L-arginine衍生物，需要持續靜脈滴注給藥，並監測病人的aPTT。

40. 下列緊急降血壓用藥，何者的藥效作用持續時間最短？(A) Nicardipine (B) Fenoldopam (C) Nitroprusside (D) Labetalol

解析 Nitroprusside靜脈輸注用於嚴重高血壓危象的急救，半衰期很短；注射給藥進入體內後很快被代謝，當過量給藥時，會水解成氰化物(cyanide, CN^-)，造成中毒現象。 (106專高一)

解答： 35.A 36.A 37.D 38.A 39.A 40.C

41. 下列抗心律不整藥物，何者可以降低動作電位第四期的去極化，而減少竇房結的自主性？(A) quinidine (B) sotalol (C) amiodarone (D) propranolol （106專高二）

解析 propranolol可抑制第4相之去極化作用，又具有細胞膜穩定作用，因此可抑制心肌細胞之自主性，尤其是抑制竇房結的自主性。

42. 長期使用下列何種抗心律不整藥物後，部分患者會產生類紅斑性狼瘡症狀？(A) Tocainide (B) Lidocaine (C) Mexiletine (D) Procainamide （106專高二補）

解析 Procainamide是由局部麻醉劑procaine衍生而來，作用機轉則與Quinidine相同，抑制鈉通道提高電位閥值，治療心室心律不整，若長期使用會引發類似全身性紅斑性狼瘡(SLE)症狀。

43. 下列何種降血壓藥物可同時阻斷α及β腎上腺素受體？(A) Metoprolol (B) Atenolol (C) Propranolol (D) Labetalol （106專高二補）

解析 Labetalol是屬於拮抗α與β受體－非選擇性受體拮抗劑，Carvedilol也被歸類於其中。

44. 下列何者屬於Class III抗心律不整藥物兼具有β-blocker作用？(A) Metoprolol (B) Sotalol (C) Verapamil (D) Digoxin （107專高一）

45. Flecainide可用於治療具威脅生命之心室心律不整，但也容易引發致命的心律不整，主要原因為何？ (A)過度抑制鈣離子管道，導致房室傳導阻斷(A-V block) (B)過度抑制鉀離子管道，導致心室期外收縮 (C)過度抑制鈉離子管道，導致心傳導過慢 (D)過度抑制鈉鈣離子交換，導致心室期外收縮 （107專高二）

46. 下列抗血小板凝集藥物中，何者之作用機制為抑制磷酸雙酯酶(phosphodiesterase)？(A) aspirin (B) ticlopidine (C) clopidogrel (D) dipyridamole （107專高二）

解析 (A)是抑制cyclooxygenase；(B)跟(C)都是抑制血小板的ADP受體。

解答： 41.D 42.D 43.D 44.B 45.C 46.D

47. 下列何者為治療毛地黃中毒時，引發心室纖維顫動的首選藥物？
(A) phenytoin (B) nitroglycerin (C) hydralazine (D) nifedipine
解析 phenytoin常用來治療癲癇發作，及毛地黃引起的心室纖維顫動。（108專高一）

48. beta腎上腺素受體拮抗劑用於治療心律不整，主要的藥理機轉為何？(A)減慢房室傳導速度，抑制心肌細胞之自主興奮性 (B)延長動作電位期間，不影響耗氧 (C)抑制竇房結鈉管道活化，減少放電 (D)活化鉀管道，降低心肌收縮力（108專高一）

49. 血管緊縮素轉換酶抑制劑(angiotensin converting enzyme inhibitor, ACEI)的降血壓作用機制，包括下列哪一項？(A)減少angiotensinogen的代謝，降低全身血管阻力 (B)直接抑制AT_1受體，產生血管放鬆作用 (C)抑制angiotensin II及bradykinin代謝 (D)減少aldosterone分泌，導致利尿，降低心臟前負荷（108專高一）
解析 ACEI抑制ACE酶，使AgI無法轉變成AgII，因而使血管阻力減低。此類藥物血管擴機轉則是抑制Kininase II，抑制bradykinin（緩動素）的分解而使血管擴張。

50. 每天服用一次低劑量(80~120 mg)的阿斯匹林(aspirin)，可降低動脈血栓發生的機率，此作用是抑制體內何種物質的生合成？(A) thromboxane A_2 (B) prostacyclin (C) leukotrienes (D) angiotensin II（108專高二）
解析 Aspirin大都分布在血中，使血小板內的COX-1受到乙醯化，產生不可逆抑制作用，因此抑制血小板合成前列腺素(thromboxane A_2)的能力。

51. 靜脈注射adenosine可治療急性上心室(supraventricular)心律不整，主要作用機制為何？(A)活化A1受體，抑制鈣離子通道，同時活化鉀離子通道 (B)抑制A1受體，活化鉀離子通道，同時活化鈉鉀幫浦 (C)活化A2受體，活化鈣離子通道，同時活化鉀離子通道 (D)抑制A2受體，抑制鈣離子通道，同時活化鉀離子通道（108專高二）

解答： 47.A 48.A 49.D 50.A 51.A

52. 下列何種降血壓藥物，禁止用於孕婦？(A) captopril (B) clonidine (C) nifedipine (D) hydralazine （108專高二）

解析 captopril是抑制Kininase II，抑制bradykinin的分解而使血管擴張，bradykinin會使子宮血管收縮，造成胎兒發育遲緩。

53. 有關抗高血壓藥物的敘述，下列何者錯誤？(A) Prazosin 可用於嗜鉻性細胞瘤引起的高血壓 (B)氣喘病人可以使用 propranolol 來治療高血壓 (C)長期服用minoxidil的副作用為多毛症 (D)注射diazoxide可以用來治療高血壓危象 （109專高一）

解析 Propranolol會拮抗β_2受體，造成支氣管收縮，氣喘病人禁用。

54. 下列藥物中，何者較適合用於患有糖尿病的高血壓患者？(A) Captopril (B) Propranolol (C) Phentolamine (D) Aliskiren

解析 Captopril為血管收縮素轉換酶抑制劑，可以降低心血管疾病與發生心肌梗塞後的死亡率，此外對腎臟有保護作用，是罹患糖尿病的高血壓患者首選藥物。 （109專高一）

55. Beta腎上腺素受體拮抗劑用於治療心絞痛的藥理作用，不包括下列何者？(A)降低心肌收縮力及心跳速率，而減少心肌氧氣需求量 (B)不適合用於變異性心絞痛(variant angina)，可能加重該症狀 (C)延長舒張灌流時間，增加心內膜下缺血區之供氧 (D)縮短心臟射血時間，減少心肌耗氧 （109專高一）

解析 Beta 腎上腺素受體拮抗劑可減弱心收縮力、減慢心跳、心輸出量減少，以減少心肌耗氧。(D)縮短心臟射血時間，會增加心肌耗氧量。

56. 下列抗心律不整的藥物，何者會延長動作電位的間期，且甲狀腺機能異常者需小心使用？(A) Amiodarone (B) Verapamil (C) Propranolol (D) Quinidine （109專高二）

解析 Amiodarone因為藥物含有碘離子，故會干擾人體的甲狀腺功能。

解答： 52.A 53.B 54.A 55.D 56.A

57. Amiodarone為治療心室心搏過速，合併左心室功能受損之首選用藥，下列何者不是長期使用此藥後的副作用？(A)甲狀腺功能異常 (B)皮膚色素沉積 (C)腹瀉 (D)角膜有黃棕色沉積物

解析 Amiodarone會造成便祕。 (109專高二)

58. 下列降血壓藥，何者常見的副作用為咳嗽？(A) Captopril (B) Furosemide (C) Prazosin (D) Carvedilol (109專高二)

59. Lorcaserin是透過刺激下列何種受體去抑制食慾，而達到減重效果？(A) 5-HT_{1A} serotonin receptor (B) 5-HT_{1D} serotonin receptor (C) 5-HT_{2C} serotonin receptor (D) 5-HT_4 serotonin receptor

(109專高二)

解析 Lorcaserin會作用在下視丘飽食中樞的5-HT_{2C} serotonin受體，進而抑制食慾和減少飲食攝入。

60. Alteplase主要用於治療急性缺血性中風、心肌梗塞、肺栓塞、深部靜脈栓塞，其藥理作用機轉為何？(A)不可逆結合抑制凝血酶IIa (B)可逆結合抑制凝血酶Xa (C)活化已經和血栓結合之胞漿素原(fibrin-bound plasminogen) (D)活化vitamin K環氧化還原酶(epoxide reductase) (110專高一)

解析 Alteplase是基因重組工程製造的醣蛋白質，直接活化已和血栓結合之胞漿素原，再溶解纖維蛋白。

61. Nitroglycerin (NTG)經由舌下或經皮膚（貼劑）給藥的目的為何？(A)以利併用其他擴增冠狀動脈循環用藥 (B)減少低血壓之副作用 (C)避開肝臟代謝之首渡效應 (D)減少反射性心搏過速之副作用 (110專高一)

解析 NTG為高脂溶性之藥物，容易經由黏膜快速吸收並避開肝臟代謝之首渡效應。

解答： 57.C 58.A 59.C 60.C 61.C

62. Propranolol治療甲狀腺亢奮引起之震顫及心悸，但病人有下列何種疾病時，不宜使用？(A)高血壓 (B)心搏過速 (C)氣喘 (D)偏頭痛 （110專高二）

解析 Propranolol會阻斷交感神經β受體，使支氣管收縮，誘發氣喘發作。

63. 抗高血壓藥物Aliskiren的藥理作用為何？(A)直接抑制血管內皮受體 (B)直接抑制腎素活性 (C)抑制心房利鈉胜肽代謝 (D)抑制血管緊縮素受體 （110專高二）

解析 Aliskiren直接抑制血中腎素(renin)轉化血管收縮素原轉換成血管收縮素I (Ag I)的作用，降低血管收縮素I的形成，即可抑制血管收縮素II (Ag II)，達到降血壓作用。

64. 有關體重控制藥物Lorcaserin的敘述，下列何者錯誤？(A)是serotonin reuptake的抑制劑 (B)可刺激pro-opiomelanocortin神經而活化melanocortin受體 (C)主要由肝臟代謝 (D)代謝物經由尿液排除 （110專高二）

解析 Lorcaserin為5-HT_{2C} serotonin受體的活化劑。

65. 下列藥物和作用機轉之配對，何者錯誤？(A) Procainamide：阻斷鉀離子通道 (B) Bretylium：阻斷鉀離子通道 (C) Propanolol：阻斷腎上腺素beta受體 (D) Quinidine：阻斷鈉離子通道

（111專高一）

解析 Procainamide屬於鈉離子通道阻斷劑。

66. 血管緊縮素轉換酶抑制劑用於治療充血性心衰竭病人，其作用機轉為何？(A)增加血中腎素活性，但不影響心臟纖維化 (B)減少腎素產生，進而減少心臟纖維化 (C)減少周邊血管阻抗，促進利尿來降低心臟後負荷 (D)減少醛固酮(aldosterone)分泌，可降低心臟前負荷 （111專高一）

解析 血管緊縮素轉換酶抑制劑抑制ACE酶，使血管收縮素I無法轉變成血管收縮素II，因而減少醛固酮(aldosterone)分泌。

解答：　62.C　63.B　64.A　65.A　66.D

67. 下列抗高血壓治療藥物，何者不會產生心搏過速之副作用？(A) Amlodipine (B) Atenolol (C) Prazosin (D) Hydralazine

(111專高一)

解析 Atenolol為β_1受體拮抗劑，會減低心搏速率。

68. 下列何者為Losartan降血壓的作用機制？(A)血管收縮素轉換酶抑制劑(ACE inhibitor) (B)血管收縮素II受體拮抗劑(angiotensin II receptor antagonist) (C)血管收縮素I受體拮抗劑(angiotensin I receptor antagonist) (D) Beta腎上腺素受體抑制劑 (111專高二)

解析 其機轉為拮抗血管收縮素II作用在AT_1受體，達到降血壓效果。

69. 有機硝酸鹽用於治療及預防穩定型心絞痛，劑量大時會導致周邊阻力減少，引發反射性心跳加快，因此常與下列哪類藥物合併使用來避免心絞痛惡化？(A) Alpha腎上腺素受體拮抗劑 (B)鈣離子通道阻斷劑 (C)鈉離子通道阻斷劑 (D) Beta腎上腺素受體拮抗劑 (112專高一)

解析 Beta腎上腺素受體拮抗劑作用之機轉在於減少交感神經對心肌之興奮，因而降低心肌收縮力及心跳速率，減少心臟工作負荷。

70. 治療高血脂症時，能同時降低膽固醇及三酸甘油酯的藥物，下列何者最佳？(A) Atorvastatin (Lipitor) (B) Cholestyramine (Questran) (C) Colestipol (Colestid) (D) Nicotinic acid (Niacin)

(112專高一)

解析 Nicotinic acid (Niacin)可在肝臟抑制三酸甘油酯的合成，用來降血脂、降膽固醇。

71. 下列降血脂藥物中，何者可使脂肪組織血管內之脂蛋白脂解酶(lipoprotein lipase)生成量增加，而使血中三酸甘油脂濃度降低，主要用於治療高三酸甘油脂血症(hypertriglyceridemia)？(A) fenofibrate (B) ezetimibe (C) colestipol (D) rosuvastatin

(112專高二)

解答： 67.B 68.B 69.D 70.D 71.A

解析 (B) ezetimibe作用機轉為選擇性抑制膽固醇，以及相關植物固醇在腸胃道的吸收；(C) colestipol在小腸可與膽酸(bile acid)結合，致使膽酸由糞便排出體外，加速肝臟的膽固醇分解成膽酸，而使膽固醇減少；(D) rosuvastatin作用機轉為競爭性抑制HMG-CoA還原酶，干擾HMG還原成mevalonic acid (MVA)，達到抑制膽固醇生合成。

72. 下列有關Propranolol特性和作用之敘述，何者錯誤？(A)可通過血腦障壁(blood-brain barrier) (B)治療急性甲狀腺功能亢進(acute hyperthyroidism) (C)可引起血糖上升 (D)抑制腎素(renin)分泌

解析 Propranolol會拮抗β_2受體，抑制升糖素及減少肝醣分解，使血糖降低。 （112專高三）

73. 下列抗心律不整藥物中，何者為人體內生性物質，經靜脈方式給與高劑量時，可以有效治療心室上心搏過速(supraventricular tachycardias)？(A) dronedarone (B) adenosine (C) sotalol (D) lidocaine （112專高三）

解析 (A)(C)為K^+阻斷劑類抗心律不整藥物；(D)為鈉離子通道阻斷劑類抗心律不整藥物。

74. 口服抗凝血劑warfarin中毒出血時，應如何救治最好？(A)給予肌肉注射或靜脈注射維生素K (B)給予皮下注射或靜脈注射維生素B_{12} (C)給予口服、皮下注射或靜脈注射methylprednisolone (D)給予口服、皮下注射或靜脈注射tranexamic acid （113專高一）

75. Milrinone具有強心及擴張血管之功能，長期使用會引發心律不整，此藥物的藥理作用機制為何？(A)第一型磷酸雙酯酶(phosphodiesterase 1)抑制劑 (B)第二型磷酸雙酯酶(phosphodiesterase 2)抑制劑 (C)第三型磷酸雙酯酶(phosphodiesterase 3)抑制劑 (D)第五型磷酸雙酯酶(phosphodiesterase 5)抑制劑 （113專高一）

解析 Milrinone為選擇性PDE_3抑制劑，可以增加cAMP含量，促使鈣離子增加而增加心肌收縮力，治療急性心衰竭。

解答： 72.C 73.B 74.A 75.C

影響內分泌系統的藥物

出題率：♥♥♡

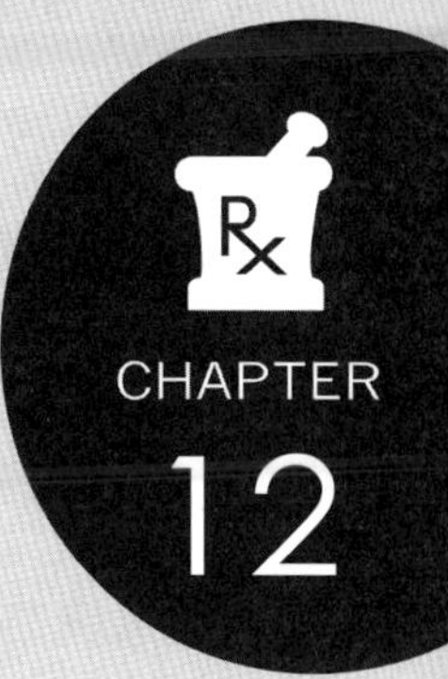

- 內分泌簡介及相關藥物
  - 內分泌簡介
  - 腦下垂體激素及相關藥物
- 甲狀腺與甲狀腺素藥物
  - 甲狀腺簡介
  - 甲狀腺素相關疾病
  - 甲狀腺藥物
  - 抗甲狀腺素等藥物
- 影響肌肉骨骼系統的藥物
  - 影響影響骨骼結構的荷爾蒙
  - 骨質疏鬆相關治療劑
  - 其他肌肉骨骼系統疾病相關藥物
- 性激素與影響生殖系統的藥物
  - 性激素簡介
  - 性激素製劑
  - 黃體素抗拮劑
  - 避孕藥
  - 雄性素
  - 雄性素生成抑制劑
  - 男性避孕藥
  - 男性性功能治療劑

Pharmacology

腎上腺皮質激素與相關藥物
- 糖皮質激素
- 礦物皮質激素
- 腎上腺皮質固醇缺乏症
- 腎上腺皮質亢進抑制劑

胰島素與降血糖藥物
- 胰島素
- 其他皮下注射降血糖藥物——GLP-1 致效劑
- 口服類的降血糖藥物

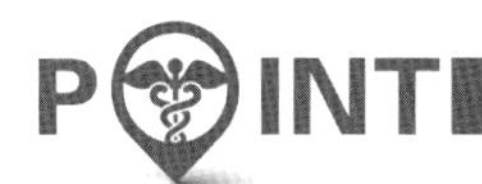

重｜點｜彙｜整

12-1 內分泌簡介及相關藥物

一、內分泌簡介

內分泌系統可調節生理的機能，激素(hormone)是維持器官發育與機能的重要物質。當血中激素超過作用器官所需時，會抑制內分泌腺的分泌，反之當激素不足時，會迴饋抑制作用則減輕或消失，而使內分泌腺分泌激素增加。此種機制可維持身體恆定。

腦下垂體(pituitary)分前葉與後葉，分別分泌不同的激素，主控全身不同的機能，分別如下：

二、腦下垂體激素及相關藥物

(一) 生長激素(Growth hormone, GH)

1. 調節機制：下視丘釋放出生長激素(growth hormone-reloading hormone, GHRH)，可刺激放出生長素，但下視丘釋出somatostatin，則可抑制腦下垂體放出生長激素。
2. 生理功能：刺激蛋白質合成及骨骼肌的發育，幼兒時缺少會引起侏儒症，分泌過度會導致巨人症。

藥物		作用機轉與臨床用途	副作用
治療生長激素缺乏	· Somatrem (Protropin®) · Somatropin (Genotropin®)	· **治療侏儒症**、短腸症，以及治療慢性腎衰竭的兒童 · Somatropin 為基因重組的人型生長激素	分泌過度造成巨人症 (gigantism)、肢端肥大症(acromegaly)

藥物		作用機轉與臨床用途	副作用
治療生長激素過多	· Pegvisomant (Somavert®)	為生長激素受體拮抗劑，可阻斷生長激素與受體結合，達到抑制生長激素的活性，治療肢端肥大症	肝指數升高
	· Cabergoline · Bromocriptine	多巴胺 D_2 受體致效劑，多巴胺會抑制生長激素及泌乳素分泌，可改善肢端肥大症	噁心、嘔吐、幻覺

(二) 體抑素(Somatostatin)

藥物	作用機轉與臨床用途	副作用
· Octreotide · Lanreotide · Pasireotide	體抑素類素物，抑制生長素，注射治療**肢端肥大症(acromegaly)首選、巨人症**、腸腺癌(vipomas)	腹部不適、高血糖

(三) 腎上腺皮質促進素(ACTH)

1. 調節機轉：下視丘釋放出皮質促素釋出激素(corticotropin-regarding hormone, CRH)，可刺激腦下垂體分泌 ACTH **促使腎上腺皮質釋放出糖皮質激素**。
2. 生理功能：刺激腎上腺皮質分泌與合成皮質類固醇，升高血糖與礦物水分的貯留。

藥物	作用機轉與臨床用途	副作用
· Tetracosactide	治療腎上腺皮質機能不全引發的疾病，與診斷腎上腺機能不全	腎上腺皮質固醇，分泌過度可能的副作用：低血鉀、鈉貯留、痤瘡、過敏

(四) 甲狀腺促素(TSH)

1. 調節機轉：下視丘釋放出甲狀腺促素(thyroid-stimufating hormone, TSH)，可刺激甲狀腺製造及分泌甲狀腺激素、調節生理機能。
2. 生理功能：刺激甲狀腺，促使甲狀腺體製造甲狀腺素(T_3、T_4)。
3. 用途：刺激甲狀腺之分泌與合成。

藥物	作用機轉與臨床用途
· Thyrotropin	為合成的 TSH，刺激甲狀腺分泌製造 T_3、T_4
· Protirelin®	用於診斷甲狀腺功能（過量為甲狀腺釋放激素）

(五) 性腺促進素(Gonadotropin)

1. 用途：具有 FSH 與 LH 的作用，調控性器官發育、成熟。
2. 製劑：hCG 用於促進排卵與治療女性不孕症。
   (1) hCG 用於檢測是否懷孕，也可與 LHRH 合用來治療女性不孕症。
   (2) FSH 用於治療男性、女性不孕症及隱睪症，與性器官功能低落症。

(六) 性腺釋放素(GnRH)

1. 調節機轉：下視丘釋放出(gonadotropin releasing hormone, GnRH)，**調節腦下腺前葉的性腺釋放素分泌 FSH、LH**，而 FSH 與 LH 又與卵巢和睪丸的成熟，及個體生長發育有關。
2. 生理作用
   (1) FSH：
      A. **促進卵巢濾泡成長，促進濾泡細胞分泌動情素(estrogen)**。
      B. 促進男性**精子的生成**。

C. 性腺釋放素的拮抗劑：可抑制 FSH 及 LH 分泌，干擾排卵，用於預防卵子早熟。

(2) hMG (human menopausal gonadotropin; Menotropin®)：刺激 FSH 及 LH 的分泌，可**促進排卵及精子的成熟**，可用於不孕症的治療。

(3) hCG (human chorionic gonadotropin; Pregnyl®)：hCG 作用類似 LH，可治療排卵不規則與黃體機能不足，及男性隱睪症。

藥物	作用機轉與臨床用途
· Leuprolide · Goserelin	GnRH 可調節 FSH 與 LH 的分泌，治療不孕症 (infertility)、治療隱睪症

(七) 催產素

1. 生理作用：選擇性的子宮收縮，用於懷孕後期效力較大，通常在子宮頸完全擴張時使用，否則危險性較大。

2. 調節控制：**由下視丘製造**後，貯存於腦下垂體後葉。

藥物	作用機轉與臨床用途
· Oxytocin (Pitocin®)	· IV 使用，口服無效（會被胃酸破壞） · 為天然產物，用於催產，並與麥角生物鹼 (Ergonovine)共用控制產後出血 · 使子宮收縮誘導生產、刺激產後泌乳，產後與 Ergonovine 併用，可治療產後出血

(八) 泌乳素(Prolactin)

1. 生理功能：prolactin **由腦下垂前葉分泌，可促使乳汁的分泌，及抑制排卵或月經週期，減低生殖功能**。

2. 調節機制：prolactin **受到下視丘的** dopamine **調節**，當 dopamine 作用於腦下垂體前葉，可抑制 prolactin 的分泌。

藥物	作用機轉與臨床用途
· Bromocriptine (Parlodel®) · Pergolide	可活化腦下垂體前葉 dopamine 受體，抑制 prolactin 分泌，臨床可用於治療乳溢症，並可用於治療帕金森氏病

(九) 抗利尿激素（血管增壓素；Antidiuretic hormone, ADH 或 Vasopressin）

1. 生理作用：作用於集尿管，使腎臟保留水分，減少尿液並維持滲透壓。
2. 調節機轉：由下視丘製造後，貯存於腦下垂體後葉等待刺激釋放。**可用於治療尿崩症**。

藥物	作用機轉與臨床用途
· Desmopressin	為合成的 ADH 類藥物，抗利尿、升壓（作用差），臨床用於治療**尿崩症**及食道靜脈曲張出血
· Desmopressin acetate (Minirin®)	口服無效，須 IV 使用，或噴鼻液製劑

12-2 甲狀腺與甲狀腺素藥物

一、甲狀腺簡介

甲狀腺位於氣管與喉頭相接之兩旁，分左右兩葉與中央峽部。甲狀腺分泌甲狀腺素，其功能為增加基礎代謝率(BMR)，促使蛋白質與葡萄糖分解，加速心搏等作用。

(一) 甲狀腺素的合成

甲狀腺會主動吸收食物中的碘，並集中於腺體內，並擴散到腺體內的膠質中進行碘化作用(iodination)；碘離子(I^-)經由過氧化酶(peroxidase)氧化成碘分子，再與甲狀腺球蛋白(Thyroglobulin)的酪胺酸(tyrosine)結合成單碘酪胺酸(MIT)或雙碘酪胺酸(DIT)。隨後每兩個中間體聚合成甲狀腺素，稱之偶合反應(coupling)；即 DIT 與 DIT 聚合成 T_4 (thyroxine)。MIT 與 DIT 聚合成 T_3 (liothyronine)。T_3 血中蛋白質結合少，故作用比 T_4 強。

(二) 甲狀腺素的生理作用

1. 基礎代謝率(BMR)增加：具**產熱**及調節體溫。
2. 減少血中膽固醇、三酸甘油酯含量，促使蛋白質的合成與分解代謝作用，增加葡萄糖的攝取，並促進肝醣分解，葡萄糖新生作用。
3. 調節生殖作用，並促進骨骼生長。
4. 可增加心臟對腎上腺素的敏感性及氧的利用，故可使心血流增加，心跳速率增加。
5. 增加中樞神經的作用。故甲狀腺機能亢進會焦慮、易怒。
6. 興奮自主神經時，甲狀腺素會與兒茶酚胺類（例如：Epi、NE 等）呈協同作用。

二、甲狀腺素相關疾病

1. 甲狀腺機能不足：臨床出現疲倦、體重增加、心智發育遲緩，嬰、幼兒期會造成呆小症(cretinism)；**成年人甲狀腺機能不足**，會造成**黏液性水腫**(myxedema)。
2. **甲狀腺機能亢進：會呈現甲狀腺風暴**(thyroid storm)。

三、甲狀腺藥物

治療甲狀腺機能不足的疾病，例如：小孩子的**呆小症**(cretinism)及成年人機能不足的**黏液性水腫**(myxedema)。藥物有：

藥物	作用機轉與臨床用途
· Liothyronine（T_3 製劑；Cytomel®）	· 活性比 T_4 大（約為 T_4 的 3 倍） · 作用機轉：合成的左旋－三碘甲狀腺原胺酸，以鈉鹽存在，含碘量 53.7~57.1%；吸收好、效力強，作用快、短效 · 臨床用途：靜脈注射(IV)，治療黏液水腫昏迷(myxedoma coma)
· Levothyroxine（T_4 製劑；Eltroxin®）	· 藥效較長 · 作用機轉：合成的左旋異構物，半衰期長，無過敏性 · 臨床用途：是常用的甲狀腺缺乏補充劑，治療手術摘除甲狀腺的婦女。懷孕期間亦可使用補充甲狀腺的不足 · **併用含鋁製劑，如氫氧化鋁**(Aluminium hydroxide)**，會降低** Levothyroxine **在腸胃道的吸收**
· Liotrix (Thyolar®)	· 作用機轉：為合成的 T_3 與 T_4 混合製劑，補充甲狀腺素的不足 · 臨床用途：甲狀腺低下時使用 · 副作用：具心臟毒性

四、抗甲狀腺素等藥物

治療甲狀腺過度作用，分泌所造成的疾病，例如 Grave's disease，即凸眼甲狀腺腫(exophthalmic goilen)，或治療甲狀腺亢進重症(thyroid storm)。抗甲狀腺素藥物可抑制甲狀腺素的合成，**但不能影響已儲存在腺體中的甲狀腺素**。

(一) 硫醯胺類(Thioamides)藥物

藥物	作用機轉與臨床用途	副作用
· Methimazole (Tapazole®) · Propylthiouracil (PTU) (Procil®)	· 作用機轉：**抑制**甲狀腺激素(T_3、T_4)合成時的**碘化(Iodination)與偶合反應**(coupling) · Methimazole **較** Propylthiouracil **的藥效長，且較有致畸胎之風險** · 臨床作用：治療甲狀腺亢進（**與** Propranolol **併用治療甲狀腺風暴造成的心跳過速**）；Propylthiouracil **可用於懷孕或餵母乳的婦女**	Thioamides 類的副作用為**顆粒白血球缺乏症**與關節痛或關節炎

(二) 碘化合物

藥物	作用機轉與臨床用途	副作用
· Potassium iodide (KI)		
· Lugol's solution（碘與碘化鉀的飽和溶液）	用於**手術前抑制甲狀腺體積，與減少甲狀腺附近的血流量**。通常高濃度的碘抑制甲狀腺素的合成，以吸管服藥，服藥後立即漱口，以免牙齒染色	
· 放射性碘：如 ^{131}I	可放出 β 射線而破壞甲狀腺腺體的激素製造 · 劑量 25~50 mCi：可治療甲狀腺過度分泌。 · 劑量 100~250 mCi：可治療甲狀腺癌	口服吸收佳，易通過胎盤，並由乳汁分泌，故孕婦及哺乳禁用

(三) 陰離子化物

1. 機轉：阻斷體內碘離子主動捕捉的過程，抑制體內碘的捕捉，終至減少甲狀腺細胞合成 T_3 及 T_4。
2. 用途：治療甲狀腺亢進。
3. 副作用：毒性大，已少用。
4. 藥物

藥物	作用機轉與臨床用途	副作用
· Thiocyanate (SCN^-)		易造成氰化物中毒
· 過氧化氯 (perchlorate)		造成胎兒再生不能性貧血
· Iodide	· 作用機轉：少量碘離子可預防及治療甲狀腺機能不足，大劑量則抑制甲狀腺素之分泌。 · 用途：外科切除甲狀腺前，使用碘製劑可控制亢進現象	
· Ipodate sodium (Oragratin®)	作用機轉為**抑制甲狀腺素**(T_3、T_4)**的釋放**，並**干擾** T_4 **轉換成** T_3	

12-3 影響肌肉骨骼系統的藥物

人體大致靠內分泌系統副甲狀腺激素、降鈣素來調控人體的骨骼結構元素的均衡，其他像維生素 D、性荷爾蒙也可以維持骨鈣的穩定性。

一、影響影響骨骼結構的荷爾蒙

(一) 副甲狀腺激素(PTH)

1. 副甲狀腺簡介

副甲狀腺位於甲狀腺後兩側，為四粒如豌豆般的圓體大小，會分泌一種由胺基酸組成的單鏈多胜肽激素，其作用標的為胃腸，腎臟與骨骼。

2. 副甲狀腺生理作用
   (1) **增加腎小管鈣的再吸收，減少磷酸鹽再吸收**，並增加磷酸鹽排泄，減少鈣由尿中排泄。
   (2) 促使腎臟催化活性維生素 D 的生成，並使腎小管加強對鈣的再吸收。
   (3) 與維生素 D 的協同作用來**增加十二脂腸吸收鈣**，但是抑制磷酸鹽的再吸收。
   (4) **活化破骨細胞，增加血鈣**。
3. 臨床用途：提高血鈣濃度，但藥效短，且易產生抗體，故少用。
4. 分泌異常之疾病
   (1) 分泌過度，產生高血鈣症。
   (2) 過度分泌導致腎結石、囊狀纖維骨炎（骨鈣流失）。
5. 使用方式：注射，口服無效（被胃酸破壞）。
6. 相關疾病
   (1) **副甲狀腺機能低下**：PTH 分泌不足，則造成**低血鈣、高血磷**。
   (2) 副甲狀腺機能亢進：PTH 分泌過度（亢進），則造成高血鈣、低血磷，鈣的吸收過度。

(二) 降鈣素(Calcitonin)

1. 作用

(1) 抑制破骨細胞，並促進造骨細胞活性，而達成固定鈣質。

(2) 治療高血鈣、骨質疏鬆症與佩吉氏症(Paget's disease)。

藥物	作用機轉與臨床用途	副作用
· Calcitonin human · Calcitonin salmon	· 噴鼻、注射，**不可口服（會被胃酸分解）** · 治療**骨質疏鬆症、佩吉氏症**(Paget's disease)	· 噁心、嘔吐、過敏，注射部位紅腫發炎 · Calcitonin salmon 長期使用恐增加惡性腫瘤風險

(三) 維生素(Vitamin D)

1. 作用

(1) **促使鈣質從骨骼流出**。

(2) 促使**腸加速吸收鈣及磷酸鹽**。

(3) **促進腎小管對鈣及磷酸鹽的再吸收**。

2. 治療目標：補充鈣的不足、**治療佝僂症**及配合**治療甲狀腺功能不足**。

二、骨質疏鬆症相關治療劑

(一) 骨質疏鬆症簡介

骨質疏鬆症(osteoporosis)指骨質流失，造成骨骼結構出現空隙，常發生於停經後婦女；老年人及長期臥床或內分泌功能異常，與長期使用類固醇藥物等造成的骨質流失。

(二) 藥物

◆ 雙磷酸鹽類(Bisphosphonate)

藥物	作用機轉與臨床用途	副作用
· Alendronate (Fosamax®)	· 使用方式：每週一次 A. 空腹早上使用 B. 服用後 30 分鐘內不可躺睡，以免逆流傷害食道 C. 不可嚼碎或研磨使用 · 臨床用途：男性及停經婦女**骨質疏鬆症**之治療	口服本藥易刺激腸胃道引發食道腐蝕或潰瘍、腹痛、噁心、消化不良、肌肉骨骼疼痛
· Risedronate (Reosteo®)	· 使用方式：每週一次 A. 當天的第一餐前，空腹至少 30 分鐘以上 B. 整粒吞服，不可研碎或管灌。以直立姿勢並以大量開水服用 C. 服藥後 30 分鐘內不可躺下 · 臨床用途：治療及預防停經後婦女之骨質疏鬆症	· 下顎或股骨疼痛 · 含鈣、鋁、鎂之制酸劑會影響本藥的吸收，應間隔至少 30 分鐘
· Ibandronate (Bonviva®)	**每三個月注射一次，治療停經後婦女之骨質疏鬆症**	
· Etidronate (Didronel®)	治療**骨質疏鬆症**及**佩吉氏症**	

◆ 非雙磷酸鹽類

藥物	作用機轉與臨床用途	副作用
· Raloxifene (Evista®)	為一種雌性素受體調控劑(SERM)，可減少骨鈣流失，增加骨質密度，用於女性的骨質疏鬆症	臉潮紅、腿抽筋
· Teriparatide	基因重組之副甲狀腺素衍生物，低劑量，每天注射一次，可增加造骨細胞活性	

三、其他肌肉骨骼系統疾病相關藥物

疾病	簡介	治療藥物
軟骨症	骨骼發育異常遲緩，源於維生素 D 缺乏或血鈣代謝異常，患者生長發育不良，常發生痠痛現象，軟骨症通常指成年人的症狀	維生素 D
佝僂症 (rickets)	骨骼發育不良，可能是由於體內礦物的缺乏導致骨骼的發育不良，如果兒童缺乏時，就會造成生長困難	維生素 D、磷酸鹽與鈣
佩吉氏症 (Paget's disease)	一種好發於中老年人的骨骼病變，原因不明，患者初期骨骼會被溶解，而疏鬆後反覆的骨質溶解與形成，導致骨頭變形	A. Calcitonin Human：IM、SC B. Alendronate：雙磷酸鹽類，作用為抑制破骨細胞 C. Ibandronate：屬於雙磷酸鹽類，作用為抑制破骨細胞

12-4 性激素與影響生殖系統的藥物

一、性激素簡介

(一) 性激素的調控

腦下垂體前葉可分泌 Gonadotropine 可刺激調控性器官（睪丸及卵巢）分泌性激素，來作用於人體。

(二) 性激素(Sex hormone)的生理作用

1. 男性激素：**睪固酮**(testosterone)為天然的雄性激素，屬於固醇類荷爾蒙，由膽固醇在**睪丸的間質細胞**生成，其主要用途有蛋白質同化及女性停經後的乳癌治療，以及**促進紅血球形成**，增加造血功能。
2. 雌性素與黃體素
   (1) **雌性素**(estrogen)：在體內有三種形態，其中以 Estradiol 最強，作用於人體，可產生女性的生理機能，其中以治療、停經後的骨質疏鬆。與治療前列腺癌為較重大的臨床意義。
   (2) **黃體素**(progestrone)：為女性維持妊娠所需，並促使乳房腺泡、小葉的生長及**子宮發育**，缺乏易導致流產。其臨床主要以預防習慣性流產，治療功能性的子宮出血及不孕，及與雌性素併用可作為避孕藥。
   (3) 易活化凝血因子功能，可能造成血栓副作用。

二、性激素製劑

(一) 雌性素(Estrogen)

Estrogen 類常見的藥物，**多用於避孕藥；也可用於停經後雌性激素替代治療**(postmenopausal estrogen replacement)，**幫助**

減少熱潮紅(hot flashes)的發生率、減少骨質被再吸收、減少睡眠障礙、改善泌尿生殖道的萎縮等，以減輕更年期的不適症狀及預防日後骨質疏鬆；亦具有**拮抗雄性素作用，用來治療前列腺癌**。

藥物	作用機轉與臨床用途	禁忌
· Estrodiol (Progynon®) （**Estraderm TTS；貼片製劑**）	為體內最強的 estrogen，製劑可以皮膚及黏膜吸收，口服後首渡效應大，易被肝臟分解失效，臨床主要用於**停經症候群**，及停經後的**骨質疏鬆**	
· **Mestranol** (Mestranolum®)	合成的女性荷爾蒙，用於**避孕藥**	
· Diethylstilhestrol (DES)	· 作用：為合成的強效雌性素 · 臨床用途：口服，治療前列腺癌、女性乳癌	孕婦不得使用，以免日後所生的女嬰易得陰道癌
· Conjugated estrogens (Premarin®)	· 由懷孕的母馬尿提煉的雌性素混合物，主成分為 sodium estrone sulfate；口服製劑 · 臨床用途：治療停經後症候群及停經後骨質疏鬆症	

(二) 雌性素受體調節劑 (Selective estrogen receptor modulate, SERM)

此類又叫做雌性素受體部分致效劑的拮抗劑，作用很廣，舉凡骨骼、子宮內膜、肝等受雌性素影響的組織，都有拮抗劑的作用，但作用大小有差異。藥物：

藥物	作用機轉與臨床用途	副作用
· Raloxifene (Evista®)：(屬於 SERM 類)	· 作用機轉：選擇性的雌性素受體調節 · 臨床用途：治療女性骨質疏鬆	較少引發乳癌、陰道出血等副作用
· Tamoxifen (Nolvadex®)	· 作用機轉：可與 estrogen 受體結合，**競爭抑制 estrogen**，其作用比一般性激素安全 · 臨床用途：治療停經後婦女乳癌	· 副作用：常見的有噁心、嘔吐，有時會有陰道出血、月經不規則、**子宮內膜增厚** · 注意事項：治療轉移性乳癌時**不得使用超過五年**，以免併發子宮內膜癌。可用於停經後婦女乳癌的治療，也可以預防

(三) 雌性素受體拮抗劑

藥物	作用機轉與臨床用途	副作用
· Anastrozole (Arimidex®)	· 作用機轉：可抑制體內雌性素 (estrogen) 合成時的 aromatase（芳香酶），因而可抑制體內雌性素的生成 · 臨床用途：治療停經後乳癌	噁心、嘔吐、肌肉痠痛
· Clomiphene (Clomid®)	· 作用機轉：可在下視丘阻斷 Estrogen 的負迴饋，並可與 estrogen 競爭抑制 **estrogen 的作用**，而增加 FSH、LH 的分泌，導致排卵 · 臨床用途：**治療不孕症，促進排卵**。因為會增加肌肉耐力，被視為體育比賽的禁藥	主要為多胞胎、卵巢囊腫、流產、視覺障礙

(四) 黃體素(Progesterone)

由濾泡排卵後，形成的黃體素所分泌的物質，可作為預備受精卵在子宮營養的準備。

1. 用途：安胎與避孕（與雌性素併用）。

2. 藥物

藥物	作用機轉與臨床用途	副作用
· Progesterone (Proge depot®)	為天然的助孕酮，作為治療習慣性流產及無月經症的治療	男性化、體重增加、水腫
· Norethindrone (Miconor®) · Norethynodrel (Enovid®)	為**避孕藥**黃體素的成分	水腫、血壓上升、陰道異常出血、體重增加
· Medroxyprogestrone (Provera®)	· 長效黃體素，可做為長效型避孕，亦可做攝護腺癌、停經後乳癌的治療 · **可使用肌肉注射，適合用於大於 35 歲且有吸菸習慣之女性避孕**	水腫、體重增加、血壓上升、陰道異常出血

三、黃體素抗拮劑

黃體素抗拮劑，可做人工流產用。

藥物	作用機轉與臨床用途	副作用
· Mifepristone (RU-486; Mifegyne®)	· 作用機轉：**抗黃體素**作用 · 臨床用途：口服人工墮胎藥（必須與 PGE_1 類藥物 Misoprostol 併用，才能達成子宮內膜完全剝離、墮胎） · 此藥亦有**糖皮質激素的抗拮作用**，可對抗糖皮質激素的作用	**子宮出血**、疼痛、噁心
· Mifepristone (RU-486; Mifegyne®)（續）	· 使用方式：於妊娠九週以內服用，使用後於 48 小時內須再服用 **PGE_1 製劑 Misoprostol** 或 Dinoprost 來收縮子宮，方得到完全流產	

四、避孕藥

通常為雌激素(estrogen)與黃體素(progestrone)合併使用，亦有單獨使用黃體素(progertrone)而達到避孕作用的。藥物：Ethinyl estradiol（雌性素）＋Norethindrone（黃體素）。

五、雄性素

雄性素除了刺激男性性徵之外，尚有蛋白質同化作用（合成體質，加速傷口復原）、抗貧血（刺激 RBC 生成）、治療骨質疏鬆症(osteoporosis)，也可以增加骨骼肌的質量與耐力（運動比賽禁用藥）。

藥物	作用機轉與臨床用途	副作用
· Testosterone (Tesmon®)	天然雄性素，只能打針，口服無效（會被胃酸破壞）	多毛、水腫、黃疸、陰莖異常勃起
· Methyltestosterone (Enarmon®) · Fluoxymesterone (Floxestron®)	合成的雄性素，可口服	
· Stanozolol (Winstrol®)	同化劑，改善體質，加速病後恢復	水腫、陰莖勃起、抑制精蟲生長、黃疸
· Nandrolone (Deca-Durabolin®)	同化劑，改善體質，加速病後恢復	
· Danazol (Danocrine®)	合成的雄激素，同時**具有雄性素、黃體素、糖皮質素作用**，會作用在卵巢抑制激素的合成，亦作用在下視丘抑制性促素(gonado tropin)的分泌，用於治療子宮內膜異位	長期使用會使子宮內膜萎縮

六、雄性素生成抑制劑

可抑制類固醇前驅物轉變成雄性素，通常治療男性禿頭與治療前列腺癌。藥物：

藥物	作用機轉與臨床用途
· Finasteride (Propecia®) (Proscar®)	為 5α-reductase inhibitor（**5α 還原酶抑制劑**），可**減少二氫睪固酮的合成**(dihydrotestosterone biosynthesis)，最終使男性激素活性體二氫睪固酮(DHT)降低 A. 低劑量(1mg)：治療**禿頭**，商品名 Propecia® B. 高劑量(5mg)：治療前列腺癌，商品名 Proscar®

七、男性避孕藥

Gossypol：為棉籽衍生物，可抑制精母細胞的產生，抑制精子的產生，用於**男性避孕藥**。

八、男性性功能治療劑

男性性功能不足可能因為生理機能的問題（陰莖血行不良）或精神上的問題，導致陰莖無法充血硬直，臨床上除心理上治療外，多給予陰莖血管擴張劑來改善其無法勃起的問題。

此類治療藥物會使細胞釋放一氧化氮(nitric oxide, NO)，而活化鳥糞嘌呤還化酶(guanylate cyclase, GC)，**增加 GTP 轉變成 cGMP**，使**血管擴張**而使陰莖海綿體充血。

藥物	作用機轉與臨床用途	副作用及注意事項
· Sildenafil (Viagra®)	· 作用機轉：為 PED-5 抑制劑，**減少 cGMP 的被破壞**，而使陰莖血管充血 · 臨床用途：治療男性性功能障礙	· 副作用：低血壓、臉部潮紅、頭痛、**視力模糊**（因為抑制 PGE_4 而引發） · 注意事項：**不得合併使用硝酸鹽、亞硝酸鹽藥物**等心絞痛類藥物，亦不得合併使用 **α 阻斷劑**，以免低血壓、休克
· Tadalafil (Cialis®)	作用同上	· 注意事項：服用此類藥物不得再同時服用硝酸鹽(nitrates)類，及血管擴張劑與 α 阻斷劑，以免血壓過低休克

藥物	作用機轉與臨床用途	副作用及注意事項
· Alprostadil (Caverjecl®)	· 作用機轉：抑制陰莖 adrenergic 作用，使血管平滑肌鬆弛，而使陰莖勃起 · 臨床用途：治療男性性功能障礙 · 使用方式：局部注射使用	· 副作用：局部刺激、勃起異常、疼痛

12-5 腎上腺皮質激素與相關藥物

腎上腺皮質激素(adrenocortical steroid)是**由腦下垂體分泌的 ATCH 作用在腎上腺皮質**，而後經由腎上腺皮質釋放出此物質。皮質類固醇(Corticosteroids)是由腎上腺皮質製造和分泌的類固醇激素，也可經由人工合成。可分成糖皮質激素與礦物皮質激素。

一、糖皮質激素(Glucocoticoid)

藥物	作用機轉與臨床用途	副作用
中效 · Prednisone (Meticorten®) · Triamcinolone (Kenacort®) 強效 · Dexamethasone：強效，鈉、水滯留低	· 作用機轉 A. 刺激**糖質新生作用** (gluconeogenesis)：可使**血糖上升**，細胞對糖的利用降低 B. 蛋白質合成減少，身體免疫力降低 C. 游離脂肪酸增加，血中游離脂肪酸上升 D. **增加鈉水的再吸收**、水腫	· 主要為 Cushing's syndrome。症狀多為月亮臉、軀幹肥大、水腫、**骨質疏鬆、免疫系統受抑制、消化性潰瘍**，此類停藥會有戒斷症狀、吸入性類固醇可能造成白色念珠菌感染

藥物	作用機轉與臨床用途	副作用
· Betamethasone (Rinderon®)：強效，鈉、水滯留低	E. **抑制炎性反應** (anti-inflammation)，**抑制磷脂酶 A_2 (PLA_2)，減少白三烯素**(leukotriene)、**前列腺素**(prostaglandin)**的合成** F. **免疫抑制作用**：可抑制過敏、感染等免疫反應，器官移植後使用可避免產生排斥作用 G. 增加外分泌腺作用：增加胃酸、胃消化的酵素 H. 增加紅血球，減少淋巴球、嗜鹼性球數量 I. 減少鈣在體內的運用，會惡化骨質疏鬆症 J. 可增強人的抗壓性 · 臨床用途 A. 治療腎上腺機能不足 B. 器官移植，減少排斥 C. 治療癌症 D. 治療發炎（如關節炎、氣喘）症狀 E. 預防早產兒呼吸窘迫症候群	· 長期使用損害眼部（造成青光眼或白內障）、長期口服或針劑使用會影響兒童生長發育、長期使用外用劑型可能使皮膚微血管擴張

二、礦物皮質激素

作用為**增加鈉及氯離子、水再吸收，氫、鉀離子的排泄**。

表 12-1 礦物皮質激素藥物

藥物	分類	特性、功能、副作用
Aldosterone	天然體內的皮質激素	1. 用途：治療**腎上腺機能不足及** Addison's disease 2. 副作用：水腫、高血鈉、低血鉀、**血壓升高**、肌肉無力 3. 使用方式：皆注射給藥 4. Fludrocortisone 可口服及局部給藥
Desoxycorticosterone (DOCA)	化學合成	
Fludrocortisone (Florinef®)	化學合成	

三、腎上腺皮質固醇缺乏症

Addison's disease（愛迪生氏症）為體內腎上腺皮質類固醇分泌不足造成，可能與免疫系統出問題有關，治療時可用腎上腺皮質固醇類藥物，例如 Fludrocotisone 等。

四、腎上腺皮質亢進抑制劑

抑制腎上腺皮質過度分泌作用，可用於治療 Cushing's syndrome 與治療腎上腺腫瘤。

表 12-2 腎上腺皮質亢進抑制劑

藥物	機轉作用及臨床用途	副作用
· Aminoglutethimide (Cytadren®)	· 機轉：抑制由膽固醇轉變成妊烯醇酮(pregnenolone)所需的轉換酶，阻斷膽固醇的合成 · 用途：治療異位性腎上腺皮質瘤，及腎上腺過度增生導致的 Cushing's syndrome	厭食、噁心、嘔吐、眼球震顫、運動失調
· Metyrapone (Metopirone®)	· 機轉：抑制腎上腺皮質之 cortisol 與 corticosterone 的合成 · 用途：用於診斷下視丘-腦下前葉分泌 ACTH 的功能	噁心、頭痛、暈眩、下痢
· Trilostane (Modrenal®)	· 機轉：抑制腎上腺皮質的酵素系統進而抑制腎上腺素的合成 · 用途：治療庫欣氏症候群	噁心、頭痛、暈眩、下痢
· Spironolactone (Aldactone®)	· 機轉：抑制腎上腺皮質分泌的 aldosterone，競爭性抑制其受體，阻斷 aldosterone 的合成 · 用途：治療原發性醛固酮症、肝硬化所造成的腹水	

12-6 胰島素與降血糖藥物

一、胰島素(Insulin)

是由 51 個胺基酸組成，由胰臟蘭氏小島的 β 細胞所分泌的一種 peptide，另 α 細胞則是分泌**升糖素**(glucagon)使血糖上升。

其生理作用如下：

1. 促進**肝臟肌肉加強葡萄糖的作用**。並抑制肝內的糖質新生作用，可降血糖。
2. **促進脂肪合成**，減少脂肪分解成脂肪酸。
3. **加強**胺基酸**合成蛋白質**，並抑制蛋白質分解。

缺乏胰島素，或分泌不足時，會出現高血糖、高血脂、酮酸中毒、酮血症、引發代謝酸中毒。

糖尿病型態：分第 1 型與第 2 型：

1. **第 1 型**：胰島素依賴型(IDDM)：**需注射** Insulin。
2. 第 2 型：非胰島素依賴型(NIDDM)：後天型，可經由飲食、體重、藥物來調整體內的血糖。

Insulin 類藥物（Insulin **只能用注射**使用，**不得口服**，胃酸會破壞）:

1. Regular insulin (RI)：為短效 insulin，此種 RI 可與任何其他種類搭配。
2. Isophane insulin suspension (NPH)：中效型 insulin。
3. Protamine zinc insulin suspension (PZI)：長效型 insulin。

表 12-3 胰島素(Insulin)製劑

類別	藥物	給藥方式	起效時間 (onset) (小時)	作用時間 (Duration) (小時)	注意事項
短效	· **Regular insulin** (RI)	IV	0.5~1	5~7	· **Insulin 注射用於第 1 型糖尿病**，患者於飯前 15~30 分鐘注射 · 注射需輪換部位，長期注射會導致局部紅腫癢及脂肪凹陷 · 副作用：注射後血糖降低，如血糖低於 50 mg/dL 時需補充葡萄糖，**方糖或一般糖** · 注射 Insulin 時，避免同時使用 β-阻斷劑如 Propranolol (Inderal®)，以免遮蔽低血糖症狀，及低血糖危機
短效	· Prompt insulin zinc suspension (semilente insulin®)	SC	0.5~1	12~16	
中效型	· Isophane insulin suepension **(NPH Insulin®)**	SC	1.5~2	20~28	
中效型	· Insulin zinc suepension (Lente Insulin®)	SC	1.5~2	18~24	
長效型	· **Protamine zine insulin suspensiom (PZI)** · Extented insulin zinc suspension **(Ultralenteinsulin®)**	SC	3~4	約 36	

Insulin 作用模式：Insulin 會與細胞膜上的**胰島素接受體(insulin receptor)結合**，而後引發一連串的生化反應，最後發揮胰島素在生理上的種種作用。

二、其他皮下注射降血糖藥物：GLP-1 致效劑

1. GLP-1 致效劑(glucagon-like peptide-1 agonists)藥品：如 Exenatide (Byetta®)、Liraglutide (Victoza®, Saxenda®)。
2. GLP-1 為腸泌素(incretin)之一，腸泌素在飯後血糖上升時會分泌，**可促進胰島素的分泌、抑制升糖素釋出、延緩胃排空速率**、降低食慾以及減輕體重，但易受雙肽基胜肽脢(DPP-4)分解破壞，此類藥物經由分子結構修飾後可抵抗 DPP-4。副作用為輕到中度的噁心，嘔吐和腹瀉。

三、口服類的降血糖藥物

(一) 磺醯尿素類（Sulfonylureas 類；SU 類）

藥物	作用機轉	副作用
第一代的 SU 類藥物 · Chlorpropamide (Diabinese®) · Acetohexamide (Dymelor®) · Tolbutamide (Orinase®) · Tolazamide (Tolinase®)	**阻斷 β-cell 的鉀離子通道進而釋放出** insulin，並使胰島素對葡萄糖感受性及對目標組織敏感性增加。SU 類對肝臟可抑制葡萄糖新生作用，減少胰島素在肝內被分解掉	A. 低血糖 B. **與酒精併用，含有** disulfiram effect（宿醉症狀） C. **磺胺藥（sulfonamides 類）過敏者，需小心使用** D. 能促使 ADH 不當分泌，造成**水分滯留、低血鈉症** E. 體重上升

藥物	作用機轉	副作用
第二代的 SU 類藥物 · Glipizide (Glidiab®) · Glyburide (Gliben®)＝Glibenclamide (Euglucon®) · Glimepride (Amaryl®)	與第一代的 SU 類藥物相同	與第一代的 SU 類藥物相同
Glinides(Meglitinides)類 · Ripaginide (Novonorm®) · Nateginide (Starlix®)	與 SU 類似	低血糖、體重增加、腸胃不適

(二) 雙胍類(Biguanides)

藥物	作用機轉
· Metformin (Glucophage®) · Phenformin（因**乳酸中毒**較嚴重已禁用）	· 此類常用於對食物控制已無效，且不用 Insulin 來控制病情者，此類可降低肝臟對葡萄糖的運送，減少肝臟糖質新生作用，也可減低胰島素的抗性，而使血糖下降 · 副作用 A. 此類藥物因為會**增加細胞內的無氧代謝作用，而導致乳酸積存** B. **腸胃不適，如腹瀉** C. 長期使用使維生素 B_{12} 缺乏

(三) Thiazolidinedione 類

藥物	作用機轉	副作用
· Rosiglitazone (Avandia®) · Pioglitazone (Actos®) · Troglitazone (Rezulin®)（第一代，肝毒性太大，已不用）	此類藥物經由刺激細胞核表面過氧化體增殖劑活性受體的作用 (peroxisome proliferator activated receptor, PPAR) 而**使骨骼肌增加葡萄糖的吸收**，脂肪細胞增加吸收血中脂肪酸。此類又叫**胰島素激敏劑**，增加胰島素之敏感性	體重增加、水腫、腹瀉、頭痛、增加心衰竭的風險、增加女性骨折之風險
· Tesaglitazar (Pargluva®) · Muraglitazar · Aleglitazar	尚在研發中	

(四) α-Glucosidase inhibitors

藥物	作用機轉	副作用
· Acarbose (Precose®) · Miglitol (Glyset®)	此類降血糖藥物是**抑制腸內雙糖分解酶** (α-glucosidase)使多醣體無法被分解成單醣，**進而減少了醣類的吸收**	腸消化不良、脹氣、**腹瀉**

(五) DPP-4 抑制劑(Dipeptidyl peptidase-4 inhibitor)

藥物	作用機轉	副作用
· Sitagliptin (Januvia®) · 類似藥物： Saxagliptin (Onglyza®) Linagliptin (Trajenta®) Vildagliptin (Galvus®)	抑制 DPP-4，使腸泌素不易被代謝，為腸泌素(incretin)增強劑	鼻咽炎、上呼道感染、腹部疼痛、頭痛

(六) SGLT-2 抑制劑

藥物	作用機轉	副作用
· Dapagliflozin (Forxiga®) · 類似藥物： Empagliflozin (Jardiance®) Canagliflozin (Canaglu®)	作用於近端腎小管，抑制葡萄糖再吸收，以**增加葡萄糖排泄**；減輕體重	增加生殖泌尿道感染、可能造成 LDL 上升、使用 Canagliflozin 和 Dapagliflozin 可能與急性腎損傷有關

四、升糖素(Glucagon)

胰臟中的 α 細胞在血糖低時會產生升糖素(glucagon)，使血糖升高，維持身體正常機能。臨床用途包括：

1. 用於治療嚴重低血糖。
2. 用於診斷第 1 型糖尿病評估胰島 ß-細胞分泌功能、成人消化道內視鏡檢查及放射線顯影術。

QUESTION 題庫練習

1. 下列描述何者正確？(A)胰島素可口服吸收　(B)胰島素對II型糖尿病患者為首選藥物　(C) NPH insulin內含魚精蛋白(protamine)　(D)胰島素與標的組織細胞核接受體結合而產生作用

解析 (A)胰島素口服無效；(B)為第一型糖尿病首選藥物；(C) NPH為neutral protamin hagedorn，含有protamine（魚精蛋白）；(D)與細胞膜受體結合。　(90公普二；93士檢一；95專高一)

2. 下列哪一種合成的雌性激素(estrogens)可以當作口服避孕藥？(A) Norgestrel　(B) Mestranol　(C) Norethindrone　(D) Estradiol

(90公高二；95專普二)

解析 合成的雌性激素(estrogen)常被用來製成口服避孕藥的有Ethinyl estradiol和Mestranol。

3. 停經後婦女給予Estrogen可以改善許多現象，但下列何者除外？(A)潮紅　(B)骨質疏鬆　(C)血壓增加　(D)陰道黏膜的乾燥與萎縮

(95專普一)

解析 停經後婦女，使用Estrogen，有血栓形成和血壓增加的風險。

4. 下列有關胰島素(Insulin)的描述，何者正確？(A) Sulfonylureas具有降低胰島素分泌的作用　(B)胰島素可以口服吸收　(C) Sulfonylureas具有增加胰島素對於標的組織的感受性(sensitivity)　(D)胰島素與升糖激素在代謝功能上具有相類似的藥理作用　(91師檢二；95專普二)

解析 Sulfonylurea (S.U)類，是口服類的降血糖藥物，可以刺激β cell釋放出insulin，並可使insulin對組織的感受性增加。

5. 下列何者非糖皮質激素的藥理作用？(A)抗發炎　(B)抑制免疫系統　(C)增加血糖濃度　(D)抑制中樞系統　(96專高一)

解析 糖皮質激素，可以抑制發炎，抑制免疫系統，增加血糖濃度，久服會激發dopamine釋出興奮中樞，甚至精神異常。

解答：　1.C　4.B　3.C　4.C　5.D

6. 無月經之週期性治療，可以使用下列何種荷爾蒙？(A)雄性素(androgen) (B)皮質醇(cortisol) (C)助孕酮(progesterone) (D)ACTH (96專高二)

解析 Progesterone可用於無月經之週期性治療。

7. 與男性生殖有關荷爾蒙的敘述，下列何者正確？(A) Testosterone主要是由腎上腺合成 (B)男性的精蟲製造(spermatogenesis)受到FSH的調控 (C) GnRH和男性生殖能力無關 (D)血中Testosterone濃度隨著年齡越大越高 (96專高一)

解析 FSH在女性會刺激卵巢濾泡的成長，在男性會調控精子的生成，睪丸素主要由睪丸間質細胞或萊迪氏細胞(Leydig cell)的分泌。

8. mifepristone (RU486)可以用做口服墮胎藥，主要是因為其可以與下列何種受體結合，而使子宮內膜破裂及受精卵脫離？(A) androgen (B) estrogen (C) progesterone (D) glucocorticoid (94四技、士檢一；95專高一；96專普一)

解析 Mifepristone (RU486)主要作用是與progesterone受體結合，而使子宮內膜剝離。

9. 下列何者不是抑鈣素(Calcitonin)的適應症？(A)高血鈣症 (B)佩吉氏症(Paget's disease) (C)骨質疏鬆症 (D)纖維囊腫骨炎 (91專普；96專普二)

解析 Calcitonin可抑制鈣在血中的濃度上升，主要治療高血鈣症、Paget's disease、骨質疏鬆症，但無法治療纖維囊腫骨炎。

10. 下列哪一種藥物抑制糖分吸收？(A) Rosiglitazone (B) Repaglinide (C) Acarbose (D) Tolbutamide (93專普一；96專普一)

解析 Acarbose抑制糖在腸內的吸收，主要是抑制α-Glucosidase抑制澱粉、雙醣的水解，延緩單醣吸收。

11. 下列何者不是長期使用糖皮質素的副作用？(A)脂質減少 (B)抑制發育 (C)易感染 (D)白內障 (90師檢二；96專普二)

解答： 6.C 7.B 8.C 9.D 10.C 11.A

12. 有腎疾、酒精中毒或肝疾病之患者，服用下列何種抗糖尿病藥物易引發乳酸中毒(lactic acidosis)？(A) troglitazone (B) miglitol (C) glipizide (D) metformin （96四技）

解析 Metformin是雙胍類，長期用易引發乳酸中毒(lactic acidosis)。

13. 下列何種藥物是男性口服避孕藥？(A) Mifepristone (RU486) (B) Gossypol (C) Loestrin (norethindrone) (D) Premarin （97專高一）

解析 Gossypol是男性避孕藥，可改變精子活性，減少精子的製造。

14. 下列治療糖尿病的藥物中，何者最主要的副作用為腹瀉？(A) Glimepiride (B) Metformin (C) Acarbose (D) Pioglitazone （97專高一）

解析 (A)噁心、神經衰弱、頭痛；(B)嘔吐；(D)上呼吸道感染、水腫。

15. 下列何種藥物會引起骨質疏鬆？(A) Calcitriol (B) Parathyroid hormone (C) Bethamethasone (D) Estradiol （97專高二）

解析 Betamethasone為糖皮質固醇類會抑制鈣質的吸收，加速骨鈣的解離造成骨質疏鬆。

16. 下列何者被歸類為selective estrogen-receptor modulator (SERM)，為estrogen receptor-positive乳癌之第一線用藥？(A) Prednisone (B) Tamoxifen (C) 5-FU (D) Palcitaxel （92專普二；97專高二）

解析 Tamoxifen可競爭estrogen recoptor，具有estrogen拮抗作用，屬於選擇性雌性素受體調節(selective estrogen-receptor modulator, SERM)，可治療乳癌。

17. 下列何者不是副甲狀腺機能不全所引起？(A)低血鈣 (B)纖維囊腫骨炎 (C)增加血磷 (D)減少鈣的吸收 （97專普一）

解析 纖維囊腫骨炎與血鈣無關，不是副甲狀腺機能不全引起的疾病。

18. 預防習慣性流產可用下列何種藥物？(A) Androgen (B) Progesterone (C) Glucocorticoid (D) RU486 （97專普二）

解析 (A)治療雄性素分泌不足；(B)黃體素(progesferone)常用於習慣性流產的預防；(C)抗發炎；(D)口服墮胎。

解答： 12.D 13.B 14.BC 15.C 16.B 17.B 18.B

19. 下列何者不是胰島素的藥理作用？(A)促進組織吸收葡萄糖 (B)減少肝醣生成 (C)促進蛋白生成 (D)增加三酸甘油酯的生成

（97專普二）

解析 Insulin增加肝醣的生成，增加細胞對糖分的敏感性與利用。

20. 下列何者不具促進排卵之作用？(A) Clomiphene (B) Bromocriptine (C) Mifepristone (RU486) (D) Menotropin (HMG)

（95專普一；98專高一）

解析 (A) Clomiphone增加腦下垂體性腺激素(FSH、LH)分泌促進排卵；(B) Bromocriphine為DA受體制效劑，也可以刺激腦下垂體性腺激素(FSH、LH)分泌促進排卵；(C) Ru486為黃體素抑制劑，使子宮內膜剝離不具FSH、LH功效，不具排卵作用；(D) HMG也具有FSH、LH功效，可刺激排卵。

21. 下列何種藥物不適用於治療骨質疏鬆？(A) Parathyroid hormone (B) Vitamin D (C) Calcitonin (D) Alendronate（98專普一、專高一）

解析 Parathyroid hormone促進骨骼中鈣的移動，血鈣上升不得作為治療骨質疏鬆，反而致使骨鈣解離。

22. Acarbose的作用機轉為何？(A)促進胰島素的分泌 (B)胰島素受體致效劑 (C)抑制雙糖分解酵素(α-glucosidase) (D)增加胰島素受體的敏感性

（98專高二）

解析 Acabose為α-glucosidase抑制劑，抑制雙醣分解成單醣，妨礙單醣的吸收。

23. 下列何者不是腎上腺皮質素之副作用？(A)抑制生長發育 (B)肝毒性 (C)誘發並加重感染 (D)骨質疏鬆

（98專高二）

解析 腎上腺皮質，沒有肝臟的毒性。

24. 有關Estraderm TTS釋出型貼片之敘述，下列何者正確？(A)可用來墮胎 (B)可用來治療停經症狀 (C)肝臟代謝副作用大 (D)可治療轉移肺癌

（98專普一）

解析 Estraderm TTS皮膚貼劑，常用來治療停經婦女的症狀。

解答： 19.B　20.C　21.A　22.C　23.B　24.B

25. 有關巨人症治療之敘述，下列何者錯誤？(A)以手術治療 (B)以放射線治療 (C)以Somatrem IM或SC給藥治療 (D)以Octreotide治療 （98專普二）

解析 Somatrem (IM、SC)：此藥是基因重組的生長激素，用於治療侏儒症，不能治療巨人症。

26. 下列何者不是磺脲類藥物(Sulfonylureas)藥理作用？(A)促進胰島素分泌 (B)降低血糖 (C)促進肝醣分解 (D)飲酒會引起類Disulfiram反應 （98專普二）

解析 Sulfonylureas類藥物，可促使β cell放出insulin，降血糖，並使肝糖增加合成。

27. 下列何者為methimazole的最嚴重副作用？(A)顆粒性白血球缺乏症 (B)肺纖維化 (C)腎結石 (D)心悸 （99專普一）

解析 Methimazole為Thioamides類降血糖藥物，其較嚴重的副作用為顆粒白血球缺乏。

28. 下列何種藥物可能引起乳酸血症？(A) Metformin (B) Rosiglitazone (C) Repaglinide (D) Acarbose （99專高一）

解析 Metformin為Biguanides類降血糖藥物，但有乳酸血症、乳酸中毒的傾向。

29. 胰島素的生理功能為何？(A)促進肝醣分解 (B)促進組織吸收血中葡萄糖 (C)促進蛋白質分解 (D)促進脂肪分解 （99專普二）

30. 下列哪一種藥物抑制ACTH的分泌作用最強？(A) Fludrocortisone (B) Aldosterone (C) Betamethasone (D) Desoxycorticosterone

解析 糖皮質激素中以Betamethasone、Dexamethasone抑制ACTH分泌作用最強。 （99專普二）

31. 下列何種藥物之鈉滯留(salt retention)的作用最強？(A) Betamethasone (B) Dexamethasone (C) Fludrocortisone (D) Triamcinolone （99專高二）

解析 皮質激素中以Fludrocortisone的滯留作用最強（Fludrocortisone屬礦物皮質激素）。

解答： 25.C 26.C 27.A 28.A 29.B 30.C 31.C

32. 預防停經後婦女的骨質流失，下列何種藥物不宜使用？(A) Raloxifene (B) Estrogen (C) Progesterone (D) Calcitonin

解析 Progesthrone有些許男性荷爾蒙效果，可部分抑制女性荷爾蒙，會增加骨質流失。 (99專高二)

33. 有關tamoxifen的敘述，下列何者錯誤？(A)可與estrogen受體結合 (B)是口服藥物 (C)不會引起子宮癌 (D)是在肝臟代謝

解析 Tamoxifen可競爭estrogen受體可口服使用，屬於SERM (selective estrogen receptor modulator)類，治療乳癌，使用不得超過5年，否則有引起子宮癌的可能性。 (100專高一)

34. 類固醇不適用於下列哪種疾病的治療？(A)消化性潰瘍(Peptic ulcer) (B)潰瘍性結腸炎(Ulcerative colitis) (C)氣喘(Asthma) (D)愛迪生氏症(Addison's disease) (100專高二)

解析 類固醇會減弱胃的防禦因子，增加胃酸，增加胃的消化酵素會造成消化性潰瘍(peptic ulcer)。

35. 下列何者不是口服避孕藥的嚴重副作用？(A)高血壓 (B)肝臟受損 (C)血栓栓塞 (D)血糖過低 (100專普一)

解析 口服避孕藥，長期使用會降低對葡萄糖的耐受性，而造成糖尿病。

36. 下列哪一種藥物之肝毒性最強？(A) Rosiglitazone (B) Troglitazone (C) Pioglitazone (D) Testaglitazar (100專普一)

解析 Rosiglitazone、Pioglitazone、Troglitazone三者皆屬於Thiazolidinediones，增加細胞對葡萄糖的感受性，因而降血糖，其中Troghitazone肝毒性大，已禁用。

37. 下列哪一種藥物可治療腎上腺皮質機能不足及艾廸生氏症(Addison's disease)？(A) Fludrocortisone (B) Betamethasone (C) Triamcinolone (D) Fluorometholone (100專普二)

解析 Fludrocortisone為礦物質皮質激素，亦兼具糖皮質激素活性，可用於治療腎上腺皮質機能不足與Addison's disease。

解答： 32.C 33.C 34.A 35.D 36.B 37.A

38. 關於升糖激素(glucagon)的臨床作用之敘述，下列何者錯誤？(A)治療嚴重低血糖 (B)作為β受體阻斷劑中毒之解毒劑 (C)作為第二型糖尿病之診斷 (D)作為腸道腫瘤之放射診斷 （101專高一）

39. 下列何者不是糖皮質類固醇的藥理作用？(A)促進蛋白質合成 (B)增加白血球數目 (C)促進脂肪分解 (D)增進抗壓力的能力

解析 糖皮質激素會減少抗體的合成，減少白血球數目，因而降低發炎反應。 （101專高一）

40. 下列何者不是liothyronine (T_3)的副作用？(A)頭疼 (B)心悸 (C)體重增加 (D)精神緊張 （101專普一）

解析 Liothyronine (T_3)其副作用會增加基礎代謝率，使體重減輕，交感神經敏感而會心悸、緊張、頭痛等症狀。

41. 下列何者不是男性過量使用androgen產生的症狀？(A)男性性功能障礙(impotence) (B)精蟲製造(spermatogenesis)增加 (C)男性女乳症(gynecomastia) (D)增強肌肉 （101專高二）

解析 雄性素(androgen)過量使用會造成男性性功能障礙（陽萎），精蟲製造減少、男性女乳等症狀。

42. 某一位女性運動員在參加奧運比賽時被查出尿中有不合法之用藥，她宣稱為了促進生育治療不孕症，由醫生開處方用藥，請問她最可能服用下列何種藥物？(A) mifepristone (B) clomiphene (C) tamoxifen (D) raloxifene （101專高二）

解析 (A)黃體素拮抗劑，口服墮胎藥；(B) Clomiphene用於治療不孕症，刺激腦下垂體分泌FSH、LH。然而此要與腦下垂體與雌性素產生競爭抑制作用，會使肌肉質量增加，故為運動比賽禁用藥；(C)雌性素拮抗劑，治療乳癌；(D)停經後骨質疏鬆用藥。

43. 克樂米芬(Clomiphene)是透過拮抗下列哪一種賀爾蒙而有促排卵藥的功能？(A) estrogen (B) progesterone (C) GH (D) glucocorticoid （101專普二）

解答： 38.C 39.B 40.C 41.B 42.B 43.A

44. 下列何者是性促素釋出激素類似物(GnRH analogs)的特性？(A)可調節TRH的分泌 (B)可調節ACTH的分泌 (C)可調節FSH及LH的分泌 (D)可調節oxytocin的分泌 （101專普二）

解析 Gonadotropin releasing hormone (GnRH)類似為可調解分泌出FSH、LH用於治療不孕症。

45. 若病人對胰島素出現阻抗現象，下列何種口服降血糖藥物最適用？(A) thiazolidinediones (B) repaglinide (C) sulfonylureas (D) nateglinide （102專高一）

解析 通常對insulin有阻抗現象的病人，可以給予Thiazolidinediones類口服藥來增加細胞對葡萄糖的敏感性，增加葡萄糖運送器的合成來降血糖例如Rosiglitazone、Pioglitazone等藥物。

46. 下列藥物之敘述，何者錯誤？(A) thioamide類藥物用於治療甲狀腺亢奮症 (B) propylthiouracil防止T_4轉化成T_3 (C)高濃度碘液會加劇甲狀腺亢奮症 (D) propranolol可拮抗甲狀腺素過高而引起的心律不整 （102專高一）

解析 高濃度的碘，反而會抑制碘分子的利用及吸收，成了T_3、T_4的抑制劑。

47. 有糖尿病的高血壓患者，應避免使用下列何種藥物？(A) β腎上腺素受體阻斷劑(β blockers) (B)口服長效型硝酸鹽製劑(long-acting nitrates) (C)硝基甘油皮膚貼布(transdermal nitroglycerin) (D)鈣離子通道阻斷劑(calcium channel blockers) （102專高二）

解析 β-阻斷劑會降低組織細胞對葡萄糖的敏感性以及增加insulin的抗藥性，造成血糖上升，通常糖尿病人的高血壓須避免使用β-阻斷劑。

48. 有關tamoxifen的敘述，下列何者正確？(A)不具estrogenic活性 (B)不與estrogen競爭estrogen受體 (C)目前建議乳癌患者使用不超過5年 (D)其作用與癌細胞周期有關 （102專高二）

解析 Tamoxifen可與estrogrn受體結合，競爭抑制estrogen，口服用於治療乳癌，不可長期服用（5年）以免引發子宮癌。

解答： 44.C 45.A 46.C 47.A 48.C

49. 下列臨床疾病中，何者不能使用生長激素(growth hormone)來治療？(A)肢端肥大症(acromegaly) (B)短腸症(short bowel syndrome) (C)侏儒症 (D)慢性腎衰竭之兒童 (102專高二)

解析 生長激素分泌過度，或過度使用與成年人易引起肢端肥大症(acromegaly)，須使用生長激素抑制劑。

50. 下列降血糖藥物，何者不會促進胰島素的分泌？(A) pioglitazone (B) tolbutamide (C) glyburide (D) glipizide

解析 Pioglitazone的機轉為加強細胞利用葡萄糖，不是直接刺激insulin的分泌。 (103專高一)

51. 新的口服降血糖藥物中，何者作用機轉是經由抑制血漿中dipeptidyl peptidase IV (DPP-4)來達成？(A) sitagliptin (B) acarbose (C) exenatide (D) metformin (103專高一)

解析 Sitagliptin為選擇性的dipeptidyl peptidase IV(DPP-4)抑制劑，因由此機轉而抑制血糖的上升。

52. 對於泌乳素(prolactin)的敘述，下列何者錯誤？(A)由腦下垂體前葉分泌 (B)懷孕末期會刺激乳汁生成 (C)泌乳素分泌過量會抑制男性性功能及生育力 (D)Dopamine會促進prolactin分泌

解析 泌乳素(prolactin)受到下視丘多巴胺(dopamine)的調節，當多巴胺作用於腦下垂體前葉會抑制泌乳素的分泌。 (103專高二)

53. 下列何者不是腎上腺皮質激素的治療作用？(A)Cushing綜合症的診斷 (B)治療過敏症 (C)治療腎上腺皮質激素分泌不足 (D)促進鈉鹽的再吸收 (103專高二)

解析 腎上腺皮質激素藥物有些會促使鈉鹽再吸收，造成鈉滯留，是屬於副作用之一，而非治療作用。

54. 為預防懷孕34週前早產兒發生呼吸窘迫症候群，此時產科醫師最可能會給予該婦女施打何種藥物，以幫助胎兒肺部成熟？(A) Mifepriston (B) Aldosterone (C) Betamethasone (D) Angiotensin II (104專高一)

解答： 49.A 50.A 51.A 52.D 53.D 54.C

解析 (A) Mifeprisfon為黃體素拮抗劑，臨床用於口服人工墮胎；(B) Aldosterone促進Na^+、水滯留，臨床無特定用途；(D) Angiotensin II，體內產生後會導致血壓升高。本題答案選(C) Betamethasone，為強效的糖皮質類固醇，可預防早產兒（34週之內）的呼吸窘迫症候群。

55. 下列哪一種藥物無法抑制腎上腺皮質素的生合成？(A) Mifepristone (B) Metyrapone (C) Ketoconazole (D) Aminoglutethimide （104專高一）

解析 (A) Mifeprisfone有對抗糖皮質素的作用，但無法抑制腎上腺皮質素的生合成；(B) Metyrapone抑制腎上腺皮質之cortisol與corticosterone的合成；(C) ketoconazole可經由抑制膽固醇支鏈裂解反應，抑制腎上腺皮質素的合成；(D) Aminoglutethimide經由抑制膽固醇轉變成妊烯醇酮(pregnenolone)所需的轉換酶，抑制腎上腺皮質素的生合成。

56. 在成人因腹部手術造成短腸症(short bowel syndrome)，可以使用哪種荷爾蒙來補充治療？(A)甲狀腺素 (B)生長激素 (C)腎上腺皮質激素 (D)泌乳素 （104專高二）

解析 生長激素(growth hormone)臨床上除了治療侏儒症外，也可用於短腸症候群(short bowel syndrome)（成年人手術造成的短腸症）。

57. 若遇到低血糖而路倒的病人，當其送至急診室時應補充何種藥劑以緩解其低血糖危機？(A) Metformin (B) Pioglitazone (C) Insulin (D) Glucagon （105專高一）

解析 Metformin、Pioglitazone、Insulin為糖尿病用藥，會造成血糖降低，不可用於低血糖病人。

58. 下列哪一種藥物不能抑制甲狀腺激素之生合成？(A) propylthiouracil (B) methimazole (C)高劑量碘化物 (D) levothyroxine （105專高二）

解析 (D) levothyroxine為T_4製劑，是常用的甲狀腺素補充劑。

解答： 55.A 56.B 57.D 58.D

59. 下列何種藥物作用不會增加體重？(A) Glyburide (B) Repaglinide (C) Pioglitazone (D) Metformin （106專高一）

解析 Metformin能增強心臟血管缺氧的耐受性，亦可降低VLDL及LDL，改善高血脂。

60. 下列何者為治療甲狀腺風暴(thyroid storm)之首選藥物？(A) propranolol (B) levothyroxine (C) prostaglandin (D) hydrocortisone （106專高二）

解析 Propylthiouracil (PTU)有抑制周邊T_4轉化成T_3的作用，起效快，是甲狀腺風暴的選擇用藥，常與Propranolol併用。

61. 下列治療甲狀腺亢進的藥物中，何者可用於懷孕或餵母乳的婦女？(A) Iodides (B) Methimazole (C) Radioactive iodine(^{131}I) (D) Propylthiouracil （106專高二補）

62. 下列藥物中，何者可用來治療禿頭？(A) Flutamide (B) Cyproterone (C) Finasteride (D) Spironolactone （106專高二補）

解析 Finasteride低劑量(1mg)治療禿頭。

63. 有關gonadotropins的敘述，下列何者錯誤？(A) gonadotropins是一種糖蛋白(glycoprotein) (B) hCG (human chorionic gonadotropins)可以在尿液中偵測到 (C) gonadotropins是由下視丘所分泌 (D) FSH可用來治療不孕症 （107專高一）

64. 下列何者為治療尿崩症的首選藥物？ (A) Desmopressin (B) Oxytocin (C) Octreotide (D) Prolactin （107專高二）

65. 關於催產激素oxytocin的敘述，下列何者錯誤？ (A)以鼻噴霧方式給予，可刺激乳汁分泌 (B)以靜脈注射給藥，可刺激子宮收縮 (C)屬於腦下垂體前葉分泌的激素 (D)其抗利尿效果比血管加壓素(vasopressin)低 （107專高二）

解析 是由下視丘的室旁核(paraventricular nucleus, PVN)神經製造，由神經軸突送到後葉。

解答： 59.D 60.A 61.D 62.C 63.C 64.A 65.C

66. 下列醛固酮(aldosterone)的拮抗劑中，何者可作為降血壓藥物，但不抑制睪丸酮(testosterone)之合成？ (A) spironolactone (B) eplerenone (C) drospirenone (D) fludrocortisone （107專高二）

67. 下列何者不是治療骨質疏鬆症的藥物？(A) betamethasone (B) calcitonin (C) bisphosphonates (D) teriparatide （108專高一）

解析 betamethasone為糖皮質激素，副作用會造成骨質疏鬆症。

68. 關於腸泌素類似物(incretin mimetics)的敘述，下列何者錯誤？(A)增加glucose-dependent insulin的釋放 (B)減少glucagon的釋放 (C)減緩胃排空的速度 (D)增加葡萄糖從尿液排除 （108專高一）

69. 下列何種藥物可減少糖分的吸收？(A) miglitol (B) metformin (C) repaglinide (D) rosiglitazone （108專高二）

70. 一位50歲女性有低血鈣、高血磷與低尿磷等症狀，注射副甲狀腺素(PTH)治療會增加尿液中cAMP的濃度，此女士可能罹患下列何種疾病？(A)原發性副甲狀腺機能亢進 (B)次發性副甲狀腺機能亢進 (C)原發性副甲狀腺機能低下 (D)次發性副甲狀腺機能低下 （108專高二）

71. 關於corticosteroid的臨床用途，下列何者錯誤？(A)治療庫欣氏症候群(Cushing's syndrome) (B)治療類風濕性關節炎(rheumatoid arthritis) (C)預防器官移植所造成的排斥現象 (D)加速胎兒肺臟的成熟 （108專高二）

解析 庫欣氏症候群為corticosteroid的副作用。

72. 有關停經後雌性激素替代治療(postmenopausal estrogen replacement)的敘述，下列何者錯誤？(A)增加熱潮紅(hot flashes)的發生率 (B)減少骨質被再吸收，但對骨質形成沒有影響 (C)減少睡眠障礙 (D)改善泌尿生殖道的萎縮 （109專高一）

解答： 66.B 67.A 68.D 69.A/B 70.C 71.A 72.A

73. 口服降血糖藥物首選雙胍(biguanides)類用藥，下列何者為最常見的副作用？(A)低血糖 (B)腸胃不適 (C)體重增加 (D)心臟毒性

解析 最常見的副作用為胃腸不適，包括腹脹、腹瀉及腹痛。建議隨餐服用，以減少副作用。（109專高二）

74. 下列何者屬於腦下垂體後葉分泌的激素，可用於治療尿崩症？(A) Vasopressin (B) Corticotropin (C) Gonadotropin (D) Prolactin（109專高二）

解析 抗利尿激素又稱血管加壓素(Vasopressin)，由下視丘製造，送至腦下垂體後葉儲存等待刺激釋放。可治療中樞性尿崩症。

75. 長期使用corticosteroid的常見副作用中，下列何者錯誤？(A)骨質疏鬆 (B)食慾減退 (C)傷口癒合困難 (D)血糖上升（109專高一）

解析 長期使用corticosteroid會造成食慾增加導致體重增加。

76. 關於corticosteroid的臨床用途，下列何者錯誤？(A)診斷庫欣氏症候群(Cushing's syndrome) (B)治療腎上腺皮質機能不全 (C)治療白內障 (D)緩解異位性皮膚炎（110專高一）

77. 下列何種藥物可用於治療肢端肥大症(acromegaly)？(A) Octreotide (B) Somatropin (C) Methimazole (D) Leuprolide（110專高一）

解析 Somatropin治療侏儒症，Methimazole治療甲狀腺亢進，Leuprolide治療男性前列腺癌或女性多毛症。

78. 治療糖尿病的用藥中，下列何者的主要作用是刺激胰臟β細胞釋放insulin？(A) Glyburide (B) Metformin (C) Acarbose (D) Dapagliflozin（110專高二）

解析 Glyburide阻斷胰臟β細胞的鉀離子通道進而釋放出insulin。

解答： 73.B 74.A 75.B 76.C 77.A 78.A

79. 動情素在臨床上用來治療攝護腺癌，是因為下列何種藥理作用？(A)可以增加腎素(renin)的分泌 (B)可以和攝護腺癌細胞的動情素受體結合，而調控基因表現 (C)具有拮抗雄性素的作用 (D)可以經由腎臟代謝產生代謝物，而抑制攝護腺癌生長 (110專高二)

解析 動情素可藉由負迴饋抑制黃體生成素，減少睪丸合成雄性素，改變與激素有關的癌細胞增生狀態。

80. 下列藥物中，何者不適用於治療生長激素分泌過多而產生的肢端肥大症？(A) Octreotide (B) Bromocriptine (C) Corticotropin (D) Pegvisomant (111專高一)

解析 Corticotropin用於治療嬰兒下視丘釋放過量皮質釋放激素(CRH)引起抽搐。

81. 關於礦物皮質類固醇(mineralocorticoid)的生理及藥理作用，下列何者錯誤？(A)促進鈉離子的再吸收 (B)促進氯離子的再吸收 (C)促進鉀離子的再吸收 (D)促進水的再吸收 (111專高一)

解析 礦物皮質類固醇可加速鉀離子、氫離子的排除。

82. 關於甲狀腺機能亢進(hyperthyroidism)治療藥物Propylthiouracil之敘述，下列何者錯誤？(A)屬於thionamides類藥物，會抑制周邊T_4轉化成T_3 (B)可抑制甲狀腺素合成過程之碘化反應 (C)對於已經儲存在腺體中的甲狀腺素仍有抑制的作用 (D) Methimazole較Propylthiouracil的藥效長，且較有致畸胎之風險 (111專高二)

解析 抗甲狀腺素藥物可抑制甲狀腺素的合成，但不能影響已儲存在腺體中的甲狀腺素。

83. 有關泌乳激素prolactin的敘述，下列何者錯誤？(A)可刺激女性乳房產生乳汁 (B)屬於腦下垂體後葉分泌的激素 (C)可抑制排卵或月經週期，減低生殖功能 (D)其分泌受到多巴胺(dopamine)的調控 (112專高一)

解析 泌乳激素屬於腦下垂體前葉分泌的激素。

解答： 79.C 80.C 81.C 82.C 83.B

84. 下列何種避孕方式最適合用於年齡大於35歲且有抽菸習慣之女性？(A)避孕貼片（含ethinyl estradiol & levonorgestrel） (B)口服避孕藥ethinyl estradiol & levonorgestrel (C)陰道避孕環（含ethinyl estradiol） (D)肌肉注射避孕藥medroxyprogesterone acetate （112專高二）

解析 複合型口服避孕藥會增加心血管疾病的風險，故高血糖、高血壓、高血脂及吸菸者應謹慎服用。因此不建議35歲以上且有抽菸習慣的女性，使用複合型口服避孕藥。

85. 治療慢性阻塞性肺病(chronic obstructive pulmonary disease)的藥物中，下列何者具有抗發炎的作用？(A) Salmeterol (B) Ipratropium (C) Corticosteroids (D) Terbutaline （112專高三）

解析 皮質類固醇(Corticosteroids)是由腎上腺皮質製造和分泌的類固醇激素，具抑制炎性反應。

86. 下列何種藥物最適合給與初診斷為第二型糖尿病且尚無併發症之病人？(A) Alogliptin (B) Empagliflozin (C) Insulin glulisine (D) Metformin （112專高三）

87. 使用口服Levothyroxine治療甲狀腺功能低下(hypothyroidism)時，併用下列何種口服藥物最會降低Levothyroxine吸收？(A) Vitamin D (B) Aluminum hydroxide (C) Phenobarbital (D) Pravastatin （112專高三）

解析 含鋁製劑：氫氧化鋁(Aluminium hydroxide)、Sucralfate都會抑制Levothyroxine吸收。

88. 治療糖尿病的用藥canagliflozin，其主要作用機制為何？(A)刺激insulin的釋放 (B)減少肝臟生成葡萄糖 (C)減少腸胃道對葡萄糖的吸收 (D)增加葡萄糖從尿液排除 （113專高一）

解析 canagliflozin作用於近端腎小管，抑制葡萄糖再吸收，以增加葡萄糖排泄。

解答： 84.D 85.C 86.D 87.B 88.D

MEMO

化學治療藥物

出題率：♥♥♡

CHAPTER 13

- 抗生素
  - 抗生素簡介
  - 抗生素的使用
  - 抗生素
- 磺胺藥
  - 作用機轉
  - 用途
  - 副作用
  - 藥物
  - 與磺胺藥合併使用的藥物
- 抗結核藥
  - 第一線藥物
  - 第二線藥物
- 抗痲瘋藥
- 抗黴菌藥
  - 全身性黴菌治療劑
  - 局部性黴菌治療劑

Pharmacology

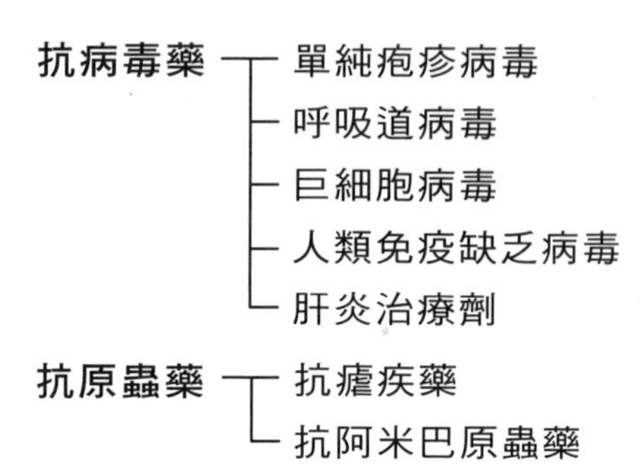

驅蟲藥

防腐劑及消毒劑

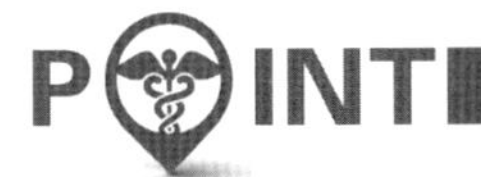

重點彙整

13-1 抗生素(Antibiotic)

一、抗生素簡介

抗生素是由微生物發酵而得的抗菌物質，其特性是不對人體本身造成太大的毒性，但極低的濃度即可抑制或殺死其他的微生物；抗生素是目前用量極大的的藥物其抑菌和殺菌的範圍又分成狹效和廣效，通常其效力是以其最低的抑菌濃度(minium inhibitory concentration, MIC)來表示。其殺菌效力則是以最低的殺菌濃度(minimum bactericide concentration, MBC)來表示。

二、抗生素的使用

須謹慎，並須考慮到其細菌對該抗生素的敏感度，以及藥物本身的特性。如果任意使用，恐將引起抗生素的抗藥性以及重複感染(super infection)。

(一) 抗藥性(Drug resistance)

細菌對藥物以不同的機制產生對藥物的抵抗性，尤其是細菌對抗生素的抗藥性最為嚴重。細菌的抗藥性可能是本身的特質，也可能是後天基因的獲取而得。其抗藥性又以突變(mutation)及基因轉變(gene transition)的方式獲取。可將**藥物合併使用以降低抗藥性**。

(二) 使用原則

為了抑制與防止抗藥菌株的產生，我們須遵循以下方式使用：

1. 治療時需保持有效的血中濃度，遵循使用的方式。
2. 治療前須確立病原菌，找出其特性，再訂定治療的目標及確立藥物。
3. 治療的同時也要強化病患自身的抵抗力。
4. **定期公告流行病的疫情及病原種類作為使用抗生素的參考。**

三、抗生素

(一) 青黴素(Penicillin)類

1. 作用機轉：**青黴素屬於 β-內醯胺類抗生素(β-lactam)，可抑制細菌的細胞壁**，經由競爭**抑制細菌的轉胜肽酶**(transpeptidase)，因而抑制細胞壁 uridine muramic peptide 的合成，最終**使細菌細胞壁無法合成**。
2. 用途：青黴素為殺菌劑，用於 G(+)感染治療為主，包括**肺炎鏈球菌**等。但對少數陰性菌，例如淋病雙球菌、梅毒螺旋體也有效。
3. 副作用：**過敏反應**、**腹瀉**為主。
4. 抗藥性大小：原始青黴素易產生抗藥性，主要因為有些細菌會**產生 β-Lactamase（β-內醯胺酶，即青黴素酶）**，使青黴素被破壞掉。

藥物	作用機轉與臨床用途
· Penicillin-G	不可口服會被胃酸破壞，IM 使用
· **Ampicillin** (Prentrexyl®)	PO、IM、IV 皆可
· **Amoxicillin** (Amoxil®)	**口服吸收佳。與 β-Lactamase 抑制劑(Clavulanate)併用，具有協同性之殺菌功效**
· Methicillin (Mezlin®)	IV，可用於對抗具有青黴素酶的葡萄球菌

藥物	作用機轉與臨床用途
· Cloxacillin (Tegopen®)	PO，可用於具有青黴素酶的細菌，**主要用於治療葡萄球菌造成之感染**
· Oxacillin (Prostaphlin®) · Nafcillin (Unipen®)	可對抗具有青黴素酶的細菌，此藥可由膽汁分泌，腎衰竭病患可用
· Carbenicillin (Geopen®) · Azlocillin (Azlin®) · Ticarcillin (Ticarpen®) · Piperacillin (Pipril®)	IV，可用於對抗**綠膿桿菌**的青黴素，口服吸收差

以下是**併用抗青黴素酶化合物的青黴素，可抑制細菌對青黴素的抗藥性**，使其效果變佳，而抗青黴素酶的化合物有 Clavulanic acid、Sulbactam、Tazobactam。

1. Augmentin®：Amoxicillin+Clavulanic acid。
2. Unasyn®：Ampicillin+Sulbactam。

(二) 頭孢子素類(Cephalosporins)

此類抗生素與 Penicillins 類結構上皆具有 β-lactam ring，但在過敏性及抗藥性上比 Penicillin 輕微。

1. 抗菌機轉與 Penicillin 類相同（皆是**抑制細菌的細胞壁合成**）。
2. 第一代 Cephalosporins 藥物，主要用於**對抗 G(+)菌**，及少部分 G(-)菌。

藥物	作用機轉與臨床用途
· Cephalexin (Keflex®)	PO（主要使用途徑）
· Cefazolin (Ancef®)	IV，主要用於**手術前預防感染用**

3. **第二代** Cephalosporins 藥物，主要用於**對抗 G(-)菌**，對 G(+)反而較差。

藥物	作用機轉與臨床用途
· Cefaclor (Ceclor®)	PO
· Cefamandole (Mandol®)	IV，**會與酒精產生 disulfiram 反應**，服用此藥禁飲酒

4. **第三代** Cephalosporins 藥物，**主要用於 G(-)菌**，效果更佳，且**可通過 B.B.B**。

藥物	作用機轉與臨床用途
· **Cefixime** (Suprax®)	
· Cefotaxime (Claforan®)	用於**治療嗜血桿菌感染**
· Ceftriaxone (Rocephin®)	用於**治療嗜血桿菌感染**

(三) 其他類似的 β-Lactam 藥物

1. 單環內醯胺(monobactams)類藥物

藥物	作用機轉與臨床用途
· **Aztreonam** (Azactam®)	· IV · 機轉：抑制細菌細胞壁的 mucopeptide 合成，因而抑制細胞壁的合成 · 特點：專用於**對抗 G(-)菌**（反而**對 G(+)菌抑制效果差**）

2. Carbapenem 類藥物

Imipenem：用於對抗 G(+)與 G(-)，但可能被細菌的 β-lactamase 破壞。Imipenem 加入 Cilastatin（為 renal dehydropeptidase 抑制劑），使 Imipenem 不被此酵素破壞，增加抗菌效果，避免造成腎毒性。Primaxin®= Imipenem+Cilastatin。

(四) 糖胜肽類(Glycopeptide)

此類藥物可**抑制細胞壁合成時的胜肽聚醣**(peptidoglycan)聚合，而抑制細菌細胞壁的合成，藥物有：

藥物	作用機轉與臨床用途	副作用
· Vancomycin (Vancocin®)	· IV（口服不吸收，但**口服可治療偽膜性腸炎**），**治療 G(+)菌感染，G(-)感染無效**（因為分子太大無法穿透 G(-)菌細胞膜） · 此藥多**用於治療對** Methicillin **有抗藥性的 G(+)菌**	**耳、腎毒性**（避免與 Aminoglycosides 類抗生素併用），**快速 IV 會產生** red neck syndrome（由於組織胺釋出造成頭、頸、上肢紅疹）
· Bacitracin (Baciguent®)	此類**為一種** polypepitide **化合物，可干擾** peptidoglycan **形成**，因而**抑制細胞壁合成**，副作用為**腎毒性**，因**毒性強**，目前僅**外用**	

(五) Aminoglycosides 類（胺基配醣體）抗生素

1. 抗菌機轉：作用在**核醣體 30S 次單元，抑制蛋白質合成**。
2. 用途：主要用於 G(-)感染（例如：綠膿桿菌、大腸桿菌）及一些 G(+)菌感染，不通過 BBB，**不能治腦膜炎**。
3. 使用方式：此類藥物多用使用 IM、IV，少數口服治療腸胃道感染。
4. 副作用：**耳、腎毒性**，若與 Furosemide 併用會加重耳、腎毒性，及神經肌肉阻斷而肌肉無力。
5. Aminoglycosides 類抗生素與 Penicillin 類或頭孢子素類併用，**有協同殺菌效果**，例如：Gentamicin＋Cefazolin **可使** Gentamicin **容易進入細菌體內產生藥效**。

6. 藥物

藥物	使用方式與臨床用途
· **Streptomycin** (Streptomycin®) · **Spectinomycin** (Trobicin®)	IM，用於**治療肺結核**
· Kanamycin	IM
· **Neomycin** (Mycifradin®)	外用軟膏或口服，**口服用於治療肝昏迷病患**（減少腸道產氨菌）**及降血脂**
· **Gentamicin** (Garamycin®) · **Tobramycin** (Nebcin®) · **Amikacin** (Amikin®)	IM、IV，治療 G(-)感染

(六) Tetracyclines（四環素）類

1. 抗菌機轉：**作用在細菌核醣體 30S 次單元上抑制白質合成**。
2. 用途：**廣效性**抗生素，常用於**砂眼及傷寒（立克次體）及青春痘**等。
3. 副作用：可**與骨骼、牙齒中的鈣結合，導致斑牙，引響骨骼發育（故孕婦及 8 歲以下幼童禁用四環素）**。另外尚有**升高 BUN，使腎功能不良者產生氮血症**。
4. 四環素類藥物有
   (1) **Tetracycline** (Achromycin®)：PO、IM、IV。
   (2) Chlortetracycline (Aureomycin®)：眼用軟膏成分。
   (3) Demeclocyline (Declomycin®)：易產生**光過敏**。
   (4) **Minocycline** (Minocin®)：長效四環素，PO、IV。
   (5) Doxycycline：長效四環素，PO，臨床用於治療青春痘、玫瑰斑、預防瘧疾，可能產生光過敏。

5. 使用四環素類藥物需注意事項
   (1) 避免與 Penicillines 類併用，否則效果減弱。
   (2) 避免**與陽離子金屬化合物**共用(Ca^{2+}、Mg^{2+}、Al^{3+})，因為會與之結合而失效，故服用四環素，**避免同時喝牛奶、吃胃乳片（制酸劑）、鐵劑**等藥物。

(七) 氯黴素類

藥物	作用機轉與臨床用途	副作用
· Chloramphenicol (Chlormycetin®)	· **為廣效抗生素**，口服，IM，體內可分布至腦、脊髓等中樞系統中，**分布廣**，主要用於**傷寒大流行**的藥物 · 抗菌機轉：與細菌核醣體 50S 次單元結合，**抑制細菌蛋白質合成**	· 骨髓抑制較嚴重，並**引發再生不良貧血**，G-6-PD **患者使用後，會引發溶血性貧血** · **灰色嬰兒症**(gray baby syndrome)**與** Chloramphenicol **有關**。因為嬰兒缺乏代謝此藥的酵素－glucuronyl transferase；致使氯黴素無法代謝，導致發紺死亡的病例

(八) Macrolides（巨環類抗生素）

1. 機轉：與細菌核醣體的 50S 次單元結合，**抑制蛋白質**合成。
2. 用途：治療 **G(+)菌感染**，做為 Penicillin 的代用藥（過敏性）臨床上常用於治療**退伍軍人症**、**黴漿菌肺炎**、白喉、百日咳等病。
3. 副作用：肝功能異常時 erythromycin estolate 會導致膽汁滯留肝炎，並使血中濃度上升，**分子量太大無法通過** B.B.B.，故無法治療腦膜炎。

4. 藥物

藥物	作用機轉與臨床用途
· Erythromycin (Ilosone®)	口服會抑制肝的代謝酵素，**減少 Terfenadine 及 Astemizole 代謝而引發心律不整**；亦可**與胃動素(motilin)受體結合，促進胃腸蠕動**
· Azithromycin (Zithromax®)	較新的紅黴素類藥物
· Clarithromycin (Biaxin®)	常**與 proton pump inhibitors 共用**，治療因**幽門螺旋桿菌**造成的**消化性潰瘍**

(九) Lincosamides 類抗生素

藥物	作用機轉與臨床用途	副作用
· Licomycin (Lincocin®) · Clindamycin (Cleocin®)	· **與細菌核醣體體內 50S 次單元結合，抑制細菌蛋白質合成** · 用途：治療 G(+)菌感染	導致**偽膜性結腸炎及神經肌肉阻斷作用**、**腹瀉**

(十) Oxazolidinones 類

藥物	作用機轉與臨床用途	副作用
· Linezolid (Zyvox®)	超級抗生素，PO 或 IV，專門治療對 Vancomycin（MRSA 專用藥）有抗藥性的 G(+)菌 · 作用機轉：與細菌核醣體內的 50s 次單元結合，抑制蛋白質合成 · 臨床用途：治療對 Vanocomycin 有抗藥性的超級病菌	血小板減少、嗜中性球減少

(十一) Polymyxins 類

藥物	作用機轉與臨床用途	副作用
· Polymyxin B	IM、IV · 作用機轉：與細菌細胞膜的脂蛋白結合，使**細胞膜喪失功能** · 臨床用途：治療 G(-)造成的胃腸炎，及一般的 **G(-)菌**	神經毒性、腎小管壞死

(十二) Quinolone 類

藥物	作用機轉與臨床用途	副作用
1. 第一代製劑： · Nalidixic acid (Negacide®) · Cinoxacin (Cinobac®) 2. 第二代製劑： · Norfloxacin (Baccidal®) · Ofloxacin (Floxin®) · Ciprofloxacin (Ciproxin®) · Lomefloxacin (Lomebact®)	**抑制 DNA 迴旋酶**(DNA gyrase)又稱為 DNA 拓樸異構酶(DNA topoisomerase II)的酵素活性，阻斷細菌 DNA 合成	噁心、皮疹、光毒性及中樞神經混亂（如頭暈、頭痛、躁動）

13-2 磺胺藥(Sulfonamides)

一、作用機轉

因為磺胺藥**結構與 PABA 相似，會與 PABA 競爭二氫蝶啶合成酶**(dihydropteroate synthetase)**而阻斷細菌葉酸的合成**（人體葉酸不需自我生合成，故此藥理上對人類無傷害）。

二、用途

磺胺藥為廣效性化學劑，對 G(+)、G(-)菌皆有效，但藥效不佳，易產生抗藥性。

三、副作用

1. 易產生**結晶尿**、血尿，故使用磺胺藥除多喝水外，尚需添加等量的碳酸氫鈉($NaHCO_3$)鹼化尿液，加速磺胺藥的溶解排出
2. **G-6-PD 患者使用後會產生溶血性貧血**。
3. 易使新生兒產生核質性黃疸，故孕婦、新生兒避免使用。

四、藥物

藥物	作用機轉與臨床用途
· Sulfamethizole (Thiosulfil Forte®) · Sulfisoxazole (Gantrisin®)	短效
· **Sulfadiazine** (Diazine®)	中效
· Sulfamethoxazole (Sinomin®)	目前常見於藥水
· **Mafenide** (Sulfamylon®)	燒灼傷治療用
· **Silver sulfadiazine**	燒灼傷軟膏用
· **Sulfacetamide** (Cetamide®)	眼藥

五、與磺胺藥合併使用的藥物

1. Trimethoprim：抑制 dihydrofolate reductase（二氫葉酸還原酶）干擾葉酸合成。
2. Pyrimethamine：為葉酸還原酶抑制劑，常與磺胺藥合併用於治療寄生蟲感染，如**治療弓形蟲(*Toxoplasma gondii*)之感染**。
3. 常用藥物：Bactrim®、Baktar®、Co-trimoxazole®= Sulfamethoxazole + Trimethoprim。

13-3 抗結核藥

結核病(tuboculosis)是由結核桿菌(*Mycobacterium tubeculosis*)經空氣飛沫所傳染的病。屬於分枝桿菌屬，為一種耐酸嗜氧菌，主要寄生在高氧的組織中，例肺部等。因為該桿菌表面具有高度蠟狀物，且細胞外具有大量脂質，藥物反而不易穿透，故治療上增加不少難度，且生長緩慢，結核桿菌一個生殖週期約 10~12 小時，故需長期治療。為了長期的藥物使用，防止菌體產生抗藥性，故治療時以**合併使用多種抗菌藥物**為佳。

目前常用的抗結核藥**治療方式有 Rifater (RIF+INH+PZA)先使用六個月，再加上 Rifinah (RIF+INH)治療四個月**，共 10 個月的治療期，其治癒率高達 98%，且內服治療 2 週後即不具傳染力了。

由於結核桿菌生長緩慢，治療期長，故容易產生抗藥性，治療時多以二種以上藥物治療，以免產生抗藥性，使用藥物介紹於下。

一、第一線藥物

常合併其他藥物使用，以防抗藥性，例 INH+EMB+Rifampin。

藥物	作用機轉與臨床用途	副作用
· Isoniazide (INH; Rimifon®)	**抑制細菌細胞壁成分 Mycolic acid 的合成**，故可抑制結核菌的細胞壁	**周邊神經炎（需加 Vit. B_6 來減緩症狀）**、肝毒性、抑制肝的代謝酵素，使其他藥物血中濃度升高
· Ethambutol (EMB; Myambutol®)	抑制 RNA 合成	**視神經傷害**，辨色力偏差，視神經炎
· Rifampin (Rifadin®)	**抑制 DNA-dependant RNA polymerase，干擾 RNA 合成**	肝毒性，**誘導肝的代謝酵素(P-450)，使其他藥物血中濃度降低，藥效減少。尿液、唾液、汗液呈橘紅色**

二、第二線藥物

當第一線藥物效果不佳，或副作用無法忍受，才用到第二線藥物來替換。

藥物	作用機轉與副作用
· Pyrazinamide (PZA; Pyramide®)	常與第一線藥物併用，例如 INH+Rifampin+PZA
· **Streptomycin**	**IM 使用**，口服無效，副作用會造成**耳、腎毒性**
· Cycloserine (Seromycin®)	抑制細胞壁合成。具中樞神經毒性，故使用時須加 Vit. B_6
· Ethionamide	抑制細胞壁的合成。副作用為神經毒性與肝毒性
· P-aminosalicylic acid (PAS)	競爭細菌 PABA 作用，干擾葉酸合成

13-4 抗痲瘋藥

痲瘋(leprosy)俗稱癩皮病，由痲瘋桿菌經接觸而傳染。痲瘋桿菌與結核菌同屬分枝桿菌屬，有相同的特性。細胞外有蠟樣夾膜包圍，受感染後需長時間的治療。在痲瘋病人的皮膚結節與鼻黏膜上可發現具耐酸的痲瘋分枝桿菌。痲瘋病初期皮膚有顏色深沉的斑塊，接著神經受感染會引起肌肉無力萎縮，嚴重時造成骨耗損，眼瞎等不同的症狀。感染需隔離治療，與其接觸的正常人必須每半年檢查一次，且於 5 年內無痲瘋桿菌的出現，才算沒被感染。

由痲瘋桿菌傳染導致的痲瘋病(Leprosy)，主要侵犯神經末梢。且痲瘋桿菌生長極慢，故需長時間治療且須合併其他藥物使用，以防抗藥性，藥物有：

藥物	作用機轉與注意事項
· Dapsone (Avlosulfon®)	藥物結構與磺胺藥相似，抑制痲瘋桿菌葉酸合成。本藥是**治療痲瘋最佳藥物**，因需長期治療故須與其他藥併用，以防抗藥性
· Clofazimine	藥物與痲瘋桿菌 DNA 結合，干擾桿菌的增殖，此藥為紅色染劑，會導致**皮膚紅色沉積**
· Rifampin (Rifadin®)	抑制痲瘋桿菌 RNA 合成。會導致汗液、尿液、唾液橘紅色

註：通常痲瘋病治療多為 Dapsone+Clofazimine+Rifampin 合併使用 1~2 年。

13-5 抗黴菌藥

黴菌(fungi)感染是機會性的，當人體免疫力不足時較易出現嚴重感染。黴菌與人細胞皆屬於真核細胞，然而在細胞膜上有差異，人體細胞膜上有大分子的膽固醇(cholesterol)，但是黴菌細胞膜上則是麥角固醇(ergosterol)。

藥物基本上分為全身性感染與局部感染治療劑二類。其中全身性的黴菌感染之藥物主要有兩大類：polyene 類（如 Amphotericin B）和 azoles 類（如 Itraconazole），**azoles 類藥物作用機轉是抑制黴菌細胞膜上麥角固醇的合成**。

一、全身性黴菌治療劑

藥物	作用機轉與臨床用途	副作用
· Amphotericin B (Fungizone®)	· 作用機轉：與**黴菌細胞膜上的 ergosterol 結合改變黴菌細胞膜的通透性**，導致細胞內有用的離子流失，以此方式達成殺菌 · 使用方式：IV，**治療全身黴菌感染**的首選藥物	肝、腎毒性（不得與腎毒性的 Aminoglycosides 併用）、電解質不平衡（低血鉀）、低血壓、肌肉痙攣
· Flucytosine (Ancobon®)	· 作用機轉：被黴菌吸收後，會**變成** 5-Fluorouracil (5-FU)，競爭**抑制脲嘧啶，而抑制黴菌核酸形成** · 使用方式：口服，常**與 Amphotericin B 併用，可產生協同作用**，並降低抗藥性	骨髓抑制、中樞神經毒性
· Ketoconazole (Nizoral®)	· 作用機轉：**干擾** lanosterol **轉變成** ergosterol，抑制黴菌細胞膜的生成 · 臨床用途：抑制全身皮膚黴菌（口服使用）；抑制髮癬菌（加入洗髮精內，例如：**仁山利舒®**）	A. 毒性，抑制肝內代謝酵素 P-450，**不得與 Terfenadine 同服，否則導致心律不整** B. 抑制雄性素（**男性女乳**）

藥物	作用機轉與臨床用途	副作用
		C.會**與制酸劑作用**，故服用此藥不得併服胃乳片、胃乳水，以免**降低藥效**
· Itraconazole (Sporanox®)	· 作用機轉：干擾 lanosterol 轉變成 ergosterol，抑制細胞膜形成 · **可與酸性果汁同服（橘子、葡萄汁）增加吸收**	· 副作用：胃腸障礙（食慾不振、噁心） · 注意事項：不得與 **H_2 拮抗劑**（抑制胃酸分泌）、氫質子幫浦抑制劑併服，以免降低藥性

二、局部性黴菌治療劑

藥物	作用機轉與臨床用途	副作用
· Griseofulvin (Grifulvin®)	· 作用機轉：與黴菌微小管作用，破壞其紡錘體，**抑制有絲分裂**，對抗黴菌複製 · 使用方式：**口服，治療皮膚癬、香港腳、指甲部位黴菌感染**	注意事項：**誘導 P-450 增生，使其他藥物代謝增加**，高脂肪食物會增加 Griseofalvin 的吸收
· Nystatin (Mycostatin®)	· 作用機轉：與黴菌細胞膜上的 ergosterol **結合，改變細胞膜的通透性** · 使用方式：**陰道栓劑可治療陰道念珠菌，口服**則僅能治療腸胃道的念珠菌（**吸收差**）	胃腸障礙：噁心、腹瀉
· Clotrimazole	· 作用機轉：抑制 ergosterol 合成，干擾細胞膜的合成 · 使用方式：外用軟膏治療皮癬菌	

藥物	作用機轉與臨床用途	副作用
· Econazole	· 作用機轉：抑制 ergosterol，干擾細胞的合成 · 使用方式：軟膏，外用治皮膚癬	
· Terbinafin (Lamisil®)	· 作用機轉：干擾菌體細胞合成時的重要酵素 squalene epoxidase，致使有毒物 squalene 堆積造成導致菌體細胞膜無法合成 · 使用方式：口服吸收佳，治療皮癬菌（股癬、足癬、灰指甲）；軟膏則治療皮膚癬	

13-6 抗病毒藥

病毒(virus)是結構最簡單的生命體，它的細胞缺乏細胞膜、細胞壁，其遺傳物質（DNA 或 RNA）則是包在蛋白質的外套內，而且病毒本身缺少細胞內的酵素系統，故必須寄生在有機體的細胞內，利用宿主的有機體系統（酵素系統及核甘酸系統）進行複製繁殖，故藥物治療的專一性較不易。

病毒可分成 DNA 與 RNA 兩種類型，其感染的疾病有：

1. **DNA 病毒**：病毒以 DNA 穿透到宿主細胞內，並依此為模版製造出病毒的結構物 DNA、mRNA、蛋白質及外套膜。此病毒感染得到的疾病如：帶狀疱疹、水痘、單純疱疹、B 型肝炎等。
2. **RNA 病毒**：病毒以 RNA 穿透到宿主，並以此來製造自己的蛋白質。反轉錄酶病毒可將 RNA 轉為 DNA 來製造病毒的 RNA 及 DNA。此類病毒感染所得的疾病有：A 型及 C 型肝炎、痲疹、小兒痲痺、流感、AIDS、腸病毒等。

預防病毒的感染：目前以疫苗(vaccine)最有效，可誘使人體產生抗體，但目前無法應用於所有病毒感染的疾病上，主要因有些病毒種類太多（例如鼻病毒）故無法以此方法來預防。另外，有些病毒的抗原性質改變太快，故較難以免疫作用的疫苗來預防疾病（例如流感病毒）。

病毒(virus)的構造尚不足以夠成細胞要件，僅有外套膜及核膜（DNA 或 RNA），無法獨立生存，僅得寄生。病毒一般可分為 DNA 與 RNA 病毒，其治療藥物多以病毒致病類別來分類。

一、單純疱疹病毒(Herpes simplex virus, HSV)

藥物	作用機轉與臨床用途	副作用
· Acyclovir (Zoviraz®) · Valacyclovir	· 作用機轉：使病毒的胸腺嘧啶核苷激酶(thymidine kinase)磷酸化，增強**抑制病毒 DNA 聚合酶，阻斷病毒複製** · 使用方式：**PO 或 IV，治療 HSV 及帶狀疱疹病毒首選用藥**	**噁心、嘔吐**，過量使用傷害腎功能
· Famciclovir (Famvir®)	· 作用機轉：此藥經病毒轉變成單磷酸鹽，再經宿主細胞轉變成三磷酸鹽，可抑制病毒 DNA polymerase 干擾病毒 DNA 複製 · 使用方式：口服，治療 HSV 及 Herpes zone（帶狀疱疹）	
Foscarnet	· 作用機轉：為無機磷 pyrophosphate 類似物，藉由抑制 pyrophosphate 裂解來阻斷病毒複製 · 使用方式：IV，**治療免疫不全病人，因感染巨細胞病毒(CMV)導致視網膜炎，以及對 Acyclovir 無效之單純疱疹病毒感染**	影響腎功能

二、感染呼吸道病毒

(一) 抗流感病毒藥物

藥物	作用機轉與臨床用途	副作用
· Amantadine (Symmetrel®)	· 作用機轉：阻礙病毒的脫殼(uncoating)及抑制病毒侵入宿主細胞 · 臨床用途：預防及治療 A 型流感	刺激中樞神經（幻覺、癲癇），促進 DA 釋放（可用於治療帕金森氏病）
· Oseltamivir (Tamiflu®)	· 作用機轉：抑制病毒的 neuraminidase（神經胺酶），因而抑制被感染的細胞釋放出新病毒 · 臨床用途：口服，治療 A 型及 B 型流感	
· Zanamivir (Relenza®)	作用機轉同 Oseltaminir，亦用於治療 A 型及 B 型流感，吸入劑型	
· Peramivir (Rapiacta®)	注射劑型	
· Baloxavir marboxil (Xofluza®)	口服劑型	

(二) 抗「嚴重急性呼吸道冠狀病毒(SARS-CoV2)」藥物

1. Paxlovid (Nirmatrelvir + Ritonavir)：Nirmatrelvir 是蛋白酶抑制劑，暫時阻斷「嚴重急性呼吸道冠狀病毒(SARS-CoV2)」（簡稱新冠病毒）繁殖所需的酵素，讓病毒無法複製；Ritonavir 可活化 Nirmatrelvir，延長在體內的效用。使用後可能影響肝功能、對 HIV 藥物產生耐藥性、味覺改變、腹瀉、高血壓及肌肉酸痛等副作用。

2. Molnupiravir：干擾新冠病毒的基因序列，當病毒繁殖時導致突變過度而阻止複製。副作用包括腹瀉、噁心、暈眩等。

三、巨細胞病毒(Cytomegalovirus, CMV)

藥物	作用機轉與臨床用途	副作用
· Ganciclovir (Cytovene®) 類似藥物： · Valganciclovir · Cidofovir · Foscarnet	· 作用機轉：此藥經病毒轉變成單磷酸鹽，再經宿主轉變成活性的三磷酸鹽，可抑制病毒 DNA polymerase 而抑制病毒 DNA 複製 · 臨床用途：IV，治療 CMV 感染	嚴重的副作用為心臟毒性、骨髓抑制、嗜中性白血球減少
· Letermovir	· 作用在巨細胞病毒的終端酶複合物 (terminase complex) · 口服 · 無骨髓毒性和腎毒性	

四、人類免疫缺乏病毒(Human immunodeficiency virus; HIV)

人類免疫缺乏病毒（俗稱愛滋病毒）感染，主要治療劑為反轉錄酶抑制劑加上蛋白酶，可防止抗藥性。分為 HIV-1 及 HIV-2 兩種亞型。

(一) 核苷酸反轉錄酶抑制劑 (Nucleoside reverse transcriptase inhibitors, NRTIs)

藥物	作用機轉與臨床用途	副作用
· **Zidovudine** (AZT) · Lamivudine (3TC) · Didanosine (DDI) · Zalcitabine (ddC) · Abacavir (ABC) · Tenofovir (TDF/TAF) · Emtricitabine (FTC)	· 作用機轉：此類藥物為核苷酸類似物，提供錯誤的核苷酸，使病毒 RNA 無法反轉錄合成 DNA，抑制病毒複製，對 HIV-1 及 HIV-2 皆有效 · 臨床用途：**口服**，治療 AIDS 首選藥物，為三合一療法主幹。因**吸收分佈良好，故可廣布於體液、中樞腦脊髓液**，使治療更為完善 · TDF, TAF, FTC, 3TC 也可抗 B 型肝炎病毒 · 特點：**易產生抗藥性**，通常會與蛋白酶抑制併用，減少抗藥性	**神經毒性**、腸胃不適、貧血、皮膚過敏、脂肪萎縮、乳酸代謝性酸中毒

(二) 非核苷酸反轉錄酶抑制劑(NNRTI)

藥物	作用機轉與臨床用途	副作用
· Efavirenz (EFV) · Nevirapine (NVP) · Rilpivirine (RPV) · Etravirine (ETR)	· 作用機轉：僅對 HIV-1 有效，直接抑制反轉錄酶，阻斷病毒複製 · 特點：**易產生抗藥性**	皮膚過敏、肝功能異常

(三) 蛋白酶抑制劑(Protease inhibitors, PI)

藥物	作用機轉與臨床用途	副作用
· Saguinavir (Invirase®) · Indinavir (Crixivan®) · Ritonavir (Norvia®) · Atazanavir (ATV) · Lopinavir (LPV) · Darunavir (DRV)	· 作用機轉：可與 HIV protease 結合，導致**成熟的多蛋白無法切割為 HIV 病毒利用**，因而形成了變性的病毒而失去致病力 · 口服，此類藥物必須搭配 NRTIs 才有效 · 對 HIV-1 及 HIV-2 皆有效 · 較不易產生抗藥性	增加代謝症候群，影響血糖、血脂

(四) 嵌入酶抑制劑(Integrase strand transfer inhibitors, InSTI)

藥物	作用機轉與臨床用途	副作用
· Raltegravir (RAL) · Elvitegravir (EVG) · Dolutegravir (DTG)	· 作用機轉：阻斷 HIV 病毒嵌入酶，阻止複製 · 對 HIV-1 及 HIV-2 皆有效 · 避免併用含鎂、鋁製劑 · 較不影響血脂	噁心、腹瀉、過敏、肝功能異常

(五) CCR5 受體阻斷劑(CCR5 antagonist)

藥物	作用機轉與臨床用途	副作用
· Maraviroc (MVC)	作用機轉：阻斷 HIV R5 病毒與 CCR5 受體結合，阻止 HIV 病毒進入 CD4	腹瀉、噁心、頭痛、倦怠、姿位性低血壓、肝功能異常

五、肝炎治療劑

藥物	作用機轉與臨床用途	副作用
口服核苷酸類似物： · Lamivudine (Epivir®) · Adefovir · Entecavir · Telbivudine · Tenofovir	· 作用機轉：抑制 B 肝反轉錄作用，干擾病毒 DNA 複製，抑制 B 肝發炎 · 使用方式：口服，為 B 肝的第一線藥物	肝腫大、周邊神經炎、腸胃不適、易有抗藥性
· Interferon	· 作用機轉：可與細胞膜上受體結合誘導酵素分泌，分解病毒，亦可調節免疫系統，抑制病毒複製 · 使用方式：口服，治療 B 肝、C 肝	較嚴重為骨髓抑制
· Ribavirin (Viazole®)	· 作用機轉：抑制病毒的 RNA polymerase，干擾病毒 RNA 轉譯成蛋白質，進而抑制 RNA 病毒 · 臨床用途：**治療 C 肝、A 型及 B 型流感，亦可治療呼吸道融合病毒感染**	

13-7 抗原蟲藥

原蟲(protozoa)是單細胞單核生物，其感染可引起諸如瘧疾、阿米巴痢疾，滴蟲病萊曼氏病。而且，此類原蟲疾病的感染多半在衛生不良的地區，且熱帶地區發生較多。原蟲的細胞類似人體細胞，故感染的疾病較其他細菌難治療，且治療期長，易造成宿主嚴重的毒性。

抗原蟲藥主要有抗瘧疾藥、抗痢疾阿米巴藥、抗滴蟲藥及抗錐蟲藥，但以前三者較普遍提及。

一、抗瘧疾藥

藥物	作用機轉與臨床用途	副作用
· Quinine（奎寧）	· 由金雞納樹皮提煉的生物鹼 · 作用機轉：藥物會崁入 DNA 結構中使 DNA 無法分離，干擾蛋白質合成 · 臨床用途：預防及急性發作用	金雞納中毒(Cinchonism)：耳鳴、暈眩、腸胃不適
· Chloroquine	· 作用機轉：藥物可與瘧原蟲 DNA 結合，抑制 DNA 複製，因而殺死紅血球內裂殖體 · 臨床用途：間日瘧及惡性瘧疾首選、**抗炎性極佳**，可做類風濕關節炎治療	胎兒毒性（孕婦禁用）、易有抗藥性
· Primaquine	· 作用機轉：**可抑制瘧原蟲的 DNA 複製** · 臨床用途：用於根治及控制瘧疾傳播，常與 Chloroquine 併用，增加療效且降低抗藥性；治療肺囊蟲肺炎 · 孕婦不宜	噁心、嘔吐、腹痛；**G-6-PD** 缺乏患者易導致溶血性貧血

藥物	作用機轉與臨床用途	副作用
· Mefloquine	· 作用機轉：干擾瘧原蟲的 DNA 合成 · 臨床用途：**可有效治療對其他抗瘧疾藥具有抗藥性的瘧原蟲**	A. 不建議單用，有抗藥性及精神方面副作用 B. 頭痛、噁心、嘔吐、腹瀉、食慾不振、耳鳴、失眠等
· Artesunate · Artemether · Artemisinin	· 作用機轉：青蒿素，抑制瘧原蟲蛋白質及核酸之合成，為治療重症瘧疾第一線用藥 · 對 Chloroquine 有抗藥性則使用 Artesunate+Mefloquine · 懷孕前三個月禁用	輕微腸胃不適、暈眩、耳鳴、白血球降低、肝功能指數上升、過敏
· Malarone (Atovaquone-Proguanil Hydrochloride)	· 作用機轉：干擾寄生蟲核酸複製所需的嘧啶(pyrimidine)生合成 · 孕婦／哺乳婦女禁用	腹痛、肝功能指數上升、頭痛、咳嗽、耳鳴
· Doxycyclin	· 為四環素類抗生素 · 孕婦及 8 歲以下幼兒禁用	請參閱 13-1 抗生素：四環素類

二、抗阿米巴原蟲藥

藥物	作用機轉與臨床用途	副作用
· Metronidazole (Flagyl®)	· 作用機轉：藥物可被阿米巴原蟲電子傳遞鏈系統還原，形成還原性有害物，與 DNA 結合，破壞 DNA 構造 · 臨床用途 A. 口服，治療全身型阿米巴病（腸道內、外）首選 B. 陰道塞劑：治療**陰道滴蟲**及腸梨形蟲首選	中樞神經毒性（頭暈、嗜睡）與**酒精共用會產生 disulfiram 反應**（噁心、頭痛、肌肉痛等）

藥物	作用機轉與臨床用途	副作用
· Paromomycin (Humatin®)	· 為胺基糖苷類抗生素 · 臨床用途：預防及治療肝腦病變、治療非侵襲性腸道阿米巴感染 · 孕婦禁用	腸胃不適
· Diloxanide furoate (Furamide®)	· 臨床用途：腸道內殺阿米巴蟲藥 · 懷孕／哺乳慎用	
· **Emetine**（吐根鹼）	· 作用機轉：抑制 mRNA，阻斷蛋白質合成 · 臨床用途：治療**阿米巴原蟲感染**，亦可作催吐劑	可能產生心律不整、心衰竭

13-8 驅蟲藥

常見的寄生蟲有蛔蟲、蟯蟲、鞭蟲、鉤蟲、條蟲、吸血蟲。

藥物	作用機轉與臨床用途
· **Mebendazole** (Vermox®)	· 作用機轉：干擾微小管而影響蟲體之細胞分裂，及減少蟲體對葡萄糖吸收 · 臨床用途：口服，治療蛔蟲、**蟯蟲**、鉤蟲、條蟲、圓蟲的首選
· Niclosamide (Niclocide®)	· 作用機轉：抑制蟲體粒線體，使 ADP 無法轉變成 ATP，使蟲體失去能量 · 臨床用途：口服，治療**條蟲的首選**

13-9 防腐劑及消毒劑

防腐劑(antiseptics)與消毒劑(disinfectants)都屬於局部抗菌劑，防腐劑可用於局部的皮膚受傷之治療或預防感染。消毒劑則殺菌力甚強，會傷害到人體組織，故多用於環境與器械的消毒。

防腐及消毒劑的抗菌原理如下：

1. 氧化：利用強氧化劑氧化菌體的有機物質，致使菌體死亡，例如高錳酸鉀、過氧化氫。
2. 沉澱：使菌體蛋白質沉澱，而使菌體死亡，例如：酚或重金屬。
3. 改變滲透性：改變細胞膜滲透性，使菌體成分或電解質流失而致使滅亡。
4. 溶解：利用酸鹼將菌體之蛋白質溶解，致使菌體滅亡。

常用的防腐與消毒劑如表 13-1。

表 13-1 防腐及消毒劑

抑菌殺菌模式	藥物	機轉與作用
氧化	次氯酸鈉溶液(Sodium hypochorite solution; Dakin's solution)	與有機物接觸後放出氯，可氧化殺菌，用於器械消毒
	氯胺 T (Chloramine T)	與次氯酸鈉同，但釋出氯速度慢，刺激小、作用時間長。適於潔水用
	雙氧水 (Hydrogen peroxide)	可放出氫游離基，破壞菌體的細胞膜與細胞成分。用於傷口消毒

表 13-1 防腐及消毒劑（續）

抑菌殺菌模式	藥物	機轉與作用
使菌體蛋白質沉澱或變性	酚(Phenol)	使細菌蛋白質變性。用於病房消毒，亦可用於局部止癢
	煤餾油酚	使細菌蛋白質變性。用於外科器械及病人排泄物消毒
	六氯酚(Hexalhlorophene)	使菌體蛋白質變性，抗菌力比酚大。用於**外科洗手液**
	甲醛溶液（福馬林；Formalin；Formaldehyde）	· 與菌體蛋白質作用，使蛋白質改變，可殺死**孢子**、結核菌。用於病房及痰液消毒，屍體保存 · 對黏膜有刺激性，不可口服
	Coal Tar	成分含有多種芳香族化物，可此菌體蛋白質變性
	乙醇(Ethanol)	可使菌體蛋白質變性，沉澱
	苯甲酸(Benzoic acid)	· 可使菌體蛋白質變性，防止細菌及黴菌的生長 · 用於食物保藏劑
	碘(Iodine)	· 使菌體蛋白質氧化 · 可製成 Lugol's solution
	戊三醛(Glutaraldehyde)(Cidex)	· 使菌體蛋白質變性，用於創口消毒 · 2%溶液做器械消毒
	普維酮碘(Providone iodine)	使菌體蛋白質變性，用於創口消毒
	硝酸銀(Silver nitrate)	· 銀離子使蛋白質變性 · 3~10%溶液，治療口腔潰瘍

表 13-1 防腐及消毒劑（續）

抑菌殺菌模式	藥物	機轉與作用
改變細菌細胞的滲透性	Benzalkonium chloride	・陽離子界面活性劑，破壞菌體的酶類，溶解細胞成分 ・用途廣，可作外科器材消毒、皮膚消毒 *注意：本劑遇肥皂失效
	Chlorhexidine	破壞菌體的細胞膜，改變細胞滲透性，可作外用的防腐劑
溶解作用	水楊酸(Salicylic acid)	可溶解菌體的有機物，致使菌體滅亡，可做角質溶解劑，治香港腳癬
	醋酸(Acetic acid)	・溶解菌體的蛋白質 ・5%的洗劑，可預防陰道感染念珠菌、滴蟲等

QUESTION 題庫練習

1. 下列青黴素(Penicillins)類製劑中，何者具耐酸性，可以口服使用，而且在腸道吸收較佳？(A) Penicillin G (B) Amoxicillin (C) Carbenicillin (D) Methicillin （96專普二）

   解析 Amoxicillin可耐胃酸，口服吸收良好。

2. 治療肺結核之第一線用藥中，下列何者最易誘導肝臟cytochrome P-450酵素明顯增加，增強肝臟代謝其他藥物的能力？(A) Ethambutol (B) Streptomycin (C) Isoniazid (D) Rifampin

   解析 治療肺結核藥物中，Rifampin會誘導肝的P-450系統，導致同時服用其他藥物時，其他藥物效果降低。 （96專普二）

3. 磺胺類藥物因為結構與*p*-aminobenzoic acid(PABA)相似，所以抑制了dihydropteroate synthase，最後導致細菌無法生成下列何種物質，而抑制細菌繁殖？(A)葉酸 (B)菸鹼酸 (C)維生素B_6 (D)胺基酸 （96專普二）

   解析 磺胺藥抑制細菌葉酸合成時的酵素dihydropteroate synthase，抑制葉酸的合成。

4. 有關抗生素Chloramphenicol的敘述，下列何者錯誤？(A)新生兒使用會產生gray baby syndrome (B)主要作用為抑制葉酸合成 (C)吸收後分布體積廣，會進入CSF (D)屬於廣效性抗生素

   解析 Chloramphenicol抑制蛋白質的合成，為廣效抗生素，新生兒肝臟代謝能力不足，會引發gray baby syndrome。 （96專普二）

5. Sulbactam可以抑制細菌所產生之β-lactamases，故常和下列何類抗生素合用，以增強抗菌作用？(A) Penicillins (B) Macrolides (C) Fluoroquinolones (D) Aminoglycosides （97專高一）

   解析 Sulbactam可抑制細菌分泌的β-Lactamase，故sulbactam與penicillins類抗生素併用，可加強其抗菌效果。

解答： 1.B 2.D 3.A 4.B 5.A

6. 下列可抑制細菌核糖體功能的抗生素中，何者可能造成胎兒耳毒性，所以不適宜孕婦使用？(A) Amikacin (B) Clarithromycin (C) Azithromycin (D) Clindamycin （97專高一）

解析 Amikacin屬Aminoglycoside類抗生素，抑制細菌核糖體製造蛋白質，但可能造成胎兒耳毒性。

7. 有關penicillins的敘述，下列何者錯誤？(A) Nafcillin主要的排除方式是由膽汁排除，腎衰竭者可用此藥 (B)大多數Penicillin的排泄途徑是藉由膽汁排泄 (C) Penicillin G procaine屬長效型製劑 (D) Penicillin G注射前須做皮膚試驗 （97專高一）

解析 Penicillins類大部分經由腎臟排出。

8. 有關結核菌的治療用藥，下列敘述何者錯誤？(A) Isoniazide、Streptomycin與Para-aminosalicylic acid合併治療可減少抗藥性 (B) Rifampin會造成尿液、唾液呈現橘紅色，易誤認為出血 (C) Streptomycin耳、腎有毒性 (D) Ethambutol主要之副作用是會引起肝炎 （97專高二）

解析 Ethambutol為TB治療劑，主要的副作用是易引發視神經炎。

9. 臨床上所稱MRSA金黃色葡萄球菌對下列何種抗生素產生抗藥性？(A) Methicillin (B) Moxifloxacin (C) Minocycline (D) Methenamide （97專高二）

解析 MRSA (Methicillin-resistant *Staphylococcus aureus*)是指對Methicillin有抗藥性的金黃色葡萄球菌。

10. 下列治療真菌(fungi)感染的藥物中，何者可抑制細胞膜成分麥角固醇(ergosterol)生成而達到制菌作用？(A) Nystatin (B) Amphotericin B (C) Griseofulvin (D) Fluconazole （97專普一）

解析 (A)(B)與麥角固醇結合使細胞膜通透性改變；(C)可抑制菌體進行有絲分裂；(D) Fluconazole抗黴菌藥為抑制lanosterol轉變成ergosterol，干擾黴菌細胞膜的生成。

解答： 6.A 7.B 8.D 9.A 10.D

11. 下列何者為紅黴素(erythromycin)的類似藥，可用於抑制胃潰瘍中之幽門螺旋桿菌？(A) Tetracycline (B) Cefazoline (C) Metronidazole (D) Clarithromycin (97專普一)

解析 Clarithromycin為紅黴素類似藥，常用於抑制胃潰瘍中幽門螺旋桿菌。

12. Acyclovir為Guanosine衍生物，其代謝物可抑制DNA複製，主要用於治療何種微生物的感染？(A) G(+)球菌 (B)疱疹病毒 (C)真菌 (D)結核分枝桿菌 (97專普一、專普二)

解析 Acyclovir (Zovirax®)為治療疱疹病毒的感染用，主要抑制病毒DNA polymerase。

13. 胺醣苷類(Aminoglycosides)抗生素Streptomycin可以殺死G(-)菌，是因為此藥可以：(A)抑制細菌細胞壁生成 (B)破壞細菌細胞膜 (C)抑制細菌核糖體功能 (D)使細菌雙股DNA斷裂

解析 Aminoglycosides抗生素(Streptomycin)主要作為G(-)感染治療，會抑制細菌核醣體，干擾細菌蛋白質合成。 (97專普二)

14. 下列哪一個藥物不是用於治療肺結核？(A) Isoniazid (B) Ethambutol (C) Rifampin (D) Penicillin G

(92專高二；93士檢二；96專普一；97專普二)

解析 Penicillin主要治療G(+)菌感染，無法治療G(-)的結核桿菌。

15. 下列何種青黴素類(penicillins)抗生素，可以用於治療綠膿桿菌造成的感染？(A) Penicillin G (B) Amoxicillin (C) Cloxacillin (D) Carbenicillin (98專高一)

解析 Penicillins的半合成改良藥物Carbenicillin可用於治療綠膿桿菌造成的感染。

16. 有關青黴素類(penicillins)抗生素的敘述，下列何者錯誤？(A)可抑制細菌細胞壁合成過程中之酵素transpeptidase (B)屬於抑菌型抗生素 (C)細菌產生β-lactamases，可以將其結構破壞而致產生抗藥性 (D)與aminoglycosides合用，可以增加抗菌作用 (98專高一)

解析 Penicillins屬殺菌型抗生素，機轉為抑制細菌細胞壁的合成。

解答： 11.D 12.B 13.C 14.D 15.D 16.B

17. 有關抗黴菌類的用藥ketoconazole之敘述，下列何者正確？(A)主要抑制cholesterol的合成 (B)主要抑制ergosterol的合成 (C)與制酸劑服用可以增加吸收 (D) ketoconazole具有心臟毒性 (98專高一)

解析 (A) Ketoconazole抑制lanosterol轉變成ergosterol，抑制ergosterol的合成；(C)會抑制吸收；(D)副作用為噁心、嘔吐。

18. 評估某一抗HIV藥物，對病患是否有效的最佳方式為何？(A)測量血中白血球含量 (B)測量血中血小板含量及凝血速率 (C)測量血中病毒含量 (D)測量血中淋巴細胞含量 (98專高一)

解析 評估治療HIV的效果，主要是檢測血中病毒的含量。

19. 下列何種抗生素因可抑制四氫葉酸(tetrahydrofolate)生成，故可和sulfamethoxazole協同產生抗菌作用？(A) Amoxicillin (B) Streptomycin (C) Trimethoprim (D) Erythromycin (98專高二)

解析 Trimethoprim抑制四氫葉酸(tetrahydrofolate)生成，與磺胺藥共用，產生協同的抑菌效果。

20. 青黴素的抗菌機制為何？(A)抑制RNA合成 (B)抑制DNA合成 (C)抑制蛋白質合成 (D)抑制細胞壁合成 (98專高二)

解析 青黴菌(penicillins)可抑制細菌細胞壁的合成。

21. 下列何者常用於治療全身性黴菌感染？(A) Clotrimazole (B) Amphotericin B (C) Terbinafine (D) Nystatin (98專高二)

解析 Amphotericin B是全身黴菌感染的首選藥物，(A)(C)(D)為局部黴菌感染用藥。

22. 對Methicillin產生抗藥性之金黃色葡萄球菌(*Staphylococcus aureus*)感染時之首選用藥為：(A) Vancomycin (B) Penicillin G (C) Cephalexin (D) Erythromycin (91師檢二；98專普一)

解析 對Methicillin產生抗生素的金黃色葡萄球桿菌感染時之首選藥為Vancomycin。

23. 當病人被診斷為全身性黴菌感染時，應使用下列哪一種藥物？(A) Amphotericin B (B) Vancomycin (C) Rifampin (D) Methenamine (98專普一)

解答： 17.B 18.C 19.C 20.D 21.B 22.A 23.A

24. 下列抗病毒藥物中，何者可抑制流行性感冒A型病毒感染，亦可用來治療帕金森氏症？(A) Amantadine (B) Acyclovir (C) Vidarabine (D) Zidovudine (98專普一)

解析 Amantadine抑制A型流感（預防效果比治療佳），亦可治療帕金森氏症（因為可以增加腦內Dopamine）；(B)(C)(D為抗病毒藥。

25. 下列何者為外科手術用刷手液中主要之制菌成分？(A) Hexachlorophene (B) Phenol (C) Formalin (D) Benzoic acid (98專普二)

解析 Hexachlorophene是手術前刷手液的主成分，可抑制細菌。

26. 頭孢菌素(Cephalosporins)可以產生殺菌作用，主要是因為它可以：(A)抑制細菌細胞壁生成 (B)破壞細菌細胞膜 (C)抑制細菌核糖體功能 (D)使細菌雙股DNA斷裂 (98專普二)

解析 Cephalosporins類抗生素與penicillins類抗生素同屬β-lactam ring類，皆可抑制細菌細胞壁生成。

27. 下列何者因可以抑制二氫葉酸還原酶(dihydrofolate reductase)，故可和Sulfonamides產生協同作用？(A) Trimethoprim (B) Streptomycin (C) Amoxicillin (D) Tetracycline (98專普二)

解析 Trimethoprim抑制dihydrofolate reductase最終也是抑制葉酸的合成，如果與磺胺藥(sulfonamides)併用，效果加強（有協同作用）。

28. Tetracycline不建議使用於八歲以下兒童的主要原因為何？(A)會讓兒童皮膚過敏 (B)影響兒童未來的生殖能力 (C)造成兒童心智不正常 (D)影響兒童的骨骼牙齒發育 (98專普二)

解析 Tetracyclines因藥物會與發育生長的骨骼牙齒作用，故不建議8歲以下兒童使用，以免產生黃色斑牙。

29. 使用抗生素治療消化性潰瘍之原因為何？(A)殺胃腸內幽門螺旋桿菌 (B)殺胃腸內乳酸桿菌 (C)殺胃腸內大腸桿菌 (D)殺胃腸內葡萄球菌 (98專普二)

解析 使用抗生素來治療消化性潰瘍，主要是殺死腸胃內的幽門螺旋桿菌。

解答： 24.A 25.A 26.A 27.A 28.D 29.A

30. 青黴素(penicillins)和下列何者合用時可增強抗菌效果，常用於治療急性細菌性心內膜炎？(A) Tetracycline (B) Erythromycin (C) Streptomycin (D) Chloramphenicol (99專普一)

解析 通常Penicillins類和Aminoglycosides類（例Streptomycin等抗生素）併用，可增加殺菌效果。

31. 下列何者不是aminoglycosides藥物的副作用？(A)耳毒性 (B)腎毒性 (C)神經肌肉麻痺 (D)骨髓抑制 (99專普一)

解析 Aminoglycosides類抗生素主要的副作用為耳、腎毒性，與神經肌肉阻斷（肌肉無力），與骨髓抑制較無關聯。

32. 經由注射方式給予病人使用青黴素(penicillins)之前會先做皮膚試驗，是為了避免產生下列何種副作用？(A)過敏 (B)腸胃道刺激作用 (C)偏頭痛 (D)肝炎 (99專普一)

33. 下列何種藥物不是用於治療愛滋病？(A) Amantadine (B) Saquinavir (C) Nevirapine (D) Lamivudine (99專普一)

解析 Amantadine用於預防治療A型流感，無法治療愛滋病。

34. 下列何種藥物與terfenadine併服，會產生心律不整的副作用？(A) Tetracycline (B) Cephalexin (C) Erythromycin (D) Ampicillin

解析 Erythromycin抑制肝內代謝酵素，會導致Terfenadine代謝較慢而導致心律不整的副作用。 (99專高一)

35. 下列何者僅限於治療A型流行性感冒？(A) Ribavirin (B) Amantadine (C) Vidarabine (D) Zidovudine (99專高一)

解析 (A)治療C肝及呼吸道融合病毒感染；(B) Amantadine用於預防A型流感與治療帕金森氏症；(C)治療單純疱疹腦炎；(D)治療AIDS。

36. 有關四環黴素(Tetracyclines)之敘述，下列何者正確？(A)可抑制細菌細胞壁生成 (B)孕婦使用時無安全顧慮 (C)和制酸劑同時服用時會妨礙吸收 (D)只能以注射方式給藥 (99專普二)

解析 四環素為廣效抗生素，可抑制細菌蛋白質的合成，孕婦及8歲以下幼兒不建議使用以避免造成斑牙，不得與鐵劑、制酸劑同服，以免無法吸收致殺菌效率降低，製劑有口服藥物、外用針劑。

解答： 30.C 31.D 32.A 33.A 34.C 35.B 36.C

37. 下列何者可用於治療結核分枝桿菌感染，而且病人會產生橘紅尿的現象？(A) Erythromycin (B) Rifampin (C) Isoniazid (D) Vancomycin

解析 Rifampin治療TB時，病患小便會呈橘紅色。 (99專普二)

38. 有關cephalosporins類抗生素之敘述，下列何者錯誤？(A)可抑制細菌細胞壁之生成 (B)和penicillins類抗生素相較，其結構較不易被細菌β-lactamases破壞 (C)第一代cephalosporins可以有效治療綠膿桿菌造成的感染 (D)病人可能有過敏的副作用 (99專高二)

解析 Cephalosporins第一代與Penicillin藥效雷同，但過敏性較低，第二代則對陰性菌效果佳（例如綠膿桿菌），第三代則對G(+)，G(-)菌皆有很好的殺菌效果。

39. Isoniazid所引起的周邊神經病變，可給予下列何種維生素預防？(A)維生素B_2 (B)維生素B_6 (C)維生素B_{12} (D)維生素C

解析 Isoniazid會消耗體內的Vit. B_6造成神經炎，故使用時須加Vit. B_6以減輕其副作用。 (100專高一)

40. 下列第一代cephalosporins中，何者為手術前預防性抗生素的首選用藥？(A) Cefadroxil (B) Cefazolin (C) Cephalexin (D) Cephalothin

解析 第一代的Cephalosporins中，可用於手術前預防感染的是Cefazolin。 (100專高一)

41. 下列何者因會先被病毒的thymidine kinase磷酸化，所以對被病毒感染的細胞才具藥效，因此可用於治療疱疹病毒的感染？(A) Amantadine (B) Acyclovir (C) Flucytosine (D) Zidovudine

解析 (A)預防A型流感；(B) Acyclovir被病毒吸入後，可先被病毒轉變單磷酸鹽，再被宿主的細胞激酶轉變成三磷酸鹽，可抑制病毒的DNA polymerase；(C)治療黴菌感染；(D)治療AIDS。 (100專高一)

42. 有關抗黴菌藥物的作用機轉，下列敘述何者錯誤？(A) Amphotericin B可於黴菌細胞膜上打洞，造成離子與小分子物質流流失而造成細胞死亡 (B) Ketoconazole可干擾ergosterol合成，因而影響黴菌細胞膜功能 (C) Flucytosine經黴菌代謝成三磷酸鹽形式後，作用反而下降 (D) Amphotericin B與flucytosine併用，會產生協同性的作用 (100專高二)

解答： 37.B 38.C 39.B 40.B 41.B 42.C

解析 Flucytosine在黴菌體內會轉變成5-Fluorouracil，抑制黴菌核酸的形成。

43. 有關acyclovir之敘述，下列何者正確？(A)為抗愛滋病毒之第一線藥物 (B)臨床上使用於B型肝炎之急性發作 (C)被宿主細胞代謝成acyclovir tri-phosphate的形式才能抑制病毒 (D)常見的副作用為骨髓抑制、影響肝功能 （100專普一）

解析 Acyclovir在病毒體內轉變成單磷酸鹽，再經宿主細胞內激酶轉變成三磷酸鹽，才有抑制病毒核酸的作用，副作用為噁心、嘔吐。

44. 有關抗生素的副作用，下列何者錯誤？(A) Chloramphenicol用於新生兒容易造成灰嬰症(gray baby syndrome) (B) Erythromycin用於小孩可能會影響其骨骼與牙齒發育 (C) Penicillins可能會造成病人過敏性休克 (D) Vancomycin快速靜脈注射可能造成紅人症(red man syndrome) （100專普一）

解析 會影響小孩骨骼與牙齒的是四環素(Tetracycline)。

45. 下列哪一愛滋病藥物之作用機轉為抑制反轉錄病毒的Reverse transcriptase？(A) Amantadine (B) Oseltamivir (C) Zidovudine (D) Saquinavir （100專普二）

解析 Zidovudine為愛滋病的第一線藥物，機轉為抑制病毒反轉錄酶(revecse transcriptase)。

46. 下列何者是磺胺類藥物最常見的副作用？(A)尿道結石 (B)心律不整 (C)掉髮 (D)視力模糊 （100專普二）

解析 磺胺藥使用不當，最常見的副作用為尿道結石。

47. 何藥以牛奶配藥，其胃腸道吸收最易受抑制？(A) Theophylline (B) Propranolol (C) Tetracycline (D) Tolbutamide （101專普一）

解析 Tetracycline如以牛奶配藥，牛奶中的Ca^{2+}會與Tetracycline結合使之失效。

48. 下列哪一項抗愛滋病藥物不會抑制reverse transcriptase？(A) Saquinavir (B) Zidovudine (C) Didanosine (D) Nevirapine （101專高一）

解答： 43.C 44.B 45.C 46.A 47.C 48.A

解析 Saquinavir為AIDS治療劑之一，其作用機轉為抑制病毒的蛋白酶(prateous inhibitors)，抑制病毒多蛋白的切割。

49. 下列哪一個藥物最常用於治療痲瘋病？(A) Dapsone (B) Cephalexin (C) Tetracycline (D) Gentamicin （101專普一）

解析 Dapsone是痲瘋病的第一線用藥。

50. 新生兒使用下列何種抗生素時，易因其肝臟代謝能力未成熟而產生灰嬰症候群(gray baby syndrome)？(A) Erythromycin (B) Amoxicillin (C) Tetracycline (D) Chloramphenicol （101專普一）

解析 Gray baby syndrome 是氯黴素(Chloramphenicol)造成的，因為嬰兒體內肝代謝酵素缺乏無法代謝氯黴素，導致此病。

51. 下列何種藥物可用於治療巨細胞病毒感染？(A) abacavir (B) ganciclovir (C) ribavirin (D) zidovudine （101專高二）

解析 (A)(D)治療AIDS；(B) Ganciclovir專用於治療巨細胞病毒感染(CMV)；(C)治療C肝及呼吸道融合病毒感染。

52. 有關抗生素clindamycin的敘述，下列何者錯誤？(A)主要用於厭氧菌的感染治療 (B)最常見的副作用是皮膚疹與腹瀉 (C)會造成clostridium重複感染，引起嚴重結腸炎 (D)抗菌原理為抑制細胞壁生合成 （101專普二）

解析 Clindamycin抗菌機轉為抑制細胞蛋白質的合成。

53. 有關tetracyclines類的用藥之敘述，下列何者正確？(A)可與牛奶併用幫助吸收 (B)抗菌範圍狹小 (C)孕婦禁止使用 (D)大多口服使用，其中以doxycycline與minocycline吸收最差

解析 (A)與牛奶併用會影響吸收；(B)抗菌範圍廣；(C)孕婦及8歲以下兒童：禁用Tetracycline，以免影響骨骼與牙齒（斑牙）；(D) Doxycycline與Minocycline口服吸收佳。 （101專普二）

54. 有關抗生素vancomycin之敘述，下列何者錯誤？(A)主要治療G(+)菌造成之感染 (B)抗菌機轉為抑制細菌細胞壁的生成 (C)口服無法吸收 (D)用於對methicillin產生抗藥性之金黃色葡萄球菌感染時效果差 （102專高一）

解答： 49.A 50.D 51.B 52.D 53.C 54.D

解析 Vancomycin是專用於對methicillin有抗藥性的金黃色葡萄球菌感染，效果佳。

55. 下列何種抗生素可有效抑制細菌的DNA gyrase而達到殺菌作用？
(A) ciprofloxacin (B) isoniazid (C) oxacillin (D) clarithromycin
解析 Ciprofloxacin為Quinolone類第二代抗生素，抑制細菌DNA gyrase。 （102專高二）

56. 下列何種fluoroquinolones類抗生素對於綠膿桿菌的抑菌作用最強？(A) ciprofloxacin (B) moxifloxacin (C) trovafloxacin (D) norfloxacin （102專高二）
解析 第二代的Quinotone類(Ciproftoxacin)抗生素對綠膿桿菌效果最佳。

57. 有關aminoglycosides類抗生素之敘述，下列何者正確？(A)口服吸收效果佳 (B)主要由肝臟代謝而失去藥效 (C)是治療革蘭氏陽性菌感染之首選藥物 (D)和利尿劑furosemide合併使用，易產生耳毒性之副作用 （103專高一）
解析 Furosemide具有耳毒性，而Aminoglycosides類也具有耳毒性，兩者不得併用，以免耳毒性加重。

58. 下列何者易造成*Clostridium difficile*感染，而引起嚴重的結腸炎？(A) vancomycin (B) ampicillin (C) clindamycin (D) gentamicin （103專高二）
解析 Clinidamycin僅對G(+)有效，為青黴素代用藥之一，口服吸收佳，其副作用是長期使用會造成梭菌屬(Clostridium)，例如Clostridium difficile感染而引起嚴重的結腸炎；(A) Vancomycin可治療濫用抗生素引發的梭菌屬偽膜性結腸炎；(D) Gentamicin副作用為腎功能障礙。

59. 有關抗生素vancomycin之敘述，下列何者正確？(A)主要治療G(-)菌造成之感染 (B)主要的抗菌機轉為抑制細菌核糖體的功能 (C)口服吸收效果佳 (D)和aminoglycosides併用時可增強殺菌作用但易造成腎毒性 （103專高二）

解答： 55.A 56.A 57.D 58.C 59.D

解析 Vancomycin對G(+)有效，是針對MRSA感染的治療劑，長期使用會造成腎毒性與聽神經毒性。aminoglycosides是廣效殺菌抑菌劑，對G(-)最有效，副作用為腎毒性與聽神經毒性，前後兩類藥物併用可增加殺菌作用，但易造成腎毒性。

60. 下列aminoglycosides類抗生素中，何者因腎毒性太大，僅適合表面塗抹治療皮膚感染，或是口服後殺死腸道內細菌做為腸道手術前準備用藥？(A) Streptomycin (B) Neomycin (C) Amikacin (D) Tobramycin （104專高一）

解析 Aminoglycosides類抗生素中的Neomycin因為對腎毒性較嚴重，故多用於表面塗抹治療皮膚感染或口服做為腸道手術前消毒用。

61. 有關cephalosporins的用途，下列何者錯誤？(A) Cefazolin（第一代）半衰期長，可以用在一些外科手術預防術後感染 (B) Cefoxitin（第二代）對厭氧菌*Bacteroides fragilis*效果很好 (C) Ceftazidime（第三代）可以用在*Pseudomonas aeruginosa*的感染 (D) Cephalosporin（第三代）對革蘭氏陰性球菌作用比第一代弱

解析 Cephalospovins第三代對G(-)效果比第一代更佳，用於鋸桿菌、抗藥性G(-)、綠膿桿菌效果都很好，多為注射給藥。 （104專高二）

62. 下列何種抗生素主要由肝臟代謝，肝臟功能異常的病人不宜使用？(A) Gentamicin (B) Ciprofloxacin (C) Amoxicillin (D) Erythromycin （104專高二）

解析 Erythromycin主要由肝代謝，故肝功能異常病人不宜使用。

63. 流行性感冒的治療藥物Oseltamivir與Zanamivir可降低新病毒自宿主細胞釋放與結合，其藥理作用主要為抑制下列何種酵素活性？(A) thymidine kinase (B) neuraminidase (C) reverse transcriptase (D) adenosine kinase （104專高二）

解析 Oseltamivir為流行性感冒的治療藥物，其作用為抑制病毒的神經胺酶(neuraminidase)，使複製的病毒無法脫離宿主細胞。

解答： 60.B 61.D 62.D 63.B

64. 下列藥物何者會增加胺醣類抗生素（如Gentamicin）的耳毒性？(A) Acetazolamide (B) Spironolactone (C) Furosemide (D) Triamterene （105專高一）

解析 Furosemide會引起暫時性耳聾，如果與胺醣類抗生素併用會加重耳毒性。

65. 以廣效抗生素清除腸道內之細菌正常菌叢(bacterial normal flora)，與下列哪一種疾病的發生無關？(A)骨髓造血功能異常 (B)宿主食物消化不良 (C)宿主的黏膜免疫力(mucosal immunity)失常 (D)腸道中致病細菌的感染 （105專高一）

66. 抗生素gentamicin和cefazolin合併使用時可產生抗菌協同作用(synergism)，原因為何？(A) gentamicin可以使cefazolin不被細菌的β-lactamase破壞 (B) gentamicin可以使cefazolin進入細菌體內的濃度增加 (C) cefazolin可以使gentamicin容易進入細菌體內產生藥效 (D) cefazolin可以減少gentamicin由腎臟排出（105專高二）

67. 肝臟功能異常的病人使用下列何種抗生素時，因為無法有效代謝此藥物，可能導致藥物血中濃度上升而產生毒性？(A) gentamicin (B) ciprofloxacin (C) amoxicillin (D) erythromycin （105專高二）

解析 肝功能正常時，erythromycin會集中在肝臟後排除於膽汁中；但肝功能異常時，則會無法有效代謝此藥物。

68. 下列青黴素類(penicillins)抗生素中，何者因為不易被葡萄球菌產生之penicillinase破壞，所以主要用於治療葡萄球菌造成之感染？(A) Ampicillin (B) Carbenicillin (C) Cloxacillin (D) Penicillin G

解析 抗青黴素酶之青黴素如：Methicillin、Oxacillin、Cloxacillin、Dicloxacillin、Nafcillin，用於對抗能產生青黴素酶的葡萄球菌(*Staphylococcus*)。 （106專高一）

69. 下列何者是抗生素quinolones藥物的作用機轉？(A)抑制細胞壁生合成 (B)抑制蛋白質生合成 (C)抑制葉酸生合成 (D)抑制DNA gyrase作用 （106專高二）

解答： 64.C 65.A 66.C 67.D 68.C 69.D

70. 下列何種抗瘧藥對於瘧疾的紅血球外組織期（例如肝臟）有效？ (A) Chloroquine (B) Pyrimethamide (C) Primaquine (D) Quinine （106專高二補）

71. 下列何種抗生素會產生明顯的腎臟毒性，所以使用時要監測病人血中濃度，以避免產生腎毒性？(A) Gentamicin (B) Chloramphenicol (C) Clarithromycin (D) Cefazolin（106專高二補）

72. 下列何者是防止多重抗藥性細菌產生的可行方法？(A)經常服用預防性抗生素 (B)多使用廣效性抗生素 (C)定期公告流行病的疫情及病原種類作為使用抗生素的參考 (D)疾病病徵減輕後馬上停止服用抗生素 （106專高二補）

73. 有關藥物併用的敘述，下列何者錯誤？(A) aminoglycosides與loop diuretics併用時，會增加病人聽覺損傷的機率 (B)抗生素與口服避孕藥一起使用時，可能降低避孕藥的避孕效果 (C) penicillins與aminoglycosides併用具有協同作用(synergistic effect) (D)臨床上常併用amoxicillin與carbapenem，以避免amoxicillin被β-lactamase分解 （107專高二）

解析 (D)臨床常併用的是Amoxicillin+Clavulanic acid。

74. 下列何類抗生素主要影響細菌DNA的複製？(A)立汎黴素(rifampin) (B) β-內醯胺抗生素(β-lactam antibiotics) (C)奎諾酮類(quinolones) (D)胺基醣苷類(aminoglycosides) （107專高二）

75. 下列何種反轉錄酶(reverse transcriptase)抑制劑，不適用於人類免疫不全病毒(HIV)感染的治療？(A) adefovir (B) lamivudine (C) tenofovir (D) zidovudine （108專高一）

解析 Adefovir能抑制反轉錄酶，用於治療B型肝炎。

解答： 70.C 71.A 72.C 73.D 74.C 75.A

76. 有關治療肺結核藥物isoniazid的藥理作用相關敘述，下列何者錯誤？(A)干擾分枝桿菌蛋白質生合成　(B)可能的副作用為肝毒性與周邊神經病變　(C)主要藉由肝臟代謝　(D)為第一線肺結核治療的四藥策略之一(four-drug regimen)　（108專高二）

解析 Isoniazid抑制細菌細胞壁成分mycolic acid的合成，故可抑制結核菌的細胞壁。

77. 服用下列何種藥物，須注意病人的視力是否有異常？(A) ethambutol　(B) gentamicin　(C) itraconazole　(D) vancomycin　（108專高二）

解析 Ethambutol會導致視神經傷害，造成辨色力偏差、視神經炎。

78. 有關抗生素amoxicillin之敘述，下列何者錯誤？(A)屬於β-lactam結構，具殺死細菌(bactericidal)效果　(B)禁止與β-lactamase抑制劑(clavulanate)併用　(C)常見的副作用為腹瀉　(D)干擾細菌細胞壁生合成　（109專高一）

解析 Amoxicillin的殺菌作用來自於抑制細菌細胞壁的合成，而clavulanate可結合並破壞β-內醯胺脢之活性與結構，而提升Amoxicillin之抗菌效力，故二者併用具有協同性之殺菌功效。

79. Azole類抗黴菌劑的作用機轉是：(A)抑制細胞膜生成　(B)抑制蛋白質合成　(C)抑制細胞壁生成　(D)抑制核酸合成　（109專高一）

解析 作用機轉是抑制黴菌細胞膜上麥角固醇的合成。

80. Caspofungin用於治療黴菌感染，下列何者為其作用機轉？(A)抑制核酸合成　(B)改變細胞膜的滲透性　(C)抑制麥角固醇(ergosterol)的合成　(D)抑制細胞壁生成　（109專高二）

解析 作用機轉是抑制黴菌細胞壁上的β(1,3)-D-glucan生成。

81. 口服四環素類(tetracyclines)治療感染時，最不適宜採用下列何種方式？(A)以開水服用　(B)以茶水服用　(C)以牛奶服用　(D)以果汁服用　（109專高二）

解答： 76.A　77.A　78.B　79.A　80.D　81.C

解析 口服四環素類時，應避免與陽離子金屬化合物共用(Ca^{2+}、Mg^{2+}、Al^{3+})，因為會與之結合而失效，故服用四環素類時，須避免同時喝牛奶、吃胃乳片（制酸劑）、鐵劑。

82. 腎臟功能不良的高齡病人，若以vancomycin治療其嚴重感染症，要特別注意下列何種副作用？(A)耳毒性 (B)癲癇 (C)腹瀉 (D)白內障 （110專高一）

解析 Vancomycin屬糖胜肽類，具耳、腎毒性。

83. 下列何者與磺胺藥(sulfadoxine)混合使用，以治療弓形蟲(*Toxoplasma gondii*)之感染？(A) Ciprofloxacin (B) Metronidazole (C) Pyrimethamine (D) Trimethoprim （110專高一）

解析 Pyrimethamine為葉酸還原酶抑制劑，常與磺胺藥合併用於治療寄生蟲感染。

84. 下列何種藥物可以治療免疫不全病人，因感染巨細胞病毒(CMV)導致視網膜炎，以及對acyclovir無效之單純疱疹病毒感染？(A) Cidofovir (B) Fomivirsen (C) Foscarnet (D) Ganciclovir （110專高二）

85. 下列抗生素中，何者不會作用在細菌的核糖體上？(A) Vancomycin (B) Gentamicin (C) Erythromycin (D) Clindamycin

解析 Vancomycin可阻止胜肽聚醣(peptidoglycan)的合成，抑制細菌細胞壁合成。 （111專高一）

86. 當前往瘧疾疫區旅行，得知該區疫情已經對chloroquine 產生抗藥性時，下列何者為最佳預防用藥？(A) Artemisinin (B) Mefloquine (C) Primaquine (D) Pyrimethamine （111專高一）

解析 Mefloquine可預防及治療瘧疾，特別是用於對Chloroquine產生抗藥性之惡性瘧，毒性較小，孕婦可用。

解答： 82.A 83.C 84.C 85.A 86.B

87. 一名病人因肺炎感染而住院，菌種分離偵測到Methicillin抗藥性的金黃色葡萄球菌，下列何者不適於治療此病人？(A) Daptomycin (B) Quinupristin / Dalfopristin (C) Teicoplanin (D) Telavancin （111專高二）

解析 (A)較適於治療MRSA菌血症及感染性心內膜炎。

88. 成年人長期咳嗽，經確診為黴漿菌感染，其處方藥物為口服clarithromycin，有關此抗生素之敘述，下列何者正確？(A)屬於penicillin類抗生素 (B)干擾細菌葉酸生合成 (C)干擾細菌細胞壁生合成 (D)干擾細菌蛋白質生合成 （112專高一）

解析 Clarithromycin屬於巨環類抗生素，會干擾細菌蛋白質合成。

89. 下列何種青黴素衍生物，可用於治療綠膿桿菌(*Pseudomonas aeruginosa*)之感染？(A) amoxicillin (B) oxacillin (C) ampicillin (D) piperacillin （112專高二）

90. 下列抗結核桿菌的藥物中，何者會降低以protease inhibitors治療愛滋病(AIDS)的效果？(A) ethambutol (B) isoniazid (C) pyrazinamide (D) rifampin （113專高一）

解析 Rifampin因會刺激肝臟微粒體酶CYP450-3A4的活性，與抗愛滋病毒藥物中的蛋白酶抑制劑(protease inhibitor)產生藥物交互作用，可能會影響抗愛滋病毒藥物的療效。

91. 下列藥物均能治療新生兒感染，但在考量副作用的前提下，何者是最好的選擇？(A) chloramphenicol (B) penicillin G (C) sulfamethoxazole (D) tetracycline （113專高一）

解析 (A) chloramphenicol會出現灰色嬰兒症(gray baby syndrome)；(C)有些孩童易對sulfamethoxazole過敏，若有蠶豆症(G-6-PD deficiency)也應避免使用；(D) tetracycline會影響小孩骨骼與牙齒發育。

解答： 87.A 88.D 89.D 90.D 91.B

抗腫瘤藥物與免疫抑制劑

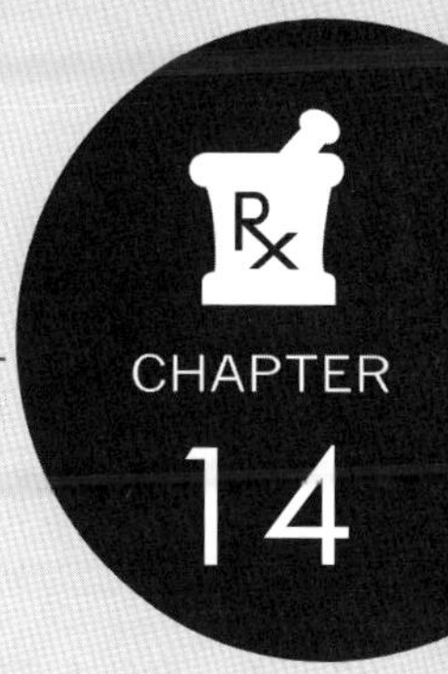

出題率：♥♥♡

- 抗腫瘤藥物
  - 癌（腫瘤）的簡介
  - 癌症的治療
  - 細胞分裂週期
  - 抗腫瘤的化療原則
  - 抗腫瘤藥的作用機轉
  - 常用的抗腫瘤組合藥物
  - 抗腫瘤藥物常見的副作用
  - 抗腫瘤藥物
- 免疫抑制劑
  - 簡介
  - 臨床應用
  - 常用藥物
- 免疫強化劑

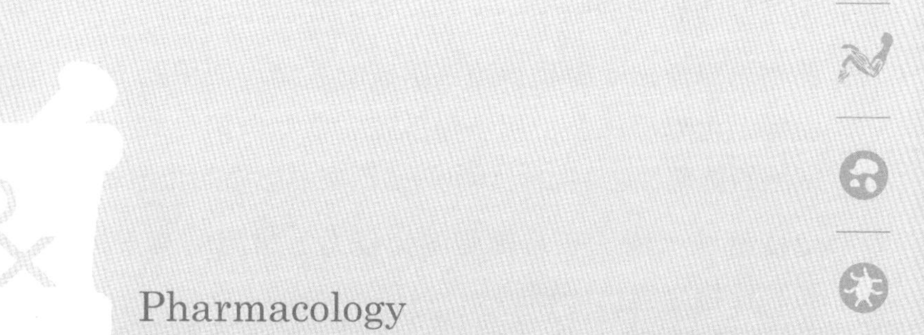

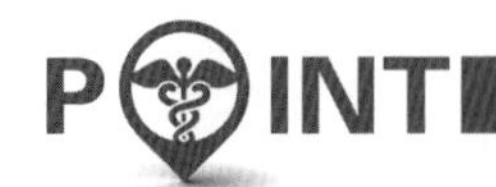

重｜點｜彙｜整

14-1 抗腫瘤藥物(Antineoplastic Drugs)

一、癌（腫瘤）的簡介

正常的細胞皆有細胞分裂週期的調控，只有少數的細胞是處於分裂週期進行細胞分裂，多數細胞是處於休止期而暫時不分裂。然而正常細胞如受到致癌因子(carcinogenic factors)的作用，例如：病毒、化學物質（亞硝酸氨等）或輻射物質的影響，會導致 DNA 的改變而致使基因改變，有可能導致細胞轉變成癌細胞，以致使原來的細胞休止特性改變，而成為異常分裂的腫瘤細胞。腫瘤細胞的異常分裂會吞噬正常細胞的養分，並配合其轉移侵害的特性，終將危害生命個體。

二、癌症的治療

癌症治療的方式有：

1. 外科手術：一般癌症初期，多使用外科手術去除腫瘤，轉移性腫瘤則需配合其他治療方式。
2. 放射線治療：放射治療多半搭配外科手術做初期治療，以減少大部分的腫瘤細胞。
3. 藥物化學療法：對化學療法敏感的腫瘤可使用此方法，例如：白血病。化學療法多併用多種抗腫瘤藥物做組合式治療，以減少癌細胞的抗藥性（例如：MOPP 為治療淋巴瘤的化療組合）。
4. 免疫療法：增加正常細胞的免疫力。常用的有干擾素及單株抗體等藥物來對抗癌細胞。

5. 基因療法：利用載體（常用的有腺病毒）將 P53 腫瘤抑制基因注入體內來抑制癌瘤的生長。

此外臨床現正發展使用標靶治療及光能療法。

三、細胞分裂週期

細胞分裂週期分成四期：

1. **M 期**(mitosis)為細胞分裂期。
2. **S 期**(synthesis)為 DNA 生長期中間又以 G (gap)間隔期分開。
3. G (gap)間隔期是 RNA 與蛋白質的生成期，通常細胞的生長週期是指，從一次有絲分裂結束後，經生長再到下一次的分裂結束的過程。
4. G_0 期為休止期，細胞於此期不再分裂增生，一般正常細胞在成熟後會停留在此期，然而癌瘤細胞則特性已改變，會不斷的分裂增殖，永無止盡。

四、抗腫瘤的化療原則

1. 愈早發現，治療愈容易，當癌細胞未轉移時發現治療較佳，其目標是殺死每一個癌細胞，以防癌細胞增生坐大。
2. 治療原則為殺死所有的癌細胞，絕不殘留，以免產生後患。
3. 化療以組合藥物為佳，以免癌瘤細胞產生抗藥性。
4. 癌症化療皆使用高劑量、間歇性的治療方式，其治療效果比低劑量連續使用更好。
5. 治療時定期監測血液，以保持藥物毒性與治療力的均衡。
6. 癌症化學治療都有細胞毒性，常見的有骨髓抑制、噁心、嘔吐、腹瀉、口腔、禿髮及精蟲減少。且多數癌症化療藥物為 D 級，孕婦使用會傷害胎兒。

五、抗腫瘤藥的作用機轉

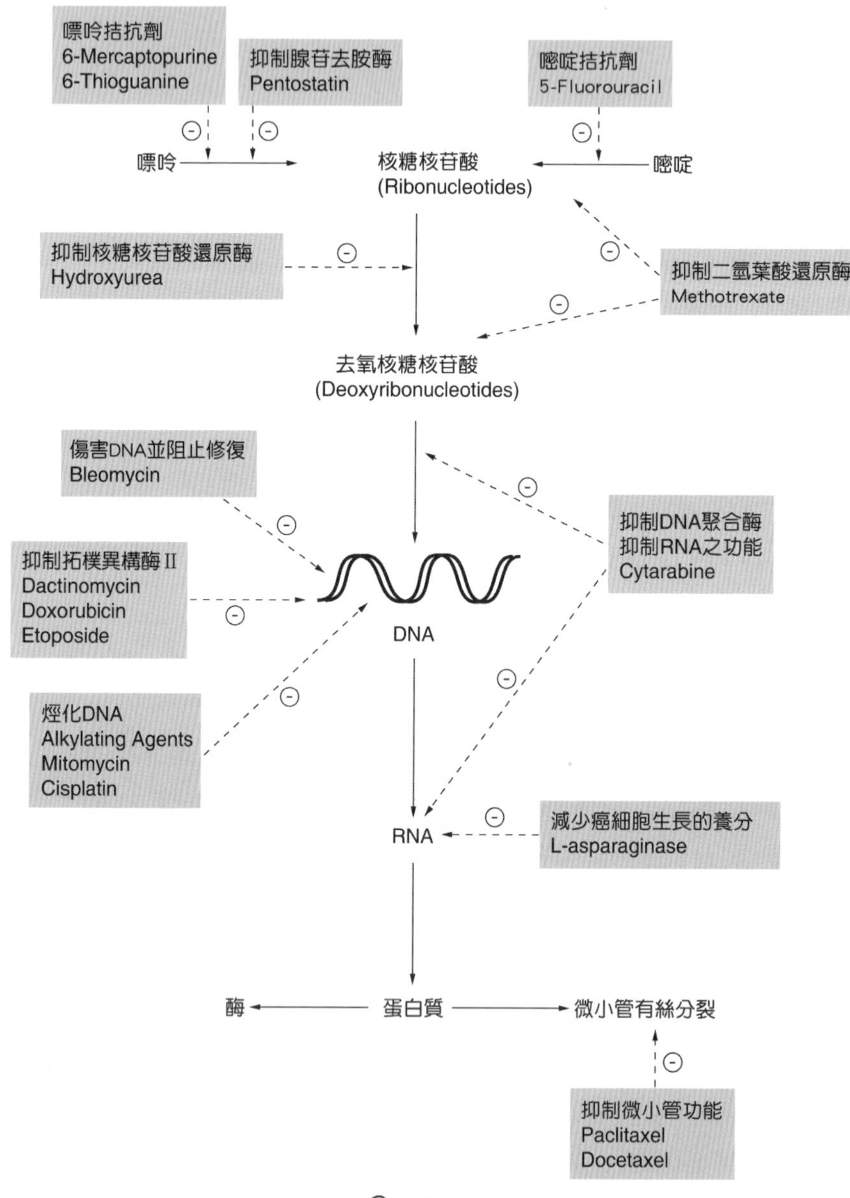

圖 14-1

六、常用的抗腫瘤組合藥物

1. MOPP（治療何杰金氏症）：Mechlorethamine (Mustrargen®) + Vincristine (Oncovin®) + Prednisolone + Procabazine。
2. CHOP（治療非定型的癌症）：Cyclophosphamide (Endoxan®) + Hydroxydaunorubicin + Vincristine (Oncovin®) + Prednisolone。
3. POMP（治療急性淋巴性白血症）：Prednisolone + Vincristine (Oncovin®) + Methotrexate + Purinethol。

七、抗腫瘤藥物常見的副作用

1. 骨髓抑制：**白血球、紅血球、血小板減少**。
2. 毛髮：**禿髮**。
3. 胃腸道：**噁心、嘔吐**、口舌炎、腸胃道潰瘍。
4. 傷口：不易恢復。
5. 特殊的副作用：Doxorubicin 有心臟毒性；Cisplatin 有腎毒性；Cyclophosphamide 有出血性膀胱炎；**Bleomycin、Busulfan：肺纖維化**；Vincristine：神經毒性。

八、抗腫瘤藥物

依分類為烴化劑(alkylating agents)、抗代謝藥物(antimetabolite)、植物生物鹼(alkaloids)、抗生素類抗腫瘤藥(antitumor antibiotics)及荷爾蒙製劑(hormonal agents)、標靶治療劑及其他。

(一) 烴化劑(Alkylating agents)

作用機轉：該類藥物可與腫瘤細胞的 DNA 上的鳥糞嘌呤(guanine, G)產生不可逆的結合，導致 DNA 雙股無法分離複製，**干擾 DNA 的轉錄作用**。

藥物	作用機轉與臨床用途	副作用與注意事項
· Mecloethamine (Mustargen®)	多作為 MOPP 組合藥物中的 M，用於治療何杰金氏症(Hodgkin's disease)	骨髓抑制、嘔吐
· Chlorambucil (Leukeran®)	治療慢性淋巴性白血症及紅血球過多症	骨髓抑制、噁心、嘔吐
· Melphalan (Alkeran®)	治療多發性骨髓瘤、卵巢瘤及黑色素瘤	骨髓抑制、噁心、嘔吐
· **Busulfan** (Myleran®)	治療慢性骨髓性白血症	骨髓抑制、嘔吐、肺纖維化變性
· **Cyclophosphamide** (Endoxan®)	治療白血病、淋巴癌，亦常用於免疫抑制劑	· 副作用：骨髓抑制、**出血性膀胱炎**（須大量喝水，排出藥物，以減少副作用） · 注意事項：Cyclophosphamide **經肝臟代謝成** 4-OH-cyclophosphamide **才有治療活性**
· Thiotepa (Thio-TEPA®)	治療乳癌、卵巢癌及膀胱癌	骨髓抑制、嘔吐
· Carmustine (BCNU)	治療**腦瘤**（因為**脂溶性**高，**可通過** BBB）、多發性骨髓瘤	白血球減少、噁心、嘔吐

藥物	作用機轉與臨床用途	副作用與注意事項
· Lomustine (CCNU)	治療腦瘤（該藥脂溶性高，可通過 BBB）	白血球減少、噁心、嘔吐
· **Cisplatin** (Platinol®)	含鉑（白金）製劑，抗惡性腫瘍劑，治療轉移性**睪丸癌、卵巢癌**、晚期膀胱癌	耳毒性、**腎毒性**、神經毒性、噁心、嘔吐（**嚴重嘔吐可使用 Ondansetrone，為一種 5-HT_3 拮抗劑**）
· Carboplatin	第二代含鉑製劑，治療晚期卵巢癌	噁心、嘔吐、腎毒性、神經毒性等副作用較 Cisplatin 小，但骨髓抑制比 Cisplatin 嚴重
· Oxaliplatin	第三代白金類化學藥物，和 5-fluorouracil (5-FU)及 Folinic acid (FA)併用，作為第三期結腸癌(Duke's C)原發腫瘤完全切除手術後的輔助療法、治療轉移性結腸直腸癌	幾乎無腎毒性，主要副作用為周邊神經病變
· Procarbazine (Matulane®)	治療何杰金氏症及腦瘤（為抗癌組合藥 MOPP 中之 P）	骨髓抑制、噁心、嘔吐
· **Oxaliplatin** (Eloxatin®)	與 5-fluorouracil (5-FU)和 Folinic acid (FA)併用，治療轉移性結腸直腸癌	**周邊神經毒性與肝毒性**

(二) 抗代謝藥物(Antimetabolite)

抗代謝藥物又細分成抗葉酸藥物、抗嘌呤藥物與抗嘧啶藥物三類原則，此三類皆是**細胞週期 S 期專一性藥物**。

◆ 抗葉酸藥物

藥物	作用機轉與臨床用途	副作用
· Methotrexate (Folex®)	· 作用機轉：抑制二氫葉酸還原酶(dihydrofolate reductase)，使二氫葉酸無法轉變成四氫葉酸，因而抑制葉酸及 DNA 合成 · 臨床用途：治療**急性淋巴性白血病**(ALL)及**絨毛膜癌**(choriocarcinoma)，以及用於免疫性疾病（類似風濕關節炎等）、乾癬 · **解毒劑：過量中毒可用 Leucovorin（為一種還原態葉酸）來解毒** · 使用 Methotrexate 或 Pemetrexed 皆要搭配活性葉酸(Folinic acid)	白血球、血小板減少、貧血、嘔吐，長期使用會引起肝毒性
· Pemetrexed (Alimta®)	· 作用機轉：葉酸類似物代謝抑制劑，可抑制葉酸依賴性酵素 · Pemetrexed 併用 Cisplatin 是治療局部晚期或轉移性非小細胞肺癌（顯著鱗狀細胞組織型除外）之第一線化療用藥，也可用於惡性肋膜間質細胞瘤	

◆ 抗嘌呤藥物

藥物	作用機轉與臨床用途	副作用與注意事項
· Mercaptopurine (Purinethol®, 6-MP)	· 作用機轉：抑制合成嘌呤的酵素，干擾嘌呤合成，進而抑制 DNA 合成 · 臨床用途：治療急性淋巴性白血病	· 副作用：骨髓抑制及免疫的抑制劑，長期服用具肝毒性 · 注意事項：與抑制痛風藥物 Allopurinol 共用時，須將 Mercaptopurine 減量

藥物	作用機轉與臨床用途	副作用與注意事項
· Thioguanine (6-TG)	· 作用機轉：抑制合成嘌呤的酵素，干擾嘌呤的合成，進而抑制 DNA 合成 · 臨床用途：治療急性淋巴性白血病	骨髓抑制、免疫抑制，長期使用有肝毒性
· Fludarabine (Fludara®)	· 作用機轉：藥物可代謝成三磷酸鹽，干擾 DNA 聚合酶 (DNA polymerase)，最終抑制 DNA 的合成 · 臨床用途：治療毛狀細胞白血病	骨髓抑制

◆ 抗嘧啶藥物

藥物	作用機轉與臨床用途	副作用
· **Fluorouracil** (5-Fu) · Floxuridine (FUDR) · Capecitabine (Xeloda®)	· 作用機轉：此類藥物於體內可被代謝轉變成 5-FdUMP 的活性物，而抑制胸腺嘧啶合成酶(thymidylate synthase)，抑制 DNA 的合成 · 臨床用途：多用於治療胰臟癌及直腸癌	**噁心、骨髓抑制、白血球減少**、口腔與骨發炎
· **Cytarabine** (Cylocide®; Ara-C)	· 作用機轉：於體內轉化成 Ara-CTP 活性體，抑制胞嘧啶，進而**抑制 DNA 的合成** · 臨床用途：治療急性骨髓性白血病	骨髓抑制，嘔吐
· Gemcitabine (Gemzar®)	· 作用機轉：抑制癌細胞 DNA 合成，誘導細胞凋亡 · 臨床用途：IV 給藥，治療非小細胞肺癌、胰臟癌、膀胱癌	骨髓抑制

(三) 植物生物鹼類

植物生物鹼類抗癌藥物有長春花生物鹼(vinca alkaloids)、紫杉醇類(taxane)、八角蓮類生物鹼(podophyllium)及喜樹類生物鹼(campotheca)，可分別抑制細胞分裂週期的不同階段。

◆ 長春花生物鹼藥物

藥物	作用機轉與臨床用途	副作用
· Vincristine (Oncovin®)	· 作用機轉：藥物**與微小管(microtubule)結合，抑制微小管功能**，因而無法進行聚合作用，使細胞紡錘絲無法形成，進而抑制了有絲分裂（**M 期專一性藥物**） · 臨床用途：治療急性淋巴性白血病，其成份即為治療癌症組合藥 MOPP 中的 O，或此藥物**與 Prednisolone 併用，治療小兒急性淋巴性白血病**	骨髓抑制、**周邊神經病變**
· Vinblastine (Velban®)	· 作用機轉：與前面 Vinblastine 相同 · 臨床用途：治療急性白血病、何杰金氏症	嚴重的骨髓抑制
· Vinorelbine (Navelbine®)	· 作用機轉：與微小管結合，產生去聚合反應(Depolymerization)，抑制紡錘絲形成，進而抑制細胞有絲分裂，為 M 期的專一性藥 · 臨床用途：治療非小細胞癌。與 Trastuzumab 併用治療乳癌	骨髓及神經毒性，但毒性較弱

◆ 紫杉醇類生物鹼藥物

藥物	作用機轉與臨床用途	副作用
· Paclitaxel (Taxol®) · Docetaxel (Taxotere®)	· 作用機轉：可**與微小管**(tubulin)**結合，干擾癌細胞的聚合作用**，抑制癌細胞的紡錘絲形成，終而**抑制癌細胞的有絲分裂**（M 期專一性藥物） · 臨床用途：治療**乳癌、卵巢癌**	具骨髓抑制及周邊神經毒性與過敏反應，肝功能不全者應調整劑量

◆ 八角蓮類生物鹼藥物

藥物	作用機轉與臨床用途	副作用
· Etoposide (VP-16) (Eposin®) · Teniposide (VM-26) (Vumon®)	· 作用機轉：抑制拓撲異構酶 II (Topoisomerese II)干擾 DNA 複製，**抑制細胞分裂**的 $S\text{-}G_2$ 期 · 臨床用途：治療淋巴瘤、癌症等	骨髓抑制、嘔吐、禿髮

◆ 喜樹類生物鹼藥物(campotheca)

藥物	作用機轉與臨床用途	副作用
· Topotecan (Hycamtin®) · Camptothecin® Irinotecan (Camptosar®)	· 作用機轉：抑制拓撲異構酶 I (topoisomerase I)，使 DNA 無法複製，抑制細胞分裂的 $S\text{-}G_2$ 期 · 臨床用途：卵巢癌、大腸癌、直腸癌	骨髓抑制、嘔吐

(四) 抗生素類抗腫瘤藥(Antitumor Antibiotics)

藥物	作用機轉與臨床用途	副作用
· Doxorubicin (Adriamycin®) · Daunorubicin (Daunomycin®)	· 作用機轉：抑制拓撲異構酶II，致使 DNA 合成受抑制 · 臨床用途：治療乳癌、卵巢癌、白血病以及骨髓瘤	骨髓抑制、**紅色尿液、心臟毒性**（本藥會產生 semiquinone，引發心臟毒性）
· Dactinomycin (Cosmegen®)	· 作用機轉：**與 DNA 結構結合**，干擾 DNA 依賴性 RNA 聚合酶(DNA dependent RNA polymerase)，因而抑制 DNA 的合成 · 臨床用途：治療艾溫氏瘤(Ewing's sarcoma)、絨毛膜癌	骨髓抑制、禿髮、嘔吐
· Bleomycin (Bleocin®)	· 作用機轉：可將 **DNA 的磷酸鹽鍵打斷**，破壞 DNA，抑制 DNA 合成 · 臨床用途：治療惡性淋巴癌	**肺纖維化**病變、禿髮、口舌炎
· Mitomycin (Mitomycin-C®)	· 作用機轉：可結合 DNA 上的鳥糞嘌呤，使 DNA 複製時無法分離，抑制 DNA 的複製 · 臨床用途：治療胃癌、肺癌等	骨髓抑制、嘔吐等
· Epirubicin (Ellence®)	· 作用機轉：可嵌入癌細胞 DNA 中的嘧啶與鳥糞嘌呤之間，切斷雙螺旋股，抑制 DNA 及 RNA 合成 · 臨床用途：治療乳癌	骨髓毒性、黏膜炎、昏睡（但不會有心臟毒性）
· Mitoxantrone (Novantrone®)	· 作用機轉：藥物結構可嵌入癌細胞 DNA 雙股螺旋中，破壞癌細胞 DNA · 臨床用途：治療白血病、固體癌（肺癌、胰癌、胃癌）	骨髓抑制、禿髮、噁心、嘔吐（但無心臟毒性）

(五) 荷爾蒙製劑(Hormonal Agents)

藥物	作用機轉與臨床用途	副作用
· Tamoxifen (Nolvadex®)	· 作用機轉：可**競爭抑制雌性素**，抑癌方式被稱為**選擇性雌性素受體調控劑**(selective estrogen-receptor modulator, SERM) · 臨床用途：治療乳癌	子宮內膜增生、面部泛紅
· Diethylstilbestrol (Stilphostrol®)	· 作用機轉：為合成的雌性素，拮抗體內雄性素作用 · 臨床用途：治療男性前列腺癌	鈉、水滯留
· Adrenocortico-steroids（皮質類固醇），Prednisolone	· 作用機轉：抑制癌細胞的蛋白質合成 · 臨床用途：治療何杰金氏症、急性淋巴性白血病	免疫力降低、血糖升高
· Flutamide (Fugerel®)	· 作用機轉：為雄性素拮抗劑，與雄性素競爭受體 · 臨床用途：治療男性前列腺癌，或女性多毛症（常與 GnRH 拮抗劑 Leuprolide 併用）	男性女乳症、肝毒性、性慾降低
· Megestrol acetate (Megace®)	· 作用機轉：抑制腦下垂體，減少黃體化作用來抑制癌細胞活性 · 臨床用途：治療乳癌、子宮內膜癌	水腫

藥物	作用機轉與臨床用途	副作用
· Leuprolide acetate (Lupron®)	· 作用機轉：藥物結構**類似** GnRH，可與體內 GnRH 競爭受體，抑制 FSH、LH，故可抑制雄性素與雌性素的合成與分泌 · 臨床用途：治療**前列腺癌**、停經前乳癌	頭痛、噁心、關節痛

(六) 標靶治療劑

◆ 單株抗體類標靶治療劑

藥物	作用機轉與臨床用途	副作用
· Trastuzumab (Herceptin®)	· 作用機轉：抑制癌細胞的 *HER2* 阻礙癌細胞分化成熟的信息傳遞 · 臨床用途：為治療乳癌的單株抗體	心臟毒性、肺臟毒性
· Cetuximab (Erbitux®)	· 作用機轉：抑制癌細胞的 EGFR（表皮生長因子受體） · 臨床用途：治療大腸直腸癌，為單株抗體	
· Bevacizumab (Avastin®)	· 作用機轉：抑制癌細胞的血管內皮生長因子 (vessel epithelium growth factor, VEGF) · 臨床用途：治療大腸直腸癌的單株抗體	

藥物	作用機轉與臨床用途	副作用
· Rituximab (Mabthera®)	· 作用機轉：由基因重組製成的單株抗體，選擇性的對抗 B 淋巴球特有的抗原 CD-20 再透過補體調控分解作用殺死癌細胞 · 臨床用途：治療 CD-20 陽性的淋巴瘤、類風濕性關節炎	類似感冒症狀、疼痛
· Alemtuzumab (Campath®)	· 作用機轉：與惡性淋巴細胞上的 ED52 表面抗原結合來誘發抗體依賴細胞的分解作用去除掉體內的惡性淋巴細胞 · 臨床用途：治療慢性淋巴性白血病(CLL)	免疫力下降、血球減少、噁心、嘔吐
· Gemtuzumab (Mylotarg®)	· 作用機轉：為選擇性的抗 CD-33 單株抗體與抗生素 Calicheamicin 合用，治療 CD-33 過度表現的未分化細胞 · 臨床用途：治療急性骨髓性白血病(AML)	骨髓抑制、肝功能異常

◆ 小分子類標靶治療劑

此類小分子化合物的極性很低，可以自由穿透細胞膜，可專一性的抑制癌細胞生長，此類藥物主要是與各種生長因子受體的 tyrosine kinase 作用，抑制其活性，故也稱作酪胺酸激酶抑制劑(tyrosine kinase inhibitor)。藥物有：

藥物	作用機轉與臨床用途	副作用
· Gefitinib (Iressa®)	· 作用機轉：選擇性的抑制癌細胞的**表皮生長因子受體－酪胺酸激酶**(EGFR-TK)，阻斷癌細胞的生長，血管增生及轉移 · 臨床用途：治療非小細胞肺癌及具抗藥性肺癌	腹瀉、皮膚紅腫
· Lapatinib (Tykerb®)	· 作用機轉：抑制癌細胞的 EGFR 與 *HER2* 的 TK，來抑制癌細胞的生長與轉移 · 臨床用途：治療乳癌	嘔吐、腹瀉、食慾不振、皮膚紅腫
· Sunitinib (Sunitinib®)	· 作用機轉：抑制血小板源生長因子受體(PDGFR)及血管內皮生長因子受體(VEGFR)的酪胺酸激酶(TK)，抑制癌細胞的生長 · 臨床用途：治療轉移性腎細胞癌	噁心、疲倦、腹瀉、口炎、皮膚紅疹
· Imatinib (Glivec®) · Nilotinib (Tasigna®)	· 作用機轉：**為酪胺酸激酶抑制劑**(tyrosine kinase inhibitor)，使帶有 BCR-ABL 癌細胞，產生細胞凋亡 · 臨床用途：**治療慢性骨髓性白血病**(CML)	

(七) 其他類別抗癌藥物

藥物	作用機轉與臨床用途	副作用
· Asparaginase (Elspar®)	· 作用機轉：可將癌細胞需求的 Asparagine（天門冬素）水解掉，**使癌細胞無法取得所需的養分** · 臨床用途：治療急性白血病	
· Hydroxyurea (Hydrea®)	· 作用機轉：抑制去氧核糖核苷酸，干擾癌細胞 DNA 合成，屬於 S 期的專一性藥物 · 臨床用途：治療慢性骨髓性白血病(CML)	
· Aldesleukin (Proleukin®)	· 作用機轉：**屬於基因重組的 Interleukin-2（白血球間質素 2）**，可誘發出殺手細胞、T 細胞，將癌細胞毀滅掉 · 臨床用途：治療轉移性腎癌	
· Filgrastim (Filgrastim®)**白血球生成素** · granulocyte-colony stimulating factor (G-CSF)	· 作用機轉：**促進嗜中性球的細胞分化，增加嗜中性球數目** · 臨床用途：**治療因化療造成的嗜中性球缺乏症**，或骨髓問題導致的嗜中性球缺乏症	
· Tretinoin (Vesanoid®)	· 作用機轉：是維生素 A 酸，可增加宿主反應，也是一種強力的分化誘導劑可抑制癌細胞生長 · 臨床用途：治療急性骨髓性白血病(AML)	發燒、呼吸困難、水腫

14-2 免疫抑制劑

一、簡介

免疫抑制劑(immunosuppressive agents)可抑制人體的免疫系統，在臨床上可被運用在多種方面。人體的免疫系統可使人產生防禦能力，以保護人體免於受外界物質的攻擊，然而過度的自體免疫能力會破壞本身個體的組織器官，此外器官移植及過於強烈的過敏，都須要抑制個體的免疫強度，故臨床運用極為重要。

二、臨床應用

1. 運用於過度的身體免疫作用所造成的類風濕關節炎、全身性紅斑性狼瘡、牛皮癬等。
2. 運用於器官移植所產生組織排斥現象的抑制。
3. 抑制對器官移植時捐贈物對接受者的免疫反應，例如骨髓移植後對宿主的免疫反應的抑制。
4. 癌症方面，免疫抑制劑可選擇性的抑制細胞激素，1L-2、Interferon、INF 等活性。

三、常用藥物

藥物	作用機轉與臨床用途	副作用
· Cyclosporine (Gengraf®)	· 作用機轉：**與 T-cell 的 cyclophilin 結合，抑制 cytokine 的 calcineurin**，達到免疫抑制（此類為**抑制 T 細胞而不抑制 B 細胞**）	**腎毒性**、神經毒性、**高血壓**、高血脂、肌肉痛、震顫、齒齦肥厚及多毛症等

藥物	作用機轉與臨床用途	副作用
· Cyclosporine (Gengraf®)（續）	· 臨床用途：用於**器官移植減少排斥**，或治療自體免疫疾病如類風濕等病，因**骨髓抑制副作用低**，故常用於抗排斥	
· Azathioprine (Imuran®)	· 作用機轉：抑制 **B 細胞與 T 細胞**產生抗體，而達成免疫的抑制作用 · 臨床用途：治療自體免疫性疾病（如類風濕性關節炎）與與器官移植等	· 副作用：骨髓抑制、血小板減少 · 注意事項：如**與 Allopurinol 併用，毒性加大，應將 Azathioprine 減量**
· Tacrolimus (Prograf®)	· 作用機轉：**抑制 T 細胞，減少 calcineurin 的活性**，而抑制 cytokine 形成，使免疫受到壓制 · 臨床用途：用於器官移植，減少排斥作用	腎毒性、神經病變
· Muromonab-CD3 (Orthoclone OKT-3®)	· 作用機轉：與 T 細胞的 CD3 結合，破壞 T 細胞作用，抑制免疫反應 · 臨床用途：用於腎臟、心臟移植的抑制排斥反應。也用於器官移植後對固醇類具耐藥性的排斥抑制	有**細胞激素(cytokine)釋放出的症狀**（如發燒、惡寒、倦怠等）
· Mycophenolate (Cellcept®)	· 作用機轉：可選擇性抑制 T-淋巴球與 B-淋巴球增殖 · 臨床用途：減少器官移植的排斥作用	白血球減少、噁心、嘔吐、貧血

藥物	作用機轉與臨床用途	副作用
· Basiliximab (Simulect®)	· 作用機轉：競爭抑制 T-淋巴球受體，而抑制 T-淋巴球的活性 · 臨床用途：減少器官移植時的排斥現象	噁心、嘔吐、貧血、腹瀉
· Sirolimus (Rapamune®)	· 作用機轉：**抑制 mTOR，影響細胞週期** · 臨床用途：減少器官移植的排斥作用	血小板減少、高血脂
· Daclizumab (Zenapax®)	· 作用機轉：抑制 IL-2 的受體，而抑制淋巴球的活性 · 臨床用途：降低器官移植後的排斥現象	噁心、嘔吐、頭暈痛、腎功能障礙

14-3 免疫強化劑

免疫強化劑可增強個體的免疫反應或強化免疫系統，用以干擾病毒的侵入，免疫調節，或增加免疫細胞的吞噬作用來抑制癌細胞增生，具抗腫瘤作用。

藥物	作用機轉與臨床用途	副作用
· 干擾素(Interferon)	· 作用機轉：為醣蛋白，可與細胞膜上面的受體結合，干擾病毒穿透細胞，並刺激細胞分泌酶來抑制病毒 mRNA 轉譯複製，以此方式來抑制病毒生長，也具有增強免疫細胞吞噬能力及抑制癌細胞的生長 · 臨床用途：抗病毒、抗腫瘤	嘔吐、頭痛、疲倦、脊髓抑制、肌肉痠痛、發燒

藥物	作用機轉與臨床用途	副作用
· Aldesleukin (Proleukin®)	· 作用機轉：結構與 IL-2 類似，可活化 LAK 細胞與 TIL 細胞，可加強抗腫瘤作用 · 臨床用途：治療腎細胞癌、黑色素瘤	噁心、發燒、肌肉痛

表 14-1 臨床常用的干擾素

藥物	臨床用途	副作用
Interferon α-2a	**治療 B 型肝炎**，卡波西肉瘤及乳突病毒之生殖器疣	嘔吐、疲倦、頭痛、骨髓抑制、肌肉痠痛、發燒
Interferon α-2b	治療 C 型肝炎	
Interferon β-1b	緩解多發性硬化症	
Interferon γ-1b	治療肉芽腫	

QUESTION 題庫練習

1. 下列哪一種抗癌藥物不是經由干擾DNA之轉錄作用來引發細胞毒殺現象？(A) Tamoxifen (B) Doxorubicin (C) Cisplatin (D) Mechlorethamine （95專普二）

解析 本題的Tamoxifen是抑制雌性素(estrogen)來抑制乳癌。其他皆是干擾DNA之轉錄來治癌症。

2. 下列何種抗癌藥比較不會有骨髓抑制的副作用？(A) Vinblastine (B) Doxorubicin (C) Cyclophosphamide (D) Bleomycin（96專高二）

解析 比較不會有骨髓抑制副作用的抗癌藥物：Bleomycin但會有肺纖維病變與禿髮、口炎等副作用。

3. 可以減輕cyclophosphamide引起嘔吐副作用之不適感者為何？(A) bromocriptine (B) cimetidine (C) cyproheptadine (D) ondansetron

解析 減輕化療後引發的嘔吐，可用Ondansetron（抑制5-HT_3）來抑制嘔吐。 （96四技）

4. 下列何者為太平洋紫杉醇(taxol)之衍生物，可用於治療卵巢癌及轉移性乳癌？(A) Vincristine (B) Paclitaxel (C) Doxorubicin (D) Dactinomycin （96專普一）

解析 Paclitaxol為太平洋等紫杉醇(Taxol®)的衍生物，可治療乳癌、卵巢癌。

5. 下列抗癌藥物，何者結構與核酸類似，可以抑制核酸的生合成？(A) Methotrexate (B) 6-Mercaptopurine (C) Taxol (D) Mechlorethamine （97專普一）

解析 抗癌藥物中6-Mercaptopurine與核酸的purine（嘌呤）有些類似，可干擾抑制核酸的生合成。

6. 何種抗癌藥會產生嚴重的心臟毒性？(A) Doxorubicin (B) Bleomycin (C) Paclitaxel (D) Vincristine
（91專高、師檢一；94專普一；97專普二）

解答： 1.A 2.D 3.D 4.B 5.B 6.A

解析 (A) Doxorubicin可產生嚴重的心臟毒性，並可使尿液變紅；(B)肺纖維變性；(C)噁心、嘔吐；(D)神經炎。

7. Cyclosporine選擇性抑制淋巴球T細胞之活化，常與皮質類固醇併用，其主要臨床用途為何？(A)預防器官移植排斥 (B)治療氣喘 (C)預防骨質疏鬆 (D)治療G(＋)球菌之感染 （98專普一）

解析 Cyclosporin可與T-cell的Cyclophilin結合，而抑制T細胞作用，常與類固醇併用，減少器官移植時排斥作用。

8. 下列何者和人類子宮頸癌最相關？(A) HPV-6和HPV-11 (B) HPV-16和HPV-18 (C) HSV-1和HSV-2 (D)腺病毒41型

解析 人類的子宮頸癌與乳突病毒(HPV)最有正相關，其中以HPV-16占大多數，其次是HPV-18故應選(B)。 （98專高一）

9. 下列何者為estrogen antagonist，可用於治療乳癌？(A) Tamoxifen (B) Vincristine (C) Palcitaxel (D) Doxorubicin （99專普一）

解析 Tamoxifen的作用機轉抑制estrogen（即estrogen antagonist：雌性素拮抗劑）可用於治療乳癌。

10. 下列何種藥物之結構為葉酸類似物(Folic acid analog)，並可有效治療子宮絨毛膜癌？(A) Fluorouracil (5-FU) (B) Cyclophosphamide (C) Vincristine (D) Methotrexate （99專普二）

解析 Methotrexate為葉酸類似物(folic acid analog)可用於治療子宮絨毛膜癌

11. 使用methotrexate作為抗癌藥物時，應與下列何種藥物併用以降低其副作用？(A) Leucovorin (B) Glucose (C) Vitamin B (D) Vitamin C （99專高二）

解析 Leucovorin為一種還原態葉酸，與Methotrexate同時使用時可減少後者的毒性。

12. 下列何種免疫抑制劑可抑制輔助型T細胞(T helper cell)內之酵素Calcineurin，而達到免疫抑制作用？(A) Azathioprine (B) Mycophenolate mofetil (C) Prednisone (D) Tacrolimus（100專高二）

解答： 7.A 8.B 9.A 10.D 11.A 12.D

解析 Tacrolimus抑制T細胞，抑制Calcineurin活性降低IL-2作用，因而抑制免疫作用，可用於抑制器官移植的排斥作用。

13. 病人使用抗癌藥物中之doxorubicin (Adriamycin®)，可能產生下列何種特殊副作用？(A)周邊神經炎 (B)腎功能不良 (C)心臟毒性 (D)高血糖 (100專普一)

解析 Doxorubicin的最嚴重副作用為心臟毒性。

14. 下列哪一個抗癌藥物作用機轉為抑制DNA合成而作用於細胞週期之S phase？(A) Cyclophosphamide (B) Ara-C (C) Paclitaxel (D) Cisplatin (100專普一)

解析 抗代謝物的抗癌藥物都是作用於細胞週期的S期，其中Ara-C (Cytarabine)為干擾嘧啶的合成為S期專一性藥物。Cyclophosphamide為烴基化抗癌藥，Paclitaxel為M期專一性藥。Cisplatin也是烴基化抗癌藥。

15. 下列何種抗癌藥物屬於單株抗體？(A) Topotecan (B) Tamoxifen (C) Trastuzumab (D) Ifosfamide (100專普二)

解析 Trastuzumab為抗癌的單株抗體，可抑制癌細胞的HER-2物質，抑制癌細胞生長時的信息傳遞，抑制癌細胞生長。

16. 抗癌藥物的合併療法MOPP，其中「O」是指下列哪種藥物？(A) Vinblastine (B) Vincristine (C) Doxorubicin (D) Ondansetron

解析 抗癌藥MOPP組合中的O：Oncovin (Vincristine)。 (101專高一)

17. 何種抗癌藥物烴化劑須經肝臟活化後，才可產生烴化作用，且可能造成出血性膀胱炎？(A) Mechlorethamine (B) Chlorambucil (C) Busulfan (D) Cyclophosphamide (101專普一)

解析 Cyclophosphamide須經肝臟代謝才具有活性，才會與癌細胞鳥糞嘌呤(Guanine)結合產生抑制DNA的複製。

18. 下列何種抗癌藥物屬抗代謝藥物，對細胞週期S期具專一性？(A) cyclophosphamide (B) bleomycin (C) vincristine (D) 5-fluorouracil

解析 5-Fluoruracil在體內會抑制癌細胞的Thymidylate synthase抑制癌細胞對胸腺嘧啶的取得而抑制DNA合成，算是S期專一藥物。

(101專普二)

解答： 13.C 14.B 15.C 16.B 17.D 18.D

19. 有關抗癌藥與其副作用之配對，下列何者錯誤？(A) 5-fluorouracil的副作用主要為噁心、嘔吐和骨髓抑制 (B) cyclophosphamide可能產生出血性膀胱炎 (C) bleomycin會引起病人肺部纖維化 (D) methotrexate會將病人體液染紅 (101專普二)

解析 Methotrexate的副作用為出血性膀胱炎，但不會使尿液變紅色。

20. 有關抗癌藥topotecan的敘述，下列何者錯誤？(A)主要作用為抑制葉酸的合成 (B)用於治療轉移性卵巢癌 (C)可與cisplatin、paclitaxel合併使用 (D)副作用包括腹瀉、噁心、嘔吐等

解析 Topotecan為喜樹生物鹼，抑制Topoisomerase I（拓普異構酶I），使DNA無法合成，抑制癌細胞的生長。 (102專高一)

21. 下列何者可抑制癌細胞之topoisomerase II，進而抑制細胞週期於late S-G_2 phase？(A) cyclophosphamide (B) vinblastine (C) gefitinib (D) etoposide (103專高一)

解析 Etoposide（八角蓮生物鹼），可抑制癌細胞Topoisomerase II（拓普異構酶II）使DNA無法複製，屬S-G_2專一性藥物。

22. 下列何種抗生素可抑制癌細胞增生而具抗癌作用？(A) Methicillin (B) Doxorubicin (C) Streptomycin (D) Ciprofloxacin (104專高一)

解析 Doxorubicin的結構可嵌入DNA雙螺旋而緊密結合使之無法轉錄可用於抗癌用途，臨床用於治療急性白血病。

23. 抗癌藥物paclitaxel干擾腫瘤細胞生長的藥理機制為何？(A)抑制腫瘤細胞topoisomerase I，導致DNA斷裂 (B)與腫瘤細胞內tubulin結合，阻礙細胞分裂 (C)干擾asparagine之生成，導致核苷酸無法合成 (D)干擾葉酸生成，造成核苷酸無法產生 (105專高一)

24. 癌症標靶用藥gefitinib主要治療非小細胞肺癌(non-small-cell lung cancer)，其標靶作用點為何？(A)表皮生長因子(EGF)受體之tyrosine kinase酵素 (B)血管內皮生長因子(VEGF)受體之tyrosine kinase酵素 (C)血小板衍生生長因子(PDGF)受體之tyrosine kinase酵素 (D)淋巴激素(IL-2)受體之mTOR酵素 (105專高一)

解答： 19.D 20.A 21.D 22.B 23.B 24.A

25. 下列何種免疫抑制劑可和細胞內蛋白cyclophilin結合，抑制T細胞之活化，進而達到免疫抑制作用？(A) azathioprine (B) mycophenolate mofetil (C) prednisone (D) cyclosporine

（105專高二）

26. 有關paclitaxel的敘述，下列何者錯誤？(A)可用來治療卵巢癌與乳癌 (B)肝功能不全者應該調整劑量 (C)副作用包括neutropenia與過敏反應 (D)主要是屬於烷基化(alkylating)類藥物，會使DNA烷基化（106專高二）

解析 屬於紫杉醇類生物鹼藥物。

27. 免疫抑制劑sirolimus（又稱rapamune）可緩解免疫組織損壞。此藥物在淋巴細胞作用之敘述，何者正確？(A)降低calcineurin的活性 (B)減少淋巴激素(IL-2)產生 (C)抑制mTOR，影響細胞週期 (D)抑制purine生合成（106專高二）

解析 Sirolimus抑制cytokine減少IL-2對細胞的增生作用以及減少器官移植的排斥作用。

28. 下列抗癌藥物中，何者對細胞週期之M期有專一性抑制作用？(A) cyclophosphamide (B) bleomycin (C) vincristine (D) 5-fluorouracil（107專高一）

29. 器官移植所引發的急性排斥作用，可運用cyclosporine以緩解免疫性組織損壞，其藥理作用機制為何？(A)降低淋巴激素(IL-2)產生 (B)降低淋巴激素(IL-10)產生 (C)抑制purine生合成 (D)螯合DNA的作用（107專高一）

解析 Cyclosporine 與 T-cell 的 cyclophilin 結合，抑制 cytokine 的 calcineurin，達到免疫抑制（此類為抑制T細胞而不抑制B細胞）。

30. 下列何種免疫製劑，可以阻斷病毒複製及增強宿主免疫力，在臨床上用於治療B型肝炎？(A)高單位免疫球蛋白 (B)干擾素α (C)干擾素β (D)干擾素γ（107專高二）

解答： 25.D 26.D 27.C 28.C 29.A 30.B

31. 有關抗癌藥物之敘述，下列何者錯誤？(A)烴化劑(alkylating agents)會直接破壞DNA，使細胞無法複製 (B)護理人員處理Doxorubicin若不慎滲漏時，可能傷及正常皮膚 (C) Cisplatin可與二氫葉酸還原酶(DHFR)結合，以抑制DNA之合成 (D) Doxorubicin會產生自由基，因而有傷害心臟的副作用（108專高一）

解析 Cisplatin為烴化劑，可與腫瘤細胞的DNA上的鳥糞嘌呤(guanine)產生不可逆的結合，導致DNA雙股無法分離複製，干擾DNA的轉錄作用。

32. leucovorin與下列何種抗癌藥物同時使用，可以減低抗癌藥物的不良副作用？(A) azacitidine (B) 5-Fluorouracil (C) methotrexate (D) 6-Mercaptopurine （108專高二）

33. 下列何種藥物可抑制tumor tyrosine kinase活性，因而可用於chronic myeloid leukemia及gastrointestinal stromal tumor？(A) Irinotecan (B) Etoposide (C) Palcitaxel (D) Imatinib

解析 Imatinib為tyrosine kinase inhibitor（酪胺酸激酶抑制劑），能選擇性地抑制細胞增生，並誘導帶有Bcr-Abl的細胞株、費城染色體成陽性反應的慢性骨髓性白血症(CML)患者體內的白血球細胞，產生細胞凋亡。 （109專高一）

34. 下列何種抗癌藥物，對細胞周期具有專一性作用？(A) Etoposide (B) Cisplatin (C) Carmustine (D) Cyclophosphamide（109專高二）

解析 Etoposide可抑制修補酵素拓樸異構酶II (topoisomerase II)，造成DNA之斷裂分解，干擾細胞周期。

35. 下列何者的藥理作用機轉是抑制細胞內微小管(microtubule)的聚合，並具有較低的骨髓抑制作用？(A) Colchicine (B) Docetaxel (C) Vinblastine (D) Vincristine （110專高一）

解析 為植物生物鹼類藥物，主要是作用於細胞間期的細胞分裂，抑制微小管的聚合，中止有絲分裂，抑制腫瘤細胞的生長。

解答： 31.C 32.C 33.D 34.A 35.D

36. 免疫抑制劑mycophenolate mofetil用於腎臟移植時，可減少淋巴細胞異常增殖而緩解腎臟排斥作用，其作用機轉為何？(A)抑制purine的生合成 (B)抑制calcineurin的活性 (C)螯合DNA的作用 (D)抑制轉錄因子NFAT的活性 （110專高二）

37. 抗癌藥物中，下列何者有明顯的周邊神經毒性與肝毒性？(A) Busulfan (B) Cisplatin (C) Doxorubicin (D) Oxaliplatin

解析 Busulfan致肺纖維化；Cisplatin有腎毒性；Doxorubicin有心臟毒性。 （110專高二）

38. Imatinib是慢性骨髓性白血病(chronic myeloid leukemia)的標靶療法用藥，下列何者為其作用機轉？(A)抑制BCR-ABL (B)抑制EGF receptor (C)抑制HER2 (D)抑制c-KIT （111專高二）

解析 為酪胺酸激酶抑制劑(tyrosine kinase inhibitor)，可抑制帶有BCR-ABL癌細胞，產生細胞凋亡。

39. Leucovorin常用於降低下列何種抗癌藥物之副作用？(A) cladribine (B) cytarabine (C) fludarabine (D) methotrexate （112專高二）

解析 Leucovorin是一種還原態之葉酸，此藥不進入癌細胞，不影響抗癌效能，僅用於預防或緩解葉酸拮抗劑高劑量產生之副作用。

40. 下列化療藥物中，何者主要使用於腦瘤治療？(A) Ifosfamide (B) Cisplatin (C) Carmustine (D) Dacarbazine （112專高三）

解析 Carmustine因為脂溶性高，可通過血腦障壁(BBB)，故用於治療腦瘤。

41. 長期使用免疫抑制劑Cyclosporine治療自體免疫疾病，可能引發下列何種副作用？(A)骨髓損害 (B)腎毒性與高血壓 (C)白內障 (D)偏頭痛 （112專高三）

解析 Cyclosporine副作用與濃度有關，副作用包括腎毒性、神經毒性、高血壓、高血脂、肌肉痛、震顫、齒齦肥厚及多毛症等。

解答： 36.A 37.D 38.A 39.D 40.C 41.B

生物製劑、解毒劑、診斷劑與維生素

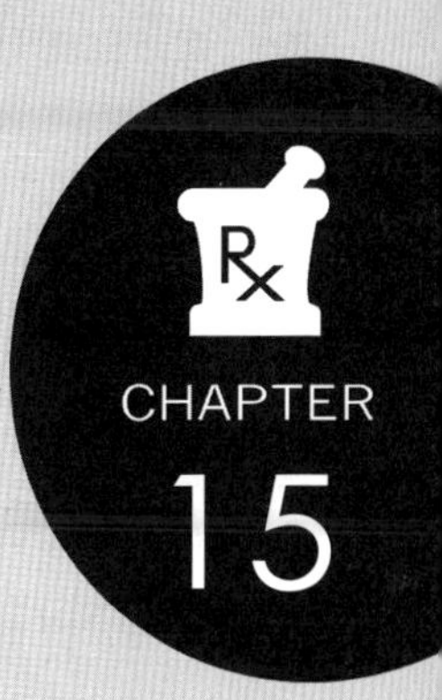

出題率：♥♡♡

- 生物製劑
  - 疫苗
  - 免疫血清
- 解毒劑
- 診斷劑
  - 器官功能測定劑
  - 顯影劑
- 維生素

Pharmacology

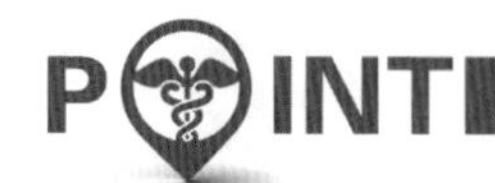

重｜點｜彙｜整

15-1 生物製劑

生物製劑包含疫苗(vaccines)、免疫血清(immune serum)與類毒素(toxoids)及抗毒素(antitoxin)。

一、疫苗

將一種本身不具致病性已死的病毒，或活性降低的病毒，注入人體內致使人體產生抗體，而使人產生對該病毒產生抵抗力，常用的疫苗如下：

疫苗	作用與臨床用途
卡介苗(BCG)	為活性減毒疫苗，預防肺結核
五合一疫苗(DTaP-Hib-IPV)	為白喉、破傷風、非細胞性百日咳、b 型嗜血桿菌及不活化小兒麻痺混合疫苗，可預防白喉、破傷風、百日咳、小兒麻痺及 b 型嗜血桿菌等傳染病
沙賓疫苗 (OPV; Sabin Vaccine)	活性減毒疫苗，口服用於小兒麻痺預防
沙克疫苗 (Inactivated Polio Vaccine; IPV, Salk's polio vaccine)	非活性疫苗，小兒麻痺預防
日本腦炎疫苗(JEV)	非活性疫苗，預防日本腦炎
水痘疫苗(Varicella vaccine)	活性減毒疫苗，預防水痘
A 肝疫苗(Hep A)	為非活性疫苗、預防 A 型肝炎
B 肝疫苗(Hep B)	為非活性疫苗、預防 B 型肝炎
麻疹、腮腺炎、德國麻疹混合疫苗(M.M.R)	活性減毒疫苗，預防麻疹、腮腺炎與德國麻疹
麻疹疫苗(Measles vaccine)	活性減毒疫苗，**預防麻疹**

疫苗	作用與臨床用途
德國麻疹疫苗 (Rubella vaccine)	活性減毒疫苗，預防德國麻疹
b 型嗜血桿菌疫苗 (Haemophilus influenzae type b vaccine)	非活性疫苗，預防 B 型流行性感冒嗜血桿菌感染
流行性感冒疫苗 (Influenza virus vaccine)	非活性疫苗，預防流行性感冒
肺炎鏈球菌疫苗 (Pneumococcal polysaccharide vaccine, PPV)	非活性疫苗，預防鏈球菌感染造成的肺炎

二、免疫血清

使用含有抗體的血清，直接注入體內來對抗外來的細菌及病毒，此種血清稱為免疫血清。

(一) 類毒素

將病原體分泌的外毒素(exotoxin)經**毒性減弱後（仍有抗原性）**，注入人體使人體產生主動免疫的抗體來對抗外來的病原，經此種方式製造的疫苗稱為類毒素疫苗。

(二) 抗毒素

將已感染動物的體內取出含有抗體的血液，經純化後注入人體內，使產生被動免疫，來治療病原感染。

15-2 解毒劑

以下為常見的中毒物及其解毒方式：

中毒物	解毒方式
CO（一氧化碳）中毒	**CO 與血紅素結合力強**，導致血紅素無法與氧結合而缺氧中毒，此時給予氧氣即可解毒

中毒物	解毒方式
SO_2（二氧化硫）	SO_2 為無色氣體，有刺鼻味，中毒時會導致**氣管收縮**，治療重點須給予 β_2 致效劑，**治療呼吸道的收縮**
砷、鉛、汞	**Dimercaprol** (British antiLewisite, **BAL**)
鉛、汞	**DMSA**
鉛	**EDTA**
銅、鉛及**砷**	**Penicillamine**
鐵及鋁	**Deferoxamine**
鴉片類	**Naloxone**
有機磷農藥及抗膽鹼脂酶藥物	Atropine 及 **Pralidoxime**
假酒（甲醇）	**Ethanol（乙醇）**
Heparin	Protamine Sulfate
Warfarin	Vit. K
Aetaminophen	Acetylcysteine
Benzodiazepines	**Flumazenil**
Isoniazid	**Vit. B_6**

15-3 診斷劑

診斷劑可輔助治療疾病，然而本身並無治療效果，常見的診斷劑有功能測定器與顯影劑兩類。

一、器官功能測定劑

1. Indocyanine green：可檢測肝臟。
2. Betazole：可診斷胃酸分泌是否正常。
3. Bentiromide：可檢測胰臟功能。
4. P-aminohippuric acid：可檢測腎臟血流是否正常。

二、顯影劑

1. Barium sulfate：可檢查**腸胃道**。

2. Ioxaglate meglumine：可檢查腎臟。

3. Loversol：可檢查心臟血管。

15-4 維生素

維生素又叫維他命，可分為水溶性與脂溶性兩類，在體內通常做為輔酶之用途，缺乏時會引起病變。

表 15-1 維生素種類

性質	維生素名稱	缺乏時病症
水溶性維生素	維生素 B_1	腳氣病
	維生素 B_2	口舌炎
	維生素 B_6	神經病變
	維生素 B_{12}	惡性貧血
	Niacin (B_3)	癩皮病
	葉酸	巨母紅血球性貧血
	維生素 C	敗血症
	泛酸	肌肉無力
	生物素	倦怠、噁心
脂溶性維生素	**維生素 A**	夜盲症
	維生素 D	佝僂症
	維生素 E	生育力降低
	維生素 K	出血

QUESTION 題庫練習

1. 下列何者用為胃腸X光診斷用顯影劑？(A) barium sulfate (B) iopanoic acid (C) iothalamic acid (D) propyliodone （94專普一）

   解析 (A)腸胃X光顯影劑最常用的是Barium sulfate；(B)膽道X光診斷；(C)心血管X光診斷；(D)支氣管X光診斷用。

2. 下列何種是自動免疫的生物製劑？(A) B型肝炎疫苗 (B)破傷風抗毒素 (C)白喉抗毒素 (D)人免疫血清球蛋白 （94師檢一）

   解析 自動免疫生物製劑：又稱主動免疫的疫苗，指身體會對外來的抗原產生抗體，而B型肝炎疫苗即為此類。

3. 類毒素是指下列何者？(A)類似毒素之物質 (B)抗毒素 (C)除去毒性而保留抗原性之毒素 (D)減毒細菌疫苗 （96專普二）

   解析 類毒素是指使用人工化學的方法，除去毒素的毒性，但仍保留其抗原性，注射到人體內，可使人體產生主動免疫的抗體。

4. 銅中毒的最佳解毒劑是：(A) Deferoxamine (B) EDTA (C) PAM (D) Penicillamine （94士檢一；97專普二）

   解析 (A)鐵中毒解毒劑；(B)鉛中毒解毒劑；(C)有機磷農藥中毒之解毒劑；(D)銅的最佳解毒劑是Penicillamine。

5. 可用於預防麻疹傳染的製劑為：(A)抗毒素 (B)類毒素 (C)疫苗 (D)免疫血清球蛋白 （98專普二）

   解析 預防麻疹傳染通常使用疫苗，例如：麻疹疫苗、德國麻疹疫苗，以及常用的MMR混合疫苗。

6. 鉛中毒的最佳解毒劑是：(A) Deferoxamine (B) EDTA (C) Pralidoxime (PAM) (D) Penicillamine （100專普二）

   解析 (A)鐵中毒解毒劑；(B)鉛(Lead)的最佳解毒劑為EDTA；(C)有機磷農藥中毒之解毒解；(D)銅中毒之解毒劑。

解答： 1.A 2.A 3.C 4.D 5.C 6.B

7. 下列何者不是水溶性維生素？(A)維生素B_6 (B)維生素C (C)維生素A (D)葉酸(Folic acid) （100專普二）

解析 維生素A、D、E、K，四種是油（脂）溶性維生素。其他的則為水溶性維生素。

解答： 7.C

題庫練習 113年第二次專技高考

1. 有關麥角生物鹼(ergot alkaloids)的作用，下列敘述何者錯誤？(A)產生血管收縮 (B)產生幻覺 (C)促進子宮收縮 (D)產生偏頭痛

解析 麥角生物鹼具α-腎上腺素性阻斷作用；Ergotamine可收縮腦血管，治療偏頭痛。

2. 有關全身性麻醉劑propofol，下列敘述何者正確？(A)除了靜脈注射，也可以吸入式投與 (B)具有良好的止吐效果 (C)主要經由抑制麩胺酸(glutamate)受體而產生麻醉效果 (D)具有良好的水溶性

解析 (A)屬於靜脈注射的全身麻醉劑，不可吸入式投與；(C)主要經由活化$GABA_A$受體產生中樞抑制作用而產生麻醉效果；(D)為脂肪乳劑。

3. 下列藥物中，何者無法改善幼兒之注意力缺損過動症(attention deficit hyperactivity disorder)？(A) atomoxetine (B) dextroamphetamine (C) methylphenidate (D) theophylline

解析 Theophylline為甲基黃嘌呤類，可引起支氣管舒張，有中樞興奮作用。

4. 下列何種藥物為前列腺素致效劑(agonist)，可降低胃酸釋出，也能促進胃黏液的產生，以緩解胃潰瘍的病症？(A) misoprostol (B) mifepristone (C) naratriptan (D) famotidine

解析 (B) mifepristone：抗黃體素作用；(C) naratriptan：對腦組織有類似5-HT作用，治療偏頭痛；(D) famotidine：拮抗胃壁細胞的H_2受體，減少胃酸分泌，治療消化性潰瘍。

5. 下列利尿劑中，何者排尿效果最顯著，除了可以改善水腫，亦可用於治療高血鈣症(hypercalcemia)？(A) chlorothiazide (B) furosemide (C) eplerenone (D) acetazolamide

解答： 1.D 2.B 3.D 4.A 5.B

解析 Furosemide為強力高效能利尿劑，因作用在亨利氏環上行枝厚部，抑制Na^{+}-K^{+}-$2Cl^{-}$共同運送系統，使Na^{+}、Cl^{-}、K^{+}的排出量增加，而Ca^{2+}、Mg^{2+}排出量亦增加，故可用於治療高血鈣症。

6. Clopidogrel抑制血小板凝集的作用機制為何？(A)不可逆性地抑制第一型環氧酶(cyclooxygenase 1) (B)不可逆性地抑制凝血因子Xa (C)不可逆性地抑制P_2Y_{12}ADP受體 (D)抑制血栓素A_2 (TXA_2)受體

7. 下列何者屬於抑制腸胃蠕動的藥物(antimotility agents)，用於治療嚴重腹瀉？(A) metoclopramide (B) domperidone (C) prucalopride (D) loperamide

解析 (A)增加胃腸道的蠕動，用於治療胃食道逆流；(B)作用於腦部，鎮吐作用，可阻斷胃腸壁多巴胺接受器，促進胃腸道的蠕動；(C)為胃腸促動劑。

8. 長期口服prednisone之病人最常出現下列何種副作用？(A)高血鉀 (B)體重降低 (C)骨質疏鬆 (D)低血糖

解析 Prednisone會造成血糖上升，增加鈉水的再吸收、水腫，故血鉀會下降、體重增加。

9. 下列抗癌藥物中，何者最易產生腎毒性？(A) raloxifene (B) cisplatin (C) rituximab (D) trastuzumab

10. 有關克隆氏症(Crohn's disease)之治療，下列哪一個藥物屬於TNF-α抑制劑？(A) adalimumab (B) vedolizumab (C) ustekinumab (D) tofacitinib

解析 (B)可阻斷α4β7的蛋白質，減少腸道發炎；(C)為IL-23拮抗劑，降低發炎反應；(D)抑制細胞內訊息傳遞分子JAK-3，用於傳統免疫調節劑無效之類風濕性關節炎。

解答： 6.C 7.D 8.C 9.B 10.A

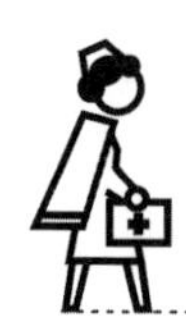

MEMO

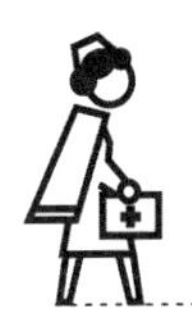

MEMO

MEMO

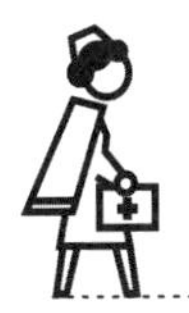

MEMO

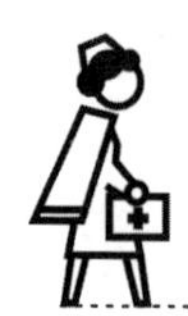

MEMO

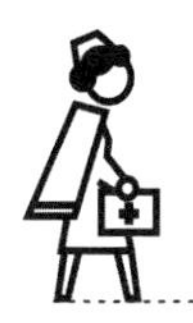

MEMO

國家圖書館出版品預行編目資料

全方位護理應考 e 寶典：藥理學 / 黃安正, 王國正
張婉暄, 陳姮蓉編著. -- 第十四版. -- 新北市：
新文京開發出版股份有限公司, 2024.09

面： 公分

ISBN 978-626-392-041-5（平裝）

1.CST: 藥理學

418.1 113010924

全方位護理應考 e 寶典－藥理學 （書號：**B270e14**）

編 著 者 黃安正 王國正 張婉暄 陳姮蓉

出 版 者 新文京開發出版股份有限公司

地 址 新北市中和區中山路二段 362 號 9 樓

電 話 (02) 2244-8188（代表號）

F A X (02) 2244-8189

郵 撥 1958730-2

第十一版 西元 2021 年 03 月 15 日

第十二版 西元 2022 年 09 月 15 日

第十三版 西元 2023 年 09 月 01 日

第十四版 西元 2024 年 09 月 15 日

建議售價：350 元

法律顧問：蕭雄淋律師

ISBN 978-626-392-041-5

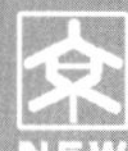

New Wun Ching Developmental Publishing Co., Ltd.
New Age · New Choice · The Best Selected Educational Publications—NEW WCDP